瑜　伽

——气功与冥想

柏忠言　张蕙兰　编著

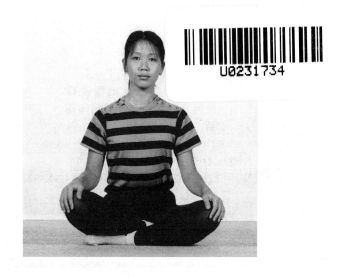

U0231734

人 民 体 育 出 版 社

图书在版编目（CIP）数据

瑜伽：气功与冥想 / 柏忠言, 张惠兰编著. -- 北京：
人民体育出版社, 2010 (2021.10重印)
　ISBN 978-7-5009-3221-5

　Ⅰ.①瑜… Ⅱ.①柏… ②张… Ⅲ.①瑜伽—基本知
识 Ⅳ.①R793.51

中国版本图书馆CIP数据核字(2021)第186440号

@1986 蕙兰制作有限公司。本书中所使用的瑜伽语音
和瑜伽语音冥想特指某系系正统具权威性的瑜伽练习方
法，都属于蕙兰制作有限公司独家专有的商标。

*

人民体育出版社出版发行
三河兴达印务有限公司印刷
新　华　书　店　经　销
*
850×1168　32开本　21印张　430千字
2010年2月第2版　　2021年10月第40次印刷
印数：566,491—569,490册
*
ISBN 978-7-5009-3221-5
定价：38.00元

社址：北京市东城区体育馆路 8 号（天坛公园东门）
电话：67151482（发行部）　　邮编：100061
传真：67151483　　　　　　　邮购：67118491
网址：www.sportspublish.cn
（购买本社图书，如遇有缺损页可与邮购部联系）

出版者的话

《瑜伽——气功与冥想》一书与悠久古老的瑜伽艺术一样，不但经得起且早就通过时间的验证了。

本书在1986年初版，其受欢迎的程度与年俱增。有许多人均循此书习练而成为现今在中国的瑜伽老师，由此可见此书的宝贵价值之一斑。其中有许多人还是坚持不懈地修习此书并以其为授课教材。

张蕙兰女士随着柏忠言先生把瑜伽经由此书介绍到了现代中国，也经由她长期在中央电视台播出的"蕙兰瑜伽电视系列"，使许多人都很亲切地称呼张蕙兰老师是当代中国的"瑜伽之母"。

此书内容是如此的广博精深，纵使已跟着习练了多年，但每次再读时，却总有更新的资讯出现。所以在瑜伽的领域里，无论你是初学或已是资深修习者，在未来多年的日常生活中，你都能从书中找到不同凡响、实用性极高的宝藏，这是我们深信不疑的。

目 录

第五篇　瑜伽冥想前的预备功

献 词

　　谨以此书献给这个伟大、壮丽国家的全体中国人民。中国人民正在探索和建设一种物质富裕与精神丰盛并重的文明，诚挚地希望在这一崇高事业中，本书能略有帮助。

导　论

　　中国人深知健康的宝贵，并认为内心和平幸福与高尚精神品质胜于珍宝。正是这个原因使我相信祖国人民会逐渐认识到历史悠久的瑜伽科学的价值，并通过修炼瑜伽姿势和瑜伽冥想达到神形并健。

　　可以说，在现代，西方各国对东方各国的影响，相对而言，现今西方文化对东方各国的影响，远远大于东方文化对西方各国的影响。不过，至为古老的东方瑜伽修炼原则与方法，竟然在西方牢牢地站稳了脚跟，这实在令人惊喜。瑜伽渊源古老久远，可以说，在有文字记载以前，它就早已存在了。瑜伽师们说，他们传承下来的古代文献，诸如《薄伽梵歌》（Bhagavad-gita）、《史利玛德·薄伽瓦塔姆》（Srimad-Bhagavatam，即《薄伽梵往世书》（Bhāgavata-purāna）等，是五千多年前在印度写成的——而所有的学者都一致认为：这些古代文献只不过是更早以前由师父口头授徒，代代相传下来的内容，再加以文字记载、编纂成书罢了。换言之，瑜伽教导是从不可追忆的远古时代传下来的。

　　然而，像爱因斯坦（Einstein 1879—1955）、梭洛（Thoreau 1817—1862）、爱默生（Emerson 1803—1882）等这样的现代大思想家、科学家和哲学家都曾经对这些古老瑜伽文献中蕴藏的智慧表示惊异赞叹。还有不知其数的西方人则把瑜伽体育锻炼和瑜伽冥想修炼方法作为自己日常生活的一个组成部分而奉行不渝。纵观西方现代化国家，人们很难找到一个没有教授瑜伽姿势和瑜伽冥想的地方。

由于瑜伽的魅力，多达几千万之众已遍及在美洲、欧洲及澳洲等国。在他们之中有许多人已经练了很多年，有些甚至练了三四十年之久。

但遗憾的是，许多练瑜伽的西方人却是出于错误的动机（例如，仅为想要满足性感欲望而练），更有甚者，把瑜伽锻炼和饮酒、吸烟、不正当的性关系等等坏习惯合到一块来做。尽管如此，除了这些伪瑜伽师外，还是有数百万西方人以严肃认真的态度来对待瑜伽的实践和原则。

当然，瑜伽对于中国也不是新鲜事物。中国的圣哲和学者们肯定很久以前就已经对瑜伽有所知闻。今天，"瑜伽"一词在气功杂志和书籍上屡见不鲜。我们并不是熟知印度瑜伽与中国气功两者之间关系问题的学者，关于这点我们尚待学习的东西的确还多，但我们深信不疑：两者的关系是重要而极为古老悠久的。总之，瑜伽是举世闻名的。

事实上，瑜伽是全世界——全人类的财富。瑜伽就和任何科学与真理一样，尽管它确实起源于某一民族，或者是由某一民族所发现或发展起来的，也不能说它就是某一种族或民族所专有的财富。这是一切真正的瑜伽师的看法——无论他们身在印度、中国、美国、欧洲或别的什么地方。

瑜伽是供人们练习的，不是供人们去思考推测的。因此，在这本书中，我们着重在瑜伽的锻炼实践上。我们对瑜伽哲学等方面的讨论仅限于这一点，即我们感到为了让读者理解瑜伽练习的做法及目的有必要讲时，才讲。这就和下面的情况一样：为了极好地理解针灸术，即使我们不相信阴、阳、经络等等传统中医概念，也需要对这些概念有所了解。

同样，为了理解和修习瑜伽，我们也应该认识一些传统的瑜伽概念。

不同的瑜伽体系使用的瑜伽练习也各不相同。或者说，它们以稍微不同的方式运用同一些练习方法。但所有这些瑜伽体系的最终目的则是一样的。为了理解这个目的，人们只须考察一下"瑜伽"（Yoga）这个词的意义。

"瑜伽"是梵文词，意思是自我（atma）和原始之始（the Original Cause）的结合（the union）或一致（oneness）。各种瑜伽体系的终极目的都是帮助人实现这种瑜伽境界。

以下是一些主要的瑜伽体系。

哈他瑜伽（又称诃陀瑜伽 Hatha Yoga）——是身体洁净、呼吸和各种体格锻炼方法的体系。

八支分法瑜伽（Astanga Yoga，又称王瑜伽 Raja Yoga）——包括姿势锻炼、呼吸、冥想等等的由八部分组成的瑜伽体系。

智瑜伽（Jnana yoga）——是探讨真与非真、恒常与暂时、生命力与物质等问题的科学和哲学的体系。

呾多罗瑜伽（Tantra Yoga）——主要修炼方法在于把性的能量向内和向上运行并加以回收的瑜伽体系。

语音冥想瑜伽（Mantra Yoga）——是意守瑜伽语音的体系。

实践瑜伽（Karma Yoga，或译业瑜伽）——是无私活动或工作的体系。

爱心服务瑜伽（Bhakti Yoga）——对绝对整体的爱心服务。萨丹那·巴克悌·瑜伽（Sadhana Bhakti Yoga）是达到完美觉悟的最容易的方法；纯粹的爱心服务瑜伽是在得到启发之后才开始的，换言之，觉悟意味着完全领悟自我真正的本质是绝对整体的不可分割的组成部分，并怀着服务整体的精神之爱来生活。这是一种完美的和谐状态，人的身心、精神都一致地投入对绝对整体的服务中。

这些瑜伽体系中，有一些体系使用同一些练习方法，但不同的体系可能强调不同的练习方法。这些体系中有一些体系是不完全的，也就是说，它们只是供人们修习其他瑜伽体系之前先行修习的初级体系。

这些瑜伽体系中，哪怕是对其中一种做充分的描述，起码也需要写一本大书才行。因此，我们显然不能够在这一本书里充分地描述所有这些体系以及这些体系之间的关系。

本书的内容是集中在重要的或基本的瑜伽练习上面。我们感到中国人民会对这些练习特别感兴趣，并要把这些练习方法运用到生活中。无论一个人要增进身体健康或内心幸福、精神品德，或者想两者兼而得之，他都会发现这些练习有极大的价值。

大部分这些（健身与冥想）练习，人人都可以做。我们确信，无论男女老幼，体力劳动者或脑力劳动者，运动员或艺术家，都可以在这本书里找到许多他会喜爱做并从做中得益的练习方法。

虽然有些瑜伽练习侧重于健身方面，而有些则偏重于观觉内心领域或精神方面，但是，不应把瑜伽练习截然划分为外在的健身类或内在的精神类。

事实上，侧重健身方面的瑜伽练习（如各种瑜伽姿势、呼吸技法等等），其目的不仅仅在于强健身体，还针对培养内心深处的安宁与和平。要想从这些健身运动和姿势中获得最大的益处，人们也必须以一种安详宁静的心态来做这些练习。

而那些侧重精神方面的瑜伽练习（如瑜伽冥想），结果不仅是得到内在的精神幸福，而且也增进身体健康。

因此，如果我们说，本书前部分的练习是专为健身之用，而后部分则专为精神健康之用，就欠妥了。毋宁说，我们是按传统的瑜伽体系来组织这本书的。有些部分练起来显然偏重健身，而另外一些部分偏重于心灵或精神领域上，也还有一些部分或练习则使身心两方面同样受益。

以下是本书各篇的内容简介。

第一篇，瑜伽姿势和瑜伽洁净功法。这是本书最大的一篇，收进了精选的传统瑜伽运动和姿势（阿萨那）练习，还有姿势练习前做的瑜伽热身运动，也有一项很实用的瑜伽净洁法。

第二篇，瑜伽松弛功。使身心快速休息、恢复精力——这就是瑜伽松弛功的效益。个人或集体均可练习。

第三篇，超脱心灵功。普通人以至瑜伽冥想修习者有时都会有噩梦、荒诞思想和欲念的体会。本部分的功法帮助人们解决这个常见的问题。

第四篇，瑜伽冥想及有关功法。在本篇开头章节，我们介绍了瑜伽冥想术的目的和练习瑜伽冥想的主要方法，让你能够真正地达到自我认知的境界。之后，我们介绍了所有瑜伽冥想术中最完全、最流行、最久经时间考验的一种——瑜伽语音冥想。

在解说了瑜伽语音冥想法之后，我们就简要地介绍瑜伽冥想（dhya ma，禅）的几种主要形式，以及它们导致的一些入定（Sama dhi）境界。

第五篇，瑜伽冥想前的预备功。在这一篇，我们介绍了传统的冥想前预备功，它们是诸如哈他、八支分法（王瑜伽）、咀多罗等较为复杂的瑜伽体系的基础。在本篇开头，我们简要地讨论了有关的瑜伽概念——包括瑜伽师关于人的构成观，以及他们关于各个气轮（Chakra）和经络（Nadi）系统的观念。

然后，我们按以下（适当的）顺序介绍传统的冥想前预备功。

一、瑜伽冥想坐姿（瑜伽阿萨那）；

二、瑜伽呼吸练习（pranayama，调息术）；

三、收束法（Bandha）和契合法（Mu dra）。

接着我们又介绍了一些"生命之气的操纵运行功法"。这些功法只有修炼瑜伽姿势、调息、收束法、契合法已极熟练的人才能练。这一部分包括了直接观想所谓昆达利尼蛇（Serpent Kundalini）的功法。

这个提升生命之气的部分以关于瑜伽师练功时可能发生的各种体验的描述以及这类练习涉及的一些困难与危险的说明来结束。

第六篇，习瑜伽者的生活方式。瑜伽并不只是一套练习——它是一种生活方式。人修习瑜伽姿势和瑜伽冥想，目的在于实现身体和精神上的幸福。因此，在修习瑜伽的同时又从事一些有害其身体和精神的活动，对他来说，就是愚蠢和矛盾的了。本书此篇就是讲解瑜伽师从古到今传统上一直遵行的主要守则。

第七部分，附录：按治理不同疾病和问题而编排的瑜伽功索引等等。

把中国气功和印度瑜伽共冶一炉

本书不是讲中国瑜伽——即气功，而是讲印度传统瑜伽体系的。但我们要澄清的是写作本书绝无撇开中国瑜伽而只谈印度瑜伽，真的，这两种体系其实有许多练习方法在本质上无甚差异。我们谦谨恭诚的信念是从两类中各选些来练，相辅相成，融会贯通。

本书两位作者中一位是在香港出生成长的华侨，香港是中国一省却长期受西方以及印度文化的影响。另位作者并非来自印度却是夏威夷人，而夏威夷正是东西方之间的一个文化枢纽。所以我们（本书的著作者）不会拘泥在印度或中国为发源地的单一类型瑜伽做探讨。

事实上，虽然两位作者中谁也不能说是中国瑜伽术的专家，然而我们都在做印度瑜伽练习和冥想的同时，也练了一点太极拳类的中国式瑜伽。我们断断续续也练了几十年太极拳——虽然两人肯定还没有练到如同自己想做到的那么十足到家。

瑜伽就是瑜伽——习练者不必仅对发源地感兴趣，应该着重关注在是否为正宗而确实有效的体系，并能把关过滤江湖骗子。

因此，我们恭谨地希望已经练习某种形式的中国瑜伽的读者诸君，千万不要以为若要练本书中的某些技法，就得放弃原有的修炼。我们只是希望在你已有的训练内容里融入一些印度的传统瑜伽而已。

在我们看来已经有好几种提升和控制生命之气的中国式瑜伽功法存在了。这些功法究竟是某些印度瑜伽功法的分支呢还是中国土生土长的东西，这对我们是无关紧要的。如果它们有效，那就是好的。如果有人在修炼这些功法上已经很有造诣，那他就不必去练这本书中讲的提升生命之气的各项功法了。当然如果他有好奇心，那又自当别论。

有一些自发气功的修习者曾经问过我们，有没有"自发动功"的瑜伽。虽然古代瑜伽文献中并没有提到过"自发动功"瑜伽这么一个术语，但是，可以说，某些瑜伽技法能够导致一个人获得一些自发动功的体验，这些体验有时会以自发征象表现出来。例如，一个练瑜伽姿势和瑜伽调息术等的人可能会体会到由于生命之气被搅动上升而产生的脊柱震颤的感觉。他的身体有时甚至会剧烈地颤动，有时候他的肢体会跳动或抽扯。瑜伽语音冥想的修习者在高级阶段可能会体会到非常巨大强烈的极乐感，这又会产生若干特殊的征象，这些征象在诸如《巴克悌—拉撒姆利塔—辛度》（"Bhakti-Rasamrita-Sindhu"）这样的有权威性的瑜伽文献中已有过科学的分析。其自发动功现象有些是大力地伸展身体，毫不考虑舞姿的舞蹈或跳跃，高声唱诵瑜伽语音，声音发颤，流泪，眼睛发痒，大声呼叫，因为情绪激动而感到喉头窒息。毛发直竖，震惊痴呆（有时在震惊中流口水），发汗，在地上打滚，打呵欠，呼吸粗重，身体发抖，打嗝，咳嗽，抽筋，像疯人似的大笑。

有时候，有些骗子在公众场所模仿这些自发动功的姿态，来显示自己是一位超众的瑜伽师来欺骗天真无知的瑜伽爱好者。但是，具有真正资格的瑜伽师通常都尽力控制住这些外在的征象，不让它们表露出来，特别是在公众场合。按瑜伽师的看法，检验一个人在瑜伽修炼中的进步情况的真正尺度，是看一个人已经把多少欲念转变为精神的爱，换言之，即看一个人在多大程度上能关心别人的物质和精神福利。

外加一点有趣的说明，有许多中国人无疑会看到瑜伽和佛教之间存在着某些相似点。但这并不是因为瑜伽即是佛教，或佛教即是瑜伽。从无法记忆的远古时代起，在印度，已经有人练瑜伽了。因此佛教的创教者乔达摩（Gautama，即释迦牟尼）无疑也曾练过某种瑜伽。以后在漫长的岁月中，佛教徒们把许多种瑜伽修炼方法吸收、糅合到自己的体系中去。因此，尽管大多数佛教的体系都利用瑜伽修炼方法，但是，世界上大多数瑜伽士却并不修佛。

怎样按本书学习瑜伽

自从本书出版以来，我们接到不少的来信，说他们没有足够的时间习练本书内所有的过程。考虑到这一点，我们对这一章做了些微的调整。

我们希望能特别强调的是，真的没有必要习练书内所有的体系或每一个技法。在日常生活里，要经常练习最首要的三个项目，就是瑜伽姿势、放松术和瑜伽语音冥想。

关于瑜伽姿势，应该先做那些对自己比较简易的姿势，然后再逐渐地进入挑战性高的，不必把每一个姿势都练到。也请记住，瑜伽不是一个竞技体育项目，不要觉得你要把每一个姿势都做得与别人一样，或要让人有"你懂得世上每一个瑜伽姿势"的印象；另外，跟我们的DVD（VCD）一块练习，会有助于你的进步。自从本书的原版问世以来，我们已经制作出版了几张瑜伽放松术和瑜伽语音冥想的CD，在随书赠送的DVD里，就包含其中的几个冥想练习。我们推荐与本书一起使用这些CD和随赠DVD。这样就能使练习过程简单有趣，又会有更多的益处。其实，瑜伽语音冥想是通过聆听的方式，不是只靠读书学习的。

"亘古以来，瑜伽语音都是由师徒以口授瑜
伽语音冥想的方式交递下来，这些完美智能的
圣贤们属同一脉传，都是瑜伽语音冥想的权威。
瑜伽语音的聆听比眼观更具威力。"

《蕙兰瑜伽2：释压、定心、幸福冥思》

　　虽然这本书分成六篇，但并不意味着读者必须把每一篇
中的一切全都学懂，才可以学习其他各篇。本书各个篇幅专
门论述某种形式的瑜伽术。一般来说，我们多半会把不同的
瑜伽放在一块学习与锻炼。例如，第一篇专论阿萨那——健
身的练习和姿势，而第四篇则论述瑜伽语音冥想。

　　从实用方面来说，你没有必要在成为各种姿势的能手
后，才开始学练瑜伽语音冥想；其实你可以马上同时习练瑜
伽语音冥想和姿势（至于冥想前的预备功法，一般初学者在
开始时不应立即练习）。

　　学瑜伽的头两天，你应该先选几种姿势（见第一篇），
也选练一些瑜伽语音冥想（见第十章）。这么一来，你就能
够立即开始执行一个既有健身练习也有冥想在内的日常修炼
计划了。如果你有我们的瑜伽放松功CD，那你也可以开始
练习。

　　在开始执行姿势和语音冥想的日常修炼计划之后，时间
允许的话，就要学一些瑜伽生活方式（第六篇），然后再多
研读点瑜伽冥想（见第八至第十二章）。再有时间的话，就
同时学习瑜伽洁净功法（第四章），先从"涅悌法"（见331
页）做起。越早开始练"涅悌法"越好。

　　这以后，你可以在闲暇时阅读并学习一种实用的瑜伽休
息术（Yoga Nidra）（见第二篇）。在学了瑜伽休息术之后，

就可以学超脱于自灵功（见第七章）。

但是，有若干种功法是读者在把上述各项功法练得比较纯熟、有经验之前不可以也不应该试着学习或修炼的。

我们这里指的是出现在第十五、第十六、第十七章中的那些冥想前准备功。修习者必须经常做姿势锻炼，使身体有所准备，然后才能练调息（Pranayama，见第十五章）。收束法和契合法（见第十六章）也是一样。必须先练调息，有一定熟练功夫后再练习这两种功法（尽管没有必要先学会所有调息功法才去学习收束法和契合法）。只有修炼姿势、调息、契合法、收束法及观觉心意功已相当熟练，而又奉行瑜伽生活方式、经常练瑜伽语音冥想的人，才能够安全地修习第十七章提升生命之气的内容。很显然，如果一个人决定学习和修习第十七章（这不是一项绝对要求），就要在最后来做。

为给广大读者提供便利，我们已为本书中包括所有的瑜伽姿势在内的众多技法制作了免费在线视频指导，您可登录www.huilanyujia.com/AYQM 浏览，或扫描书本内的二维码，下载相关视频到智能手机或平板电脑上观看。

此外，我们诚邀本书的读者朋友加入阅读本书及实践各种技法的在线读者群。

一般的日常例行瑜伽练习

每一个人终归必须自行制定自己的瑜伽修习计划。这是因为你可能喜爱多练某种技法，同时希望少做别的。譬如，你也许想少花点时间做姿势练习而多花时间做冥想，或者与此相反。

然而，刚开始练瑜伽的人应该试试每日都做以下这个基本的一般例行计划。

早上：

尽可能早点起床。沐浴（最好是冷水浴）、刷牙等等之后，在进食之前练习。

首先，各种姿势做 10~60 分钟。

第二，瑜伽语音冥想（时间允许做多久就多久）。

中午：（如果时间允许的话）

姿势练习和瑜伽语音冥想（以可用时间长短为准）。

傍晚：

沐浴之后，晚饭之前。

首先，姿势练习（短时间）。

第二，瑜伽语音冥想。

睡前：

首先，姿势练习（不要紧接在饭后马上开练)。

第二，瑜伽语音冥想。

以上的一般模式并不是严格固定的。譬如，在晚饭前并不总是有时间做冥想的。或许你在中午时没有什么时间做姿势练习或冥想。无论是何种情况，你必须把修习安排得适合自己的生活起居计划。

随着时日推移，你可能学会多样的姿势（请参阅第二章"瑜伽姿势学习课程与日常修习计划介绍"）。但每天早晨、中午和（或）傍晚时分，在练过姿势之后，你仍然应该照样地练瑜伽语音冥想。换言之，初学者可以从最初一两天就开始按一种身心兼顾的日常瑜伽计划来练习。

第一篇

瑜伽姿势（阿萨那）
和瑜伽洁净功法

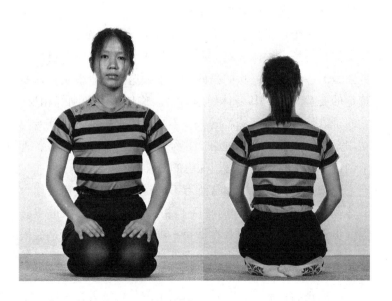

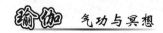
第一章　瑜伽姿势练习

——导　言

　　有时人们看到有人在做瑜伽练习，就以为他在练体操或柔体表演术。他们完全搞错了。

　　虽然有些瑜伽姿势或练习可能看起来像体操术，而且体操运动员确实可能凭着经常练瑜伽姿势来改进其体操技能，但是，这些瑜伽姿势并不是体操术。

　　虽然一个瑜伽修习者有时可能像是柔体表演家的样子，其实他并不是。柔体表演家们主要是作为一种表演节目才把身体做出各种奇形怪状的扭曲，而不顾这么一个事实：这些特定的姿势可能对其身体健康有害。瑜伽练习则刚好相反。它们是供修习者自己练习的——不是为了娱乐别人。其专门功用是帮助人保持身体健康，并经常处于有利内心和平、善于创造、富于成果以及冥想深思的精神状态。

　　瑜伽姿势和大多数体育练习不同，它不涉及快速或用力的运动，也不引起粗重的呼吸。相反，瑜伽姿势做得很缓慢，步骤很分明。修习者在做每一项瑜伽练习时，都是放松而又警醒的。他把注意力集中在这项练习在其体内所产生的感觉上。

　　瑜伽师们相信，对于身心健康来说，再没有什么比一个健康而又正常地发挥功能的神经系统更重要了。他们声言：

没有别的锻炼体系能像瑜伽练习和瑜伽冥想术那样有益于整个神经系统（包括自主神经系统在内）。

瑜伽练习不仅利于康复神经系统，还能起到恢复神经系统的正常功能。瑜伽练习对于神经系统所起的奇妙效果确实难以尽言。就举个例子说吧，通过经常正规地做瑜伽练习，能使交感神经系统和副交感神经系统平衡起来。

这点非常重要，因为这意味着受这两个系统影响或支配的各个内脏器官不会活动亢盛或不足。例如，心搏率会保持适中，不致太快也不致太慢。各种消化液不会分泌太多或太少等等。

与上述情况相联系的是，瑜伽练习凭着对重要的内分泌系统（脑下垂体、松果腺、甲状腺等）产生有利的影响，来保持身体健康。

人体中有许多种腺体，这些腺体大部分都有导管，让它们所产生的分泌液传达到身体其他部分。例如，消化腺体分泌出帮助消化食物的液体，这些液体从各个腺体传送到胃部和肠脏。

另一方面，内分泌腺体就没有这些管道。内分泌腺体制造的化学物质是直接分泌到血流之中，血流顺次又把这些化学物质送到全身各部。

这些化学分泌物对人体的影响极大。

一个人的行为、情绪，甚至心理状态都和内分泌腺体的活动有直接关联。当内分泌腺体释放太多或太少某些激素到血液中去时，人的身心健康就会受到不良影响。

瑜伽练习帮助调整这些腺体的活动，从而防止内分泌系统工作情况失常。由于内分泌系统是受到自主神经系统支配影响的，所以瑜伽对神经系统的调整也间接地帮助调整内分泌系统。而瑜伽练习给予这些腺体的轻柔按摩和刺激，也直接使它们保持健康状态。

瑜伽练习对神经系统和内分泌腺体系统有益，显然也就是对整个身体有益，除此之外，瑜伽练习还直接对人体许多其他部分起着作用。轻柔的按摩和伸展身体就使身体每一个部分都得到益处。

有些瑜伽练习对身体的某些部分较之其他部分有更直接的益处——当修习者开始做这些练习时，他就明白了。例如，某些练习主要是对消化系统起作用，结果，使这个系统增加效率，而其他的练习则是主要对呼吸系统起作用，等等。

当然，这也不是说，瑜伽姿势练习是严格地按人体逐个部分起作用的。它们完全不是按逐个部分起作用的。事实上，整个身体——从皮肤到骨头，从头顶到脚底，从神经系统到消化系统，都能从瑜伽练习中受益。

严肃认真的瑜伽师都认识瑜伽姿势练习，以及瑜伽放松功和冥想术等，对经络系统所产生的良好影响*。大多数瑜伽姿势都直接作用于称为中经（即苏舒姆那管道，梵文Sushumna，这管道从会阴沿脊柱直通头顶）的主要经络通道和沿中经分布的各个气轮或称经络络合体（即察克拉，梵文Chakra）。据瑜伽理论的说法，一个人的健康极大地依赖经络系统正常地发挥功能。

各个瑜伽姿势不仅仅由于对脊柱施加伸展、挤压等技法而对经络系统直接起作用，它们还对遍布全身的各条经络通

---

　　*　请参看第十三章中"瑜伽师论人的构成和瑜伽经络系统"。

道起作用*。在原版《瑜伽气功与冥想》一书中，对此有详细的描述。

但是，如果修习者按本书的指导来做这些练习的话，他就会体验到身心都得到松弛，还会逐步发现自己身体增添了一种以前可能从来也没有体验过的柔韧性和灵活性。简言之，一个人的健康和心境得到极大益处。然而，为了取得这些好处，修炼者应牢记，在做各种各样瑜伽姿势时，千万不要用力推拉牵扯。

我们为本书所教的大部分姿势制作了免费的在线视频指导，您可登录 www.huilanyujia.com/AYQM 浏览，或使用智能手机、平板电脑等设备扫描相关二维码观看瑜伽姿势的视频。

姿势练习安全指南和建议

无论从事何种运动或身体训练，包括瑜伽姿势，都有可能经历到前所未有的挑战，因此有可能引起运动损伤。那么严格遵守安全指南至关重要。下列各个注意事项虽非面面俱到，但只要遵循则能增进运动效益，降低受伤几率。但不管怎么说，对于激烈的体能训练或活动，如果您又不是运动

---

*　有些中国气功实践家分析过某些气功练习会刺激、兴奋那些"针刺穴位"，同样的，有些瑜伽师也分析过类似的穴位，把它们称为"玛玛点"并分析了各种瑜伽姿势是如何对它们产生刺激的。但是，由于作者两人都不是针刺术、中国气功或玛玛治疗的专家，所以就只好把这个更深入的研究分析领域留待更有资格的人们去探讨。

员，同时又有倾向于久坐不动的生活方式，那么无论是如何的小心翼翼，仍会体验到由练习姿势所引起的身体不适及些许的肌肉酸疼。您可以登录我们的网站 www.huilanyujia.com 了解更多讯息。

● 咨询医生。本书中的注意事项不能代替医生的建议。如果怀孕、受伤、有疾病（高血压等）、身体有旧伤或有其他健康问题（如颈背问题），在做姿势或呼吸练习前请务必先咨询医生，确定是否能够练习，再决定怎样安全地练习。注意：并非每个人都适合练习本书中的所有姿势。

● 修炼者不应感到，为了得到益处或把练习做得"正确"，他就必须把身子弯曲、伸展到插图示范者那种程度。不是的。一个人伸展到自己的限度或感到舒适为止，这就是把练习做得正确了。如果为了求得所谓的"高难""进步"而强迫超越身体的承受力。其结果，伤筋动骨，那就根本谈不上姿势正确了。

● 以上一点无论怎样强调也不过分。有时一个肢体僵硬的人对于做瑜伽姿势练习连想也不敢想，因为他误以为自己必须具备灵活柔软肢体才有资格练习，于是，他就错过了大好时机。

● 正确安全的练习方法是应在做练习时，把注意力完全放在体内产生的感觉上。

● 不要勉强用力。

● 千万不可攀比。为了表现、炫耀或攀比而练习瑜伽姿势，很容易使人过度地伸展扭转，而增加受伤的几率。这是近年来受伤现象增加的一大主因。

● 除非另有说明，否则的话，要用鼻而不是用嘴呼吸。

● 时刻要记住，每一练习都应做得缓慢、步骤分明。不要匆匆忙忙地做。这方面，应该记住每做了几个姿势或感到需要时，就做短暂时间（5~60秒之间）的仰卧放松功。

● 对于任何一种瑜伽练习，修习者都应先读该技法的"警告"一项，然后才开始练。

● 由于身体僵硬、不灵活等原因，是会有些不舒适的感觉。但如果身体任何部位若在练习时产生痛感，就应立即停下，转危为安。

● 生理期。

－ 为了顺应血液流向，要避免那些使骨盆位置高于心脏的姿势。

－ 避免会挤压或强烈伸展到腹部等让你感觉不舒服的体位。

● 心脏及血液循环问题患者。

请咨询医生是否能够练习本书中的瑜伽姿势与呼吸技法。若书中注意事项与医嘱冲突，请遵医嘱。同时，请遵循以下注意事项（即使身体状况在服用药物后表现正常）：

－ 不要做任何头下脚上（头部低于心脏）的姿势；

－ 不要做任何会使心跳加快的激烈姿势；

－ 不要屏气。

● 最理想的是修习者能在室内外找到一个既安静又空气清新的地方来练习。为了安全起见，训练的地面最好选择平坦宽敞的地方。

● 由于瑜伽练习是在地板或地面上做的，所以修习者在练习做各种姿势时也许应该铺上一张席子或毡子，以便坐卧。这会垫着他的身子，以免和地板或地下又硬又冷的表面接触。但也不可太厚或太软，这会妨碍他的稳定性。还要确保铺垫物不会滑动。

● 由于瑜伽姿势涉及大量扭曲和伸展躯干、四肢的动作，因此最好是穿着宽松的衣服来做。还有，在做瑜伽姿势或冥想坐姿时最好是不穿鞋。当然，有些练习是可以穿着鞋做的，如向太阳致敬式（Surya Namaskara）等就是。但最好是穿轻的鞋子，如中国功夫鞋。还有，在做这些练习之前应先除掉皮带、领带，或其他衣物、饰物等等，这些东西可能妨碍练习者的动作 *。

● 姿势可以单人做或以群组形式集体做。但我们发现一般而言个人练习更为安全，因为避免了他人的打扰或模仿、攀比他人的情况。所以我们推荐练习者可以在家中跟着我们的光盘练习。

● 如果可能的话，最好在做姿势练习之前先排空小便，清空膀胱。

● 在餐后一般需等至少三四个小时才能练习比较强烈的姿势。但也有例外情况：餐饮之后约 30 分钟即可以舒缓的方式练习某些站立姿势；简单的颈、肩、臂的伸展随时可练，无任何限制。此外，具体要等多久才能练习也要视餐饮的量。譬如，饱餐或大量喝饮后就需要比只喝几口水或吃了一点果蔬等待更长时间。感受身体的反应，这是一条始终适用的原则。若进食后很快练习诸如扭转等会挤压腹部的姿势，身体往往会有不适感。有关姿势练习之前饮用液体的规定，最主要应了解即使只喝下少量水，也不应做前弯姿势，并且特别要避免犁式、倒箭式等头下脚上的姿势，因为餐饮后很快练习此类姿势，食物、液体可能导致胃肠道的问题。

---

* 示范者穿着的衣裤是为了让读者更清楚地看到姿势的各个细节。

● 虽然瑜伽练习极为有益，而且甚至还能够治愈某些身体的毛病，人们还是不应该糟蹋自己的身体然后指望光凭做一点瑜伽练习就把它治好。值得注意的是，要明白瑜伽练习并不能完全医治百病，而一个人患了严重的病痛，也不应该因为他在练瑜伽就忽视去寻求有效的医疗治理。

● 虽然瑜伽练习能够起治病作用，但主要还是应该把它看作是一种保健措施——换言之，是预防性的医学措施。

● 关于头倒立式。现代社会的发展造就了人们长时久坐的生活形态，多数人往往不具备安全练习头倒立所需的肌肉；加上攀比竞争心态比比皆是和情绪心理的不成熟，都增加了练习此式的受伤隐患。因此，我们不再推荐大家练习这个姿势，而是鼓励大家练习其他比较安全的倒立姿势作为替代（详情见我们的网站）。

● 高难度姿势前的预备姿势。依据个人体型、灵活性及强韧度等差异，你我对姿势难、易的感受均有所不同，因此做任何瑜伽姿势时，不仅得谨慎、专注地练习，更重要的是在练习本书介绍的高难度姿势时，非得十二万分地专注和谨慎。书中我们特为读者挑出并在姿势名称上加注了星号（*），表示在做这个姿势之前应先有预备姿势的练习，也会有在姿势做法介绍前的说明提醒读者诸君。你应先适应了预备姿势的练习之后，再开始练习较有难度的姿势。预备姿势的所有警告事项也适用于较难的姿势。此外，在练习有挑战度的姿势之前先做暖身练习也是个好方法。暖身姿势可以选那些较容易的姿势或是下文中所给出的专门的暖身姿势。

● 最后一点，修习者在试做每项练习之前总要先仔细阅读解说文字。首要的是，他应仔细按照解说文字的指南去练习。

锻炼前的暖身练习

在比较冷或身体较为僵硬的日子里，开始做常规的锻炼以前，可试试下面其中一组简单的暖身运动。

所有站姿暖身练习适用于时间较紧、或在室外没有垫子时、或在做太极等其他锻炼之前。仰卧和站立的暖身练习特别适用于身体僵硬者或比较激烈的姿势练习之前。暖身时做法与正规练习稍有不同，一般是以温和重复几遍与保持最终体位几秒，来轻易快速地达到暖身的效果。好比在做猫伸展式时，让呼吸配合着背部的轻度上拱和下凹，做绕臂扭转式时，轻轻地往右扭，再往左扭，每个姿势只保持一两秒钟。动作不要达到伸展的程度。当身体暖和灵活之后，就可延长姿势保持的时间并增加一点伸展度。除非另有指导，否则保持自然的呼吸即可。下面几组暖身中的姿势可按照页码查看练习的详情。如果熟悉姿势，可顺序遵守指示练习，但要特别留意所有的改变。许多此类暖身和随后章节的姿势讯息，都可在我们的网站 www.huilanyujia.com 查寻。

暖身一　站姿

肩旋转式（第 56 页）
手指触肩，手肘向前转动 6~12 次，然后换方向转相同次数。

颈部练习（第 304 页）
1. 左右转动：提胸挺背。头部轻缓地右转，再左转。此为 1 回合，做 5 回合。

2. 侧弯：头部温和地向右侧弯，然后向左侧弯，注意别往前倾。此为 1 回合，做 5 回合。

腰躯转动式（第 138 页）

双脚分开站好，脚趾稍朝外。向右扭转，左手放到右肩上，右臂绕到背后。如果膝盖不舒服，就提起左脚跟。保持 1 秒之后换边做。重复 2~3 次。

三角伸展式（第 233 页）

双脚分开站好，脚趾稍朝外。呼气时躯干慢慢朝右侧弯，右手舒服地放在右膝上方或下方。吸气时起身。换边做。此为 1 回合。做 1~3 回合。

手臂伸展式（第 250 页）

双脚并拢或稍分开站立。手腕交叉。吸气时两臂抬过头部，看前方。不要屏息。呼气时两臂放到肩膀高度。吸气时再举臂，呼气时还原。做 1~2 次。

暖身二 卧姿到站姿

蹬自行车式（第 68 页）

仰卧，朝胸弯膝。掌心朝下，双臂放在体侧，或双手垫于臀部下段稍靠外侧做支撑。向前踩圈 8~12 次后换方向踩相同次数。

摇摆式（第 112 页）

十指在膝盖上方或下方交握。前后摇摆 5 次后短暂休息，此为 1 回合，做 3~5 回合。别做得太快，也别后摆到颈部。加条毛毯垫着，会更舒服。

猫伸展式（第 108 页）

四肢着地成跪姿。吸气，脊柱凹下，呼气，将背拱起。此为 1 回合，做 6~12 回合。

肩旋转式（第 56 页）

手指触肩，手肘向前转动 6~12 次，然后换方向转相同次数。

腰躯转动式（第 138 页）

双脚分开站好，脚趾稍朝外。向右扭转，左手放到右肩上，右臂绕到背后。如果膝盖不舒服，就提起左脚跟。保持 1 秒之后换边做。重复 2~3 次。

颈部练习（第 304 页）

1. 左右转动：提胸挺背。头部轻缓地右转，再左转。此为 1 回合，做 5 回合。

2. 侧弯：头部温和地向右侧弯，然后向左侧弯，注意别往前倾。此为 1 回合，做 5 回合。

第二章 瑜伽姿势学习课程与日常修习计划介绍

第一节 姿势学习课程

编排瑜伽姿势学习和修炼的进度计划，有多种多样的方法。按照下面这个进度计划，人们可以牢固地学会各种姿势，同时又可以照顾自己的步调快慢。

我们把所有的姿势分成二十个小组。这样分组就使那些甚至最缺时间可以挤出来利用的人们也能够学习和修炼这些姿势了。当然啦，在适度的范围内，一个人能够用来学习和修炼姿势的时间愈多，他学起来就愈快。

一般说来，一个人没有必要先得把某一特定的姿势或一组姿势练得尽善尽美，才去学习其他姿势（当然，除非某个姿势正是另一姿势的极端形式，或是以另一姿势作为基础的——例如，人们必须先学会做倒箭式，然后才能学习肩倒立式）。因此下列诸项练习的用意，在于让学习者能够娴熟掌握能力所及的姿势。

我们给你列出包括二十组姿势的表。在这个分组表之后，我们将会给你开出练习这些组的进度计划。

第一组

一、脚趾练习（第 62 页）

二、脚踝练习（第 60 页）

三、肘部练习（第 54 页）

四、颈部练习（第 304 页）

五、膝旋转与弯曲练习（第 58 页）

六、蹲式（第 87 页）

第二组

一、瑜伽眼睛保健功（第 313 页）

二、肩旋转式（第 56 页）

三、腿旋转式（第 70 页）

四、狮子第一式（第 307 页）

五、手臂伸展式（第 250 页）

六、腹部按摩功（第 122 页）

第三组

一、直角式（第 171 页）

二、罐头开启器和炮弹式（第 97 页）

三、人面狮身式（第 187 页）

四、简化脊柱扭动式（第 124 页）

五、三角伸展式（第 233 页）

六、船式（第 102 页）

七、仰卧放松功（第 318 页）

第四组

一、战士第一式（第 254 页）

二、半莲花膝部练习（第 64 页）

三、鸭行式（第 91 页）

四、腰转动式（第 126 页）

五、倒箭式（第 274 页）

六、敬礼式（第 89 页）

七、鱼戏式（第 323 页）

基本的姿势学习课程共包括 142 课。每课要做某一组姿势。每一次练习，一个人应该尽量多做几课，但不要匆匆忙忙地赶着做。然后，在下一次练习，他应该做后面接着的一课或几课。例如，如果一个人在早上已经做了第一和第二课，那么，当他要做下一次瑜伽练习时，无论是那天黄昏还是第二天早上，他就要从第三课做起。做完第三课，他应继续做第四课；等等。这么一来，一个人就可以按自己的步调尽可能地完成课程。

这些课是按这样的用意安排的：让练习者可以循序渐进地学会各种姿势练习，而无须花很多时间再三地读这些练习的解释。一读再读并记住那些说明事项是最费时的。我们在理解了一种姿势的基本方法之后，就会发现自己能够在短期内从容不迫地做好几个姿势。当然，只要是有疑问就应该随时翻阅说明文字。

每次姿势练习之后，就选做一种冥想姿势（见第十二章），然后做瑜伽语音冥想。

在做这些课时，记下哪些是你特别喜欢的姿势。以后，你就可以把这些姿势编入经常性的姿势练习计划之中。

学习姿势的（基本）课程

第一部分

	组次		组次
第 1 课	1	第 17 课	3
第 2 课	2	第 18 课	4
第 3 课	1	第 19 课	5
第 4 课	2	第 20 课	6
第 5 课	3	第 21 课	7
第 6 课	4	第 22 课	8
第 7 课	3	第 23 课	7
第 8 课	4	第 24 课	8
第 9 课	1	第 25 课	5
第 10 课	2	第 26 课	6
第 11 课	3	第 27 课	7
第 12 课	4	第 28 课	8
第 13 课	5	第 29 课	9
第 14 课	6	第 30 课	10
第 15 课	5	第 31 课	9
第 16 课	6	第 32 课	10

	组次		组次
第 33 课	7	第 59 课	7
第 34 课	8	第 60 课	8
第 35 课	9	第 61 课	9
第 36 课	10	第 62 课	10
第 37 课	1	**第二部分**	
第 38 课	2	第 63 课	11
第 39 课	3	第 64 课	12
第 40 课	4	第 65 课	11
第 41 课	5	第 66 课	12
第 42 课	6	第 67 课	11
第 43 课	7	第 68 课	12
第 44 课	8	第 69 课	9
第 45 课	9	第 70 课	10
第 46 课	10	第 71 课	11
第 47 课	3	第 72 课	12
第 48 课	4	第 73 课	13
第 49 课	5	第 74 课	14
第 50 课	6	第 75 课	13
第 51 课	3	第 76 课	14
第 52 课	4	第 77 课	13
第 53 课	5	第 78 课	14
第 54 课	6	第 79 课	11
第 55 课	7	第 80 课	12
第 56 课	8	第 81 课	13
第 57 课	9	第 82 课	14
第 58 课	10	第 83 课	15

	组次		组次
第 84 课	16	第 110 课	18
第 85 课	15	第 111 课	19
第 86 课	16	第 112 课	20
第 87 课	15	第 113 课	11
第 88 课	16	第 114 课	12
第 89 课	13	第 115 课	13
第 90 课	14	第 116 课	14
第 91 课	15	第 117 课	15
第 92 课	16	第 118 课	16
第 93 课	17	第 119 课	17
第 94 课	18	第 120 课	18
第 95 课	17	第 121 课	19
第 96 课	18	第 122 课	20
第 97 课	17	第 123 课	11
第 98 课	18	第 124 课	12
第 99 课	15	第 125 课	13
第 100 课	16	第 126 课	14
第 101 课	17	第 127 课	11
第 102 课	18	第 128 课	12
第 103 课	19	第 129 课	13
第 104 课	20	第 130 课	14
第 105 课	19	第 131 课	15
第 106 课	20	第 132 课	16
第 107 课	19	第 133 课	17
第 108 课	20	第 134 课	18
第 109 课	17	第 135 课	15

	组次			组次
第 136 课	16		第 140 课	20
第 137 课	17		第 141 课	19
第 138 课	18		第 142 课	20
第 139 课	19			

如果一个人每天做两课——无论是做一次或两次练习（早晨和傍晚各一次），他就会在 71 天期间学完这个课程。有些人每天能做三四课，甚至五课。也有些人每天只能做一课。

第二节　姿势日常修习计划

学完了这个基本的姿势课程，又记下来哪些是你特别喜爱的姿势之后，就可以开始做经常性的姿势日课了。换言之，你可以根据自己最喜爱的是哪些姿势，或根据哪些姿势对你所做工作类型特别有用处，或根据哪些姿势有助于减轻你可能患有的身心问题（见附录"保健效益及对人体各部分锻炼作用的索引"），来编订你自己的修习计划。

如果一个人不想自行从头编制自己的修习计划，那他就可以从以下由本书作者编排的三个日常修习计划中任选一个来练。然后，如果他想改变这个计划来适应他个人的情况，他也可以这样做。换言之，他可以随心所欲地加入或删除任何姿势。

有些习瑜伽者有两个或三个像下面那样的任选计划，他们每隔一天或每隔两天做一个任选计划；一个人愿意的话，也可这样做。但是，由于这种系统更为复杂，也许不这样做还好些——起码在最初六个月中不要这样做。

这里有几点关于自行编制每日姿势计划的提示：

* 虽然已经给读者指出每个姿势应该做的次数或应该做多久时间，实际上你可以根据自己有多少时间可用而自行决定每个姿势的最低运动量。

* 一个修习者可以自行决定在一天的什么时候来做这些瑜伽练习。如果一个人特别忙碌，他可以在早上做这些练习的一半，其余的就在下午或黄昏时间来做。但是，如果有可能的话，他应该试试每次练习都做完整组的姿势，而最好是每天都在同一个时候练习。

三个任选其一的每日修习计划

计划之一

一、三角伸腿式（第 126 页）

二、束角式（第 153 页）

三、单腿交换伸展式（第 145 页）

四、犁式（第 277 页）

五、轮式（第 208 页）

六、肩倒立式（第 288 页）

七、无支撑肩倒立式（第 293 页）

八、双腿背部伸展式（第 148 页）

九、鹤禅式（第 271 页）

十、倒箭式（第 274 页）

十一、卧英雄式（第 325 页）

十二、颈部练习（第 304 页）

十三、双角式（第 183 页）

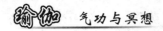

第三节　年纪较大者用的特别学习课程

有些年纪较为大的人以及身体颇为僵硬不灵或有病的人会感到前面的计划太难做。下面的修习计划主要就是供这样的人使用的。在这个修习计划中有四个姿势可能有些人会感到太难做。这四个姿势是船式、犁式、倒箭式和虎式。如果有人感到这四者中有任何一个姿势太难做，或其他姿势太难做，就可以跳过去不理。

为了方便学习的目的，这些姿势分为以下十组。

第一组

第二组

第三组

第四组

第五组

第六组

学习计划

共有三十六课。每一课要做一个特定的姿势组合。把一课做了一遍之后，就跟着做下一课。每一回练习，尽可能多做几课，但要从容不迫，不要过于用力而劳累。你会发现，每一课都是以颈部练习开始的——如果你每回练习都做一课以上的话，颈部练习就只需做一次。

在做这些姿势的同时，记下哪些是你特别喜爱的姿势，以后，你就可以把这些姿势编入你的日常姿势练习计划中去。

以下是学习计划：

	组次		组次
第 1 课	1	第 11 课	3
第 2 课	2	第 12 课	4
第 3 课	1	第 13 课	5
第 4 课	2	第 14 课	6
第 5 课	3	第 15 课	5
第 6 课	4	第 16 课	6
第 7 课	3	第 17 课	3
第 8 课	4	第 18 课	4
第 9 课	1	第 19 课	5
第 10 课	2	第 20 课	6

	组次		组次
第 21 课	7	第 29 课	9
第 22 课	8	第 30 课	10
第 23 课	7	第 31 课	9
第 24 课	8	第 32 课	10
第 25 课	5	第 33 课	7
第 26 课	6	第 34 课	8
第 27 课	7	第 35 课	9
第 28 课	8	第 36 课	10

第四节 姿势日常修习计划（年纪较大者用）

在完成上面这个基本学习课程之后，一个人就能够根据哪些是他最喜爱的姿势来编制他自己的修习计划。

如果一个人不愿意从头编制一个日常修习计划，就只需在以下三个可选的日常修习计划中选做一个即可。然后，他可以在这个计划中加入任何想做的姿势。他也可以在一天做一个计划，其他日子则做另两个计划，即交替着做。

我们建议在开始以下的日常练习之前，可先做第 24 页上的一组或两组暖身。

计划之一

一、叩首式（第 156 页）

二、人面狮身式（第 187 页）

三、膝旋转和弯曲式（第 58 页）

四、上伸腿式（第 105 页）

五、单腿交换伸展式（第 145 页）

做完姿势练习之后，应做瑜伽语音冥想。身体非常僵硬不灵的人最好做的冥想姿势是简易坐（第 452 页）和雷电坐（第 466 页）。

在练习以上较为容易的姿势一段时间之后，一个人的身体就会变得柔韧灵活多了，他就可以考虑练习本书中一些他们前些时候感到困难的那类姿势了。

第五节　工间瑜伽练习

在白天中间，无论在工作地点、家里、学校等地方做一次短暂的瑜伽练习是很有益的。这不仅能增进练习者的健康，而且也会改善对工作的态度，从而增进工作效率。

一个人只要学会了哪怕是少数几种姿势和瑜伽语音冥想，就可以立刻开始养成这么一种好习惯。

大致的想法是做 5~10 分钟的姿势练习，然后做 5~30分钟的瑜伽语音冥想。当然，这要视一个人有多少时间而定。

在开始阶段，练习者可以自行选择想做的姿势。但当他学会了姿势学习计划里的大部分姿势时，就可以按照我们在此开列的计划来练这些姿势。还有，当一个人学会了由调息、收束法、契合法组合而成的"五分钟消除紧张功"后，就能够开始按着这个推荐的计划来练习了。

下列计划极为可贵之处，在于它是为了帮助消除某一特定类型工作对人的身心所产生的消极影响而科学地编配成的。例如，如果一个人的工作要长时间到处站立的话，他的两腿两脚和所有的身体器脏就感受到由于重力所引起的经常性压力。下腰背部也感受到压力。因此，举例说，就建议他在工间休息时做些倒转躯体的姿势，诸如倒箭式（ViparitaKarniAsana）和肩倒立式（Sarvangasana），这些姿势使血液和所有身体器脏（受到重力而）被拉向相反的方向。这就消除了经常性的压力。

我们建议在开始以下的日常练习之前，可先做第24页页上的一组或两组暖身。如果感觉以下任何姿势难度太大，可以跳过不练。

一、脑力工作（如学生、教师、作家、编辑、会计师、行政人员等）

甲组（甲、乙两组任选其一）

一、向太阳致敬式

二、颈部练习

三、倒箭式

四、瑜伽语音冥想和（或）

五分钟消除紧张功

乙组

一、犁式

二、肩倒立式

三、轮式

四、摇摆式

五、瑜伽语音冥想和（或）
　　五分钟消除紧张功

二、站立的工作（如售货员、工厂工人、厨师、服务员等）

甲组（甲、乙两组任选其一）

一、肩倒立式

二、犁式

三、束角式

四、卧英雄式

乙组

一、单腿交换伸展式

二、双腿背部伸展式

三、卧英雄式

四、倒箭式

三、用眼的工作（如学生、打字员、版面设计家、美术家、科学家等）

甲组（甲、乙两组任选其一）

一、瑜伽眼睛保健功

二、颈部练习

三、母胎契合法

四、瑜伽语音冥想和（或）
　　五分钟消除紧张功

乙组

一、颈部练习

二、倒箭式

三、瑜伽语音冥想和（或）
　　五分钟消除紧张功

四、坐着的工作（如司机、裁缝、办公室工作人员、美术家、秘书、打字员、电话接线生、工厂工人等）

甲组（甲、乙两组任选其一）

 一、眼镜蛇式

 二、犁式

 三、双腿背部伸展式

 四、倒箭式

 五、大契合法

乙组

 一、弓式

 二、鸟王式

 三、双角式

 四、拱背升腿式

五、紧张的工作（如医生、牙医、外科手术医生等）

甲组（甲、乙两组任选其一）

 一、颈部练习

 二、骆驼式

 三、双角式

 四、鹤禅式

 五、大契合法

 六、瑜伽语音冥想和（或）

  五分钟消除紧张功

乙组

 一、倒箭式

 二、轮式

 三、犁式

 四、大契合法

五、瑜伽语音冥想和（或）

五分钟消除紧张功

六、重体力劳动（如建筑工程工人、装货工人等）

甲组（甲、乙两组任选其一）

一、眼镜蛇式

二、圣哲玛里琪第一式

三、敬礼式

四、卧英雄式

乙组

一、脊柱扭动式

二、犁式

三、向太阳致敬式

四、花环式

七、农耕工作

甲组（甲、乙两组任选其一）

一、腰躯转动式

二、铲斗式

三、骆驼式

四、三角伸展式

五、束角式或蝴蝶式

乙组

一、向太阳致敬式

二、倒箭式

三、轮式

四、犁式

五、卧英雄式

八、家务工作（如忙碌的家庭主妇、照顾婴儿的工人、家庭佣工等）

甲组（甲、乙两组任选其一）

一、骆驼式

二、虎式

三、前伸展式

四、肩倒立式

五、瑜伽语音冥想和（或）
　　五分钟消除紧张功

乙组

一、向太阳致敬式

二、脊柱扭动式

二、犁式

四、肩倒立式

五、瑜伽语音冥想和（或）
　　五分钟消除紧张功

九、运动员（如跑步运动员、武术家、体操运动员、舞蹈家等）

甲组（甲、乙两组任选其一）

一、牛面式

二、肩倒立式

三、顶峰式

四、卧英雄式

五、瑜伽语音冥想和（或）
　　五分钟消除紧张功

乙组

一、向太阳致敬式

二、颈部练习

三、脊柱扭动式

四、犁式

五、瑜伽语音冥想和（或）

五分钟消除紧张功

十、压力大的工作（如交通指挥员、店员、公共汽车驾驶员和售票员、出纳员，以及一切涉及必须在紧张的环境下大量应付别人而自己可能变得不耐烦或生气等的工作）

一、向太阳致敬式

二、犁式

三、颈部练习

四、瑜伽语音冥想和（或）

五分钟消除紧张功

当然，以上计划中所讲的"工作"分类不免是一般性的。一个人得亲自决定哪一种分类正好符合他自己的情况。显然也有些人的工作适合不只一种分类的情况。例如，有些人有着"站立的工作"，而他们也感到自己的工作压力很大。这些人就应该试试两种分类的练习（每次做一种），看看这些练习计划中有哪些功法对他们各自的情况特别有用。例如，一位两腿疲倦、心情也烦躁易怒的店员就大概会选用这些功法：（一）伸展两腿和背部（如双腿背部伸展式）和犁式；（二）使血流改换方向（如肩倒立、倒箭式）；（三）消除紧张（如颈部练习加五分钟消除紧张功或瑜伽语音冥想）。

随着一个人瑜伽愈练愈熟，就能够自行决定在短暂的工间休息最好做哪些功法。

最后一点，如果一个人在午间没有时间做瑜伽，他就应该在放工或放学后回到家里时立即练习它。当然，中午休息和放工后都练瑜伽，那就更加好了。

第三章 瑜伽姿势功法
（阿萨那）

第一节 关节练习

肘部练习（Elbow Exercise）

功法
- 挺直身躯站立，两脚并拢。
- 两臂向前伸出，与地面平行。
- 两手掌心向上。
- 两肘弯曲，用手指尖轻拍肩头（图1）。
- 再把双臂向前伸出（图2）。
- 重复做这个练习8~10次。
- 然后，将两臂向两侧伸出，重复做同样的练习（图3、图4）。

保健效益
这个练习放松肘部关节，强壮臂部肌肉。

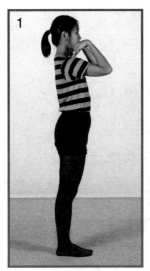

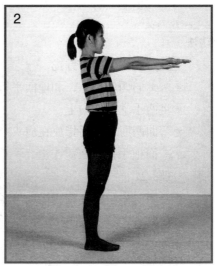

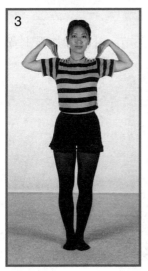

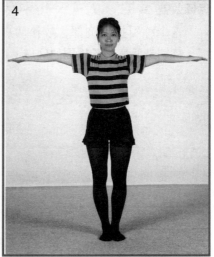

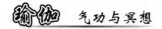

肩旋转式 (Shoulder Gyration)

功法

- 挺身直立，两脚并拢。
- 两臂向两侧平举，和地面平行（图1）。
- 将两手掌心转向上。
- 弯曲两肘，把手指放在肩头上。
- 一面把手指放在肩头上，一面将肘部做圆圈旋转运动（图2）。
- 开始时做小圆圈旋转运动（图3），逐渐增大直到两肘在胸前范围互相碰触为止（图4、图5）。
- 顺时针方向至少旋转12圈，然后反时针方向旋转12圈。

保健效益

这个练习扩展胸部，放松两肩关节，补养和加强上背部，特别是两肩胛骨周围的区域。

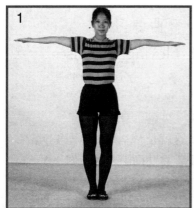

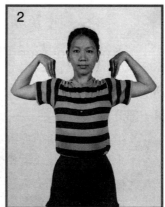

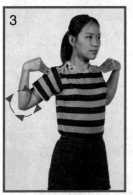

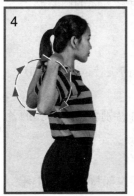

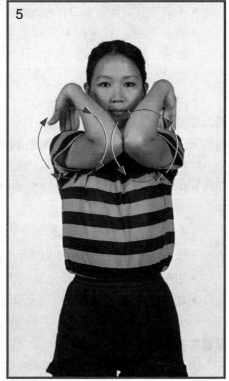

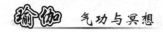

膝旋转与弯曲练习
(Knee Rotation & Flexing Exercises)

功法

第一部分

- 坐下，两腿向前伸直。这就是基本坐姿（图 1）。
- 十指在右大腿之后相交，右膝向上弯曲（图 2）。
- 保持两手放在右大腿下边的同时，伸直两臂，将右腿伸出去（图 3）。
- 不要让右脚任何部分接触地面。
- 弯曲右膝，再次把右脚跟向右臀方向收拢，如图 2 所示。
- 重复做 12 次。
- 改用左脚做同样的练习。

第二部分

- 像上面第一部分那样，两手手指相交在右腿之后，把右大腿抱近你的身躯（图 2）。
- 用右膝做支点，将右小腿做顺时针方向的圆圈旋转运动（图 4）。
- 起码做 12 圈旋转运动。
- 反方向，至少做 12 圈反时针方向旋转运动（图 5）。
- 用左脚做同样的练习。
- 在做这个运动时，要松弛全身并特别要放松小腿的各个肌肉。

保健效益

这个练习放松膝关节，补养和加强腹部与大腿的肌肉。

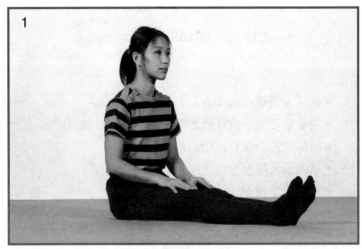

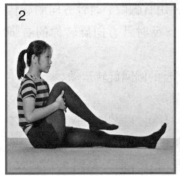
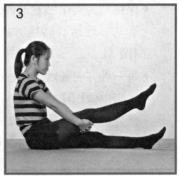

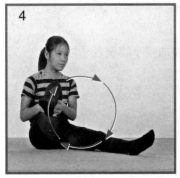
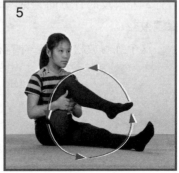

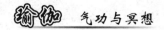

脚踝练习 （Ankle Exercises）

功法

- 坐下，两腿向前伸直。
- 两手掌心向下放在臀部两侧，上身向后倾（图1）。
- 两脚向前、向后扭动。
- 试图最大限度地弯曲踝关节（图2）。
- 至少重复做12次。
- 然后微微分开两腿。
- 不要弯曲双膝。
- 保持两脚脚跟贴着地面，用右脚做顺时针方向的旋转运动。然后，转换方向，反时针方向旋转你的右脚（图3）。
- 每一种方向各做12个完整的圆圈旋转运动。
- 左脚也做同样的练习（图4）。
- 然后，再同时旋转双脚（你可以按以下每一种方式各做12次：两脚顺时针方向，见图5；两脚反时针方向，见图6；左脚顺时针方向，右脚反时针方向，见图7；右脚顺时针，左脚反时针方向，见图8）。

保健效益

这个练习放松两踝，补养和加强小腿腿肚子肌肉。

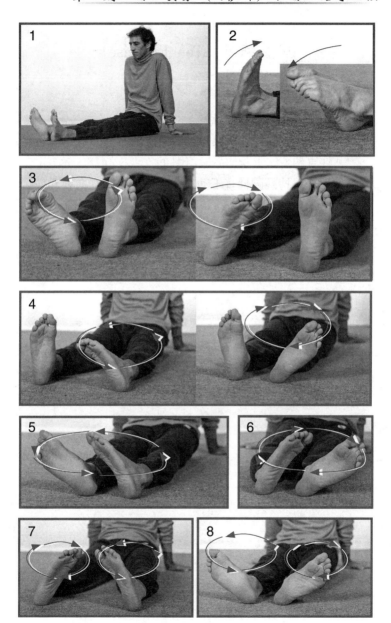

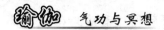

脚趾练习 (Toe Exercise)

功法

- 坐下，两腿向前伸直。
- 把两手放在臀部两侧附近的地面上。
- 伸直两臂，上身向后倾（图1）。
- 一边保持两脚伸直不动，一边把十个脚趾向前和向后扭动（图2）。
- 起码重复 10 次。

保健效益

这个练习不仅放松脚趾，还补养、增强和放松两腿。

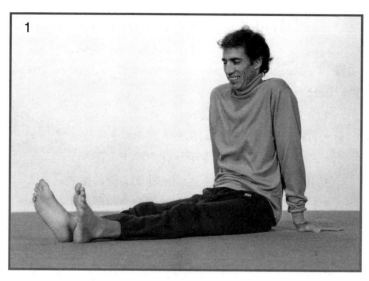

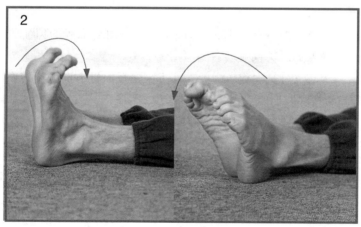

半莲花膝部练习
(Half Lotus Knee Exercises)

功法

第一部分

- 坐下，两腿向前伸直。

- 右腿弯膝，把右脚放在左大腿上。

- 右手放在右膝上，左手放在左膝上（图1）。

- 用右手扶着右膝上下运动来伸展右腿的肌肉。

- 右膝向地面推压，但不要勉强费力（图2）

- 有些人用不着大量练习就能容易地做到膝部着地，另一些人则要练几个星期才能成功。

- 换另一边来做同样的练习。

第二部分

- 把右脚放在左大腿上面，用左手抓住你右脚的脚趾。

- 顺时针方向旋转右膝（图3）。

- 做了12次旋转之后，停下来，反时针方向做旋转右膝的动作（图4）。

- 换用左腿来做同样的练习。

保健效益

这是在做莲花坐和其他冥想姿势之前的极好预备练习。它有助于放松双踝、两膝和两腿肌肉。它也补养和增强腹部器官和脊柱。

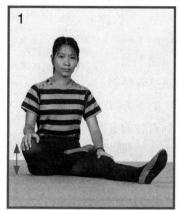

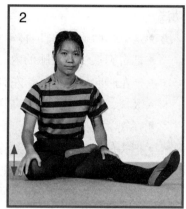

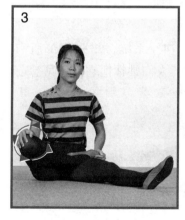

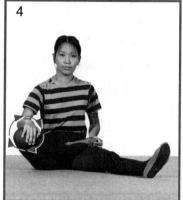

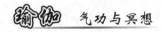

动物放松功（Animal Relaxation Pose）

功法

- 坐下，两腿向前伸直。
- 把右脚抵住左大腿的内侧（图1）。
- 把左脚向后为伸展。左脚跟挨着臀部。
- 吸气，慢慢把两手伸高到头的上方（图2）。
- 呼气，把上身弯下来，弯到右膝的上方。
- 把头放在地面上，在缓慢而平稳地呼吸的同时，保持这个姿势1~2分钟（图3）。
- 吸气，慢慢抬起上身，回复到两臂高举过头的姿势。
- 交换两腿位置，重复这个练习。

保健效益

这种放松姿势滋养、强壮神经系统，增强腹部肌肉群，放松肩、髋和膝等各关节。人们常常把它用作冥想前预备功。

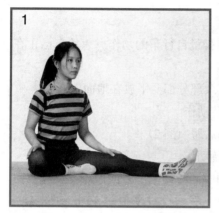

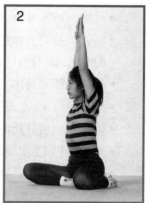

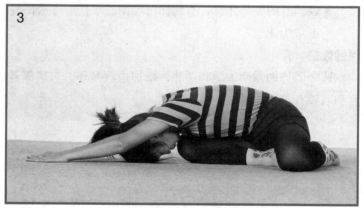

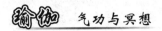

蹬自行车式 （Leg Cycling）

功法

- 仰卧，两腿伸直。
- 将两脚抬高并做用脚蹬自行车的动作。想象自己正在蹬自行车（图1）。
- 你的头部和身体其余部分都要平放在地面上。
- 至少再做12次旋转动作。
- 停止，然后开始向后蹬（图2）。
- 至少再做12次旋转动作。
- 现在两腿并拢，两脚同时向同一方向做蹬车动作。向前蹬12次（图3），然后反过来再蹬12次（图4）。
- 以躺着的姿势休息，直到你已经彻底放松、呼吸回复正常为止。

保健效益

这个姿势加强两大腿和两膝，增加血液循环，对腹部器官和双膝有温和的强壮作用。

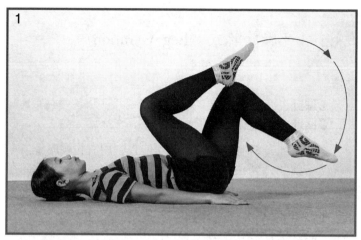

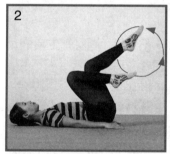

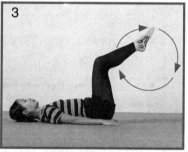

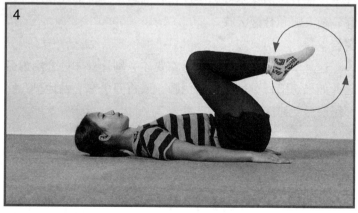

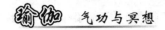

腿旋转式 (Leg Gyration)

功法

- 仰卧，两腿伸直。
- 两臂放在体侧。
- 把右腿升离地面，膝部仍须伸直，用右腿顺时针方向做圆圈旋转运动（图 1）。
- 你的头部和身体其余部分都应该继续保持平贴地面。
- 做了 8~10 次旋转运动之后，就停止，再做 8~10 次反时针方向旋转运动（图 2）。
- 用左腿做同样的练习。
- 休息几秒钟，然后将两腿一齐升起，顺时针方向和反时针方向各转 8~10 次（图 3、图 4）。
- 休息，直到你的呼吸恢复正常为止。

保健效益

这个姿势有力地增强腹部肌肉。它有助于消除肠道中的气体，极宜于消化不良和患便秘者练习。它也补养和加强两膝、两大腿和骨盆区域。

警告

这是一个较费力的练习，你要注意别让身体过分用力劳乏。如果想降低难度，可弯两膝，或将双手掌心贴地垫在臀部尾段做支撑。

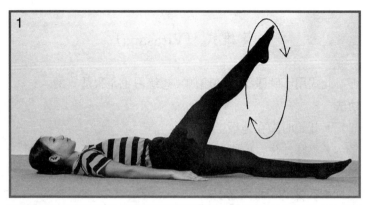

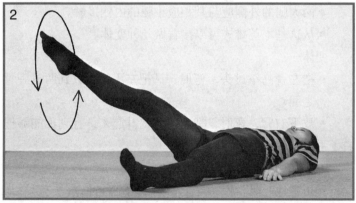

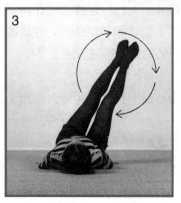

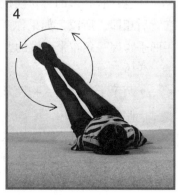

英雄式（Virasana）

此式用于呼吸练习和瑜伽冥想练习也是很适宜的。

功法

- 开始时跪在地板上。
- 双膝并拢，两脚分开，脚趾向后指。
- 臀部放落在两脚之间的地面上（图1）。
- 不要坐在两脚之上。
- 两大腿的外侧应与其相应小腿的内侧接触。
- 从这基本英雄式可以接着做几种变体。

变体一：

- 把左臂高举过头，弯肘，试把左手往下放到两肩胛骨之间。
- 放下右臂，弯肘，把右前臂提升起来，直到你能够把右手手指和左手手指相叩（图2）。
- 头和颈项挺直，向前直视。
- 正常地呼吸，保持这个姿势30~60秒钟。

注意：有些人的身材使他们几乎无法按这种方式让两手在背后相叩。所以，如果你两手不能互相叩接的话，可以改用两手紧握一条布带两端的办法来做这个练习（图3）。

变体二：

- 两手十指相交，把两掌掌心向上翻，将两臂向头顶上伸直（图4）。
- 背部要挺直，呼吸要深长而均匀。
- 随你意愿，尽量长久地保待这个姿势。
- 然后呼气，放开相交的两手手指，把两手放下来。

变体三：

- 把两掌放在脚板底上面。

- 向前弯身，把前额放在地面上（图5）。

- 呼吸要正常，保持这个姿势1分钟。

- 然后吸气，抬起身躯。

- 把两腿向前伸直，放松休息。

可替换的做法：

- 如果你不能够按上述方法坐下来的话，可以将一脚迭在另脚之上，臀部又坐落在这重叠的双脚之上（图6）。但日后经过逐步努力，两脚应愈分愈开（图7、图8）。直到最后你的臀部完全落在地面上为止，如图1所示。但开始时，如有必要，也可将两膝分开。

保健效益

对于脚部有问题的人，这是一个极好的练习。如果经常练习上几个月的时间，这英雄式会消除两脚脚跟的疼痛，促使形成适当的足弓度，有助于治愈扁平足。同样，患跟骨刺的人们会感到这个姿势不仅减少痛苦，而且还逐渐使跟骨刺也一起消失掉。

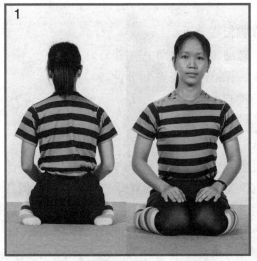
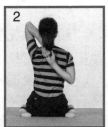
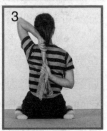
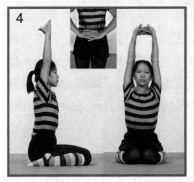
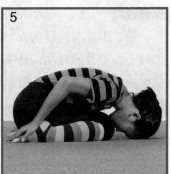
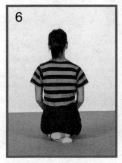
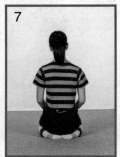
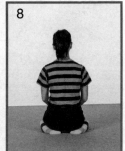

顶峰式（Sumeruasana）

功法

- 跪下，臀部放在两脚脚跟上，脊柱挺直（图1）。
- 两手放在地上，抬高臀部，两手两膝着地跪下来（图2）。
- 吸气，伸直两腿，将臀部升得更高。
- 你的双臂和背部应形成一条直线，头部应处于两臂之间。整个身体应像一个三角形的样子（图3）。
- 将脚跟放在地面上（图4）。如果脚跟不能停留在地面上，就让脚跟上下弹动，来帮助伸展腿腱。
- 正常的呼吸，保持这个姿势约1分钟。
- 呼气，回复两手两膝着地的跪姿。
- 重复6次。

保健效益

这是一个强身效能极为显著的姿势。它消除疲劳，帮助恢复精力。它使心率减慢。它伸展和加强腘旁腱、小腿腿肚子肌肉、双踝和跟腱。消除脚跟疼痛和僵硬感。它软化跟骨刺。它强壮坐骨神经。

这个姿势也消除肩关节炎。

警告

患有高血压或眩晕病（vertigo）的人应向医生咨询是否适宜做此式。

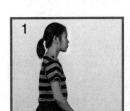

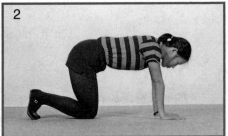

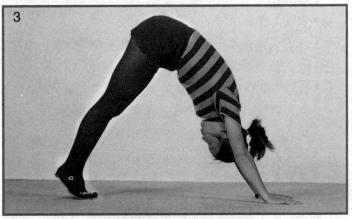

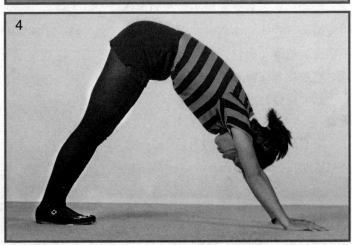

韦史努式（Anantasana）

功法

- 背贴地仰卧。
- 转身做左侧卧式。
- 抬起你的头，弯曲左肘，将头枕落在左掌上（图1）。
- 左臂应和身体其他部分成一直线，你的左掌心应在左耳上方托着头。
- 做几次深呼吸，然后举起你的右腿，用右手大拇指和食指等抓住右脚大脚趾（图2）。
- 呼气，将右臂和右腿伸直，直到两者都垂直于地面（图3）。
- 正常地呼吸，保持这个姿势10~30秒钟。
- 弯曲右膝，慢慢把右腿和右臂放回到躺下的姿势上（图1）。
- 放下托着头的手掌，转身做背贴地仰卧式。
- 转身做右侧卧式，重复这个练习。

保健效益

这个姿势放松两髋和腘旁腱。它减少腰围线上的脂肪。对骨盆区域有益。有助于消除背痛和防止疝气。

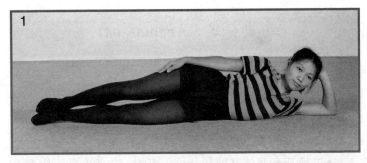

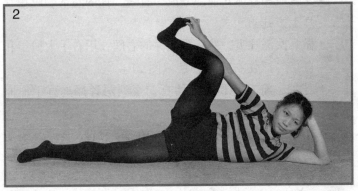

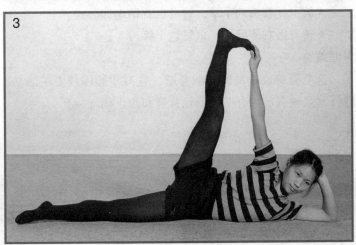

蛙　式（Bhekasana）

功法

- 开始时俯卧，双臂向后伸展（图1）。
- 呼气，屈起双膝，两脚脚跟指向髋部。
- 右手抓住右脚板或右踝，左手抓住左脚板或左踝（图2）。
- 放松约两次呼吸之久，然后呼气，抬起你的头和胸部上半部。让头和胸部上半部都离开地面（图3）。
- 向上仰望。转动两手，让两手掌将两脚脚趾和脚掌上半部都向下压，而两手手指都指向头部或地下（图4）。
- 然后，尽量将两脚向下压，使前臂垂直地面（图5）。
- 熟练的习瑜伽者会做到使两脚跟几乎触及地面。
- 正常地呼吸。
- 保持这个姿势约20秒钟之久。
- 然后呼气，放开双脚，伸直两腿，放松休息（图1）。

保健效益

对于两脚、两踝和两膝来说，这个姿势是一个极好的练习。习以为常地做这个练习有助于减少跟骨刺的痛苦以至逐渐而彻底地治好跟骨刺。它有助于形成正确的足弓度。消除脚跟的疼痛。有助于加强双膝，以及解除由于痛风或风湿症引起的膝痛。对腹部脏器有好处。

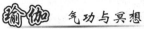

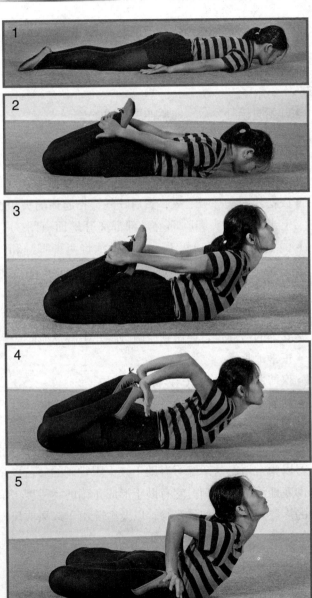

神猴哈努曼式（Hanumanasana）

功法

- 跪在地面上，两手手掌放在身体两侧（图1）。
- 抬起右膝，让右脚平放在地面上。同时把左脚向后方滑动（图2）。
- 你的右腿现在是做蹲式，左脚则向后方伸展。
- 臀部向后方摇动，让右腿伸直、左大腿垂直于地面（左膝着地）（图3）。
- 呼气，把右腿向前滑动并伸直。在做这个动作同时，左腿也要伸直（图4）。
- 在开始时，也许这就是你力所能及的伸展程度。通常要花很长时间才能让大腿贴到地上。但是，如果你经常练习，腿部肌肉有可能逐渐达到应有的伸展，让你容易地做到前腿的背面和后腿的前面贴着地面。
- 在这最终阶段，你右膝关节的背面和左膝都应贴着地面（图5）。
- 在你能做到按上述姿势坐下时，扩张胸膛，把双手升离地面，两手在胸前合十（图6）。
- 如果你的坐姿已稳定，就可以（但不一定要）把合十的两臂在头顶上伸直。就会使你两大腿的根基部位以及背部、双肩都得到伸展（图7）。
- 正常地呼吸，保持这个姿势（两手在胸前合十或高举过头顶，任一种做法都可以）10~20秒钟之久。

- 然后，把两手都放回地面上，交换两腿位置（左腿在前，右腿在后），重复这个姿势。

变体做法：

- 在做这个姿势时，你可以像图 8、图 9 和图 10 那样从腰际起，把躯干向前、向后弯曲。

保健效益

对双腿来说，这是一个极佳的姿势。这预防并有助于治疗坐骨神经痛和其他腿部疾患。它还有助于使待产孕妇的各个脏器有所准备，使分娩更为顺利。但是需要十分谨慎慢慢地伸展，以免过度而拉伤。

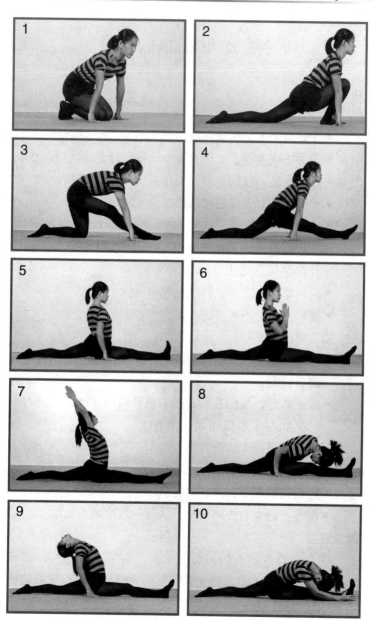

牛面式 (Gomukhasana)

功法

第一阶段：

- 开始时坐下，两腿向前伸展（图1）。
- 两手按在地板上，用力推，让臀部升离地面（图2）。
- 弯曲左膝，收同左脚，坐在左脚之上（图3）。
- 然后，把右大腿的底部放在左大腿之上。
- 然后，抬高臀部（图4）。
- 一边用右手支撑你的躯体，一边用左手把你的右脚踝放在左脚踝之上。
- 两脚踝相交之后，脚趾全都向后指。
- 轻轻地再坐下来（图5）。

第二阶段：

- 把左臂高举过头，弯曲左肘，试图把左手放低到两肩胛骨之间。
- 放下右臂，弯曲右肘，把右前臂收向背部，直到右手指能和左手手指相扣（图6）。
- 头、颈坚挺，向前直视。
- 保持这个姿势5~20秒之久，呼吸要正常地进行。
- 然后放开两手，伸直两腿。
- 把练习的左右方向对换，从另一边重做。

保健效益

这个姿势改进人的体态与平衡。它矫直背部，扩张胸部，放松两肩肩关节，并使背阔肌得到伸展。它也使双腿肌肉柔软有弹性，并治愈腿痉挛。

警告

开始时，你会感到很难保持平衡，因此，你可以在近旁放一张桌子、椅子或靠近一堵墙，感到快失去平衡时，可以扶一下。当你能够保持平衡时，才继续做第二阶段。

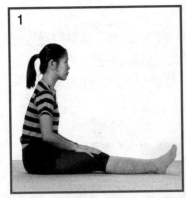

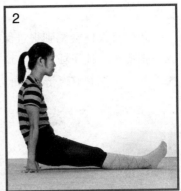

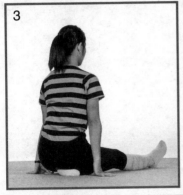

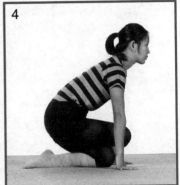

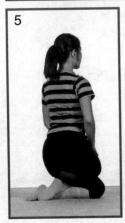

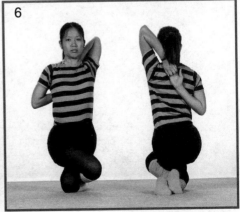

第二节 蹲 姿

蹲 式 （Utthanasana）

功法

- 挺身直立，在感到舒适的情况下将两脚宽阔地分开，两脚指向外侧。
- 两手十指相交，两臂轻松地下垂。
- 弯曲双膝，慢慢将身躯向下降低（图1）。
- 降低约一英尺之后，就伸直双腿，恢复挺身直立的姿势。
- 再次弯曲双膝，把身躯降下得比第一次还要略为低一些（图2）。
- 伸直两腿，恢复挺身直立的姿势。
- 再次弯曲双膝，把身躯降低到两大腿与地面平行（图3）。
- 恢复挺身直立的姿势。
- 把身躯降低到两手略微高于地面（图4）。
- 恢复挺身直立的姿势，放松休息。
- 当你降低身子时，就呼气；当你身子升起时，就吸气。
- 重复做6~12次同样的练习。

保健效益

对于孕妇以及慢跑运动员和其他运动员，这是一个极好的练习。它加强双踝、双膝、两大腿内侧和子宫肌肉。

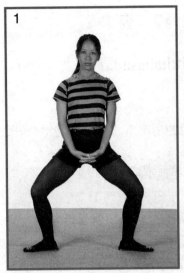

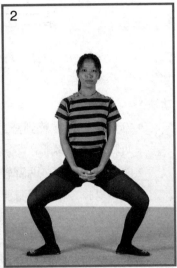

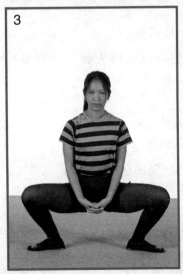

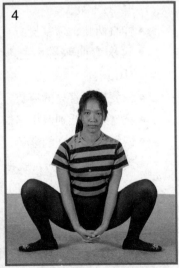

敬礼式（Namaskara）

功法

- 蹲下，两膝大大分开，两脚平放地上。
- 双掌合十，用两肘推两膝的内侧（图1）。
- 吸气，向后伸展颈项，两眼向上看，把两肘再向外推，借此尽量将两膝向外伸展（图2）。
- 保持这个姿势6秒钟。
- 然后呼气，两臂向前方伸直，两掌仍合十（图3）。
- 把两膝尽量向内侧收，互相靠拢（图4）。
- 上身躯干向前下方弯下去（图5）。
- 保持这个姿势几秒钟。在做这个姿势练习的全过程中，臀部不应着地。
- 把以上顺序反过来做，回复蹲下的姿势（图1）。
- 至少重复做12次。

保健效益

这个姿势改进练习者的体态和平衡感。它使颈项得到伸展，对双肩、双臂、两腿和两膝等处的神经有益。

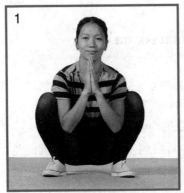

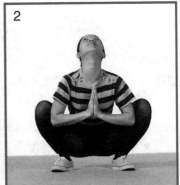

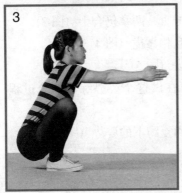

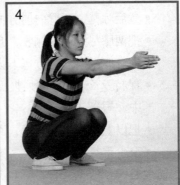

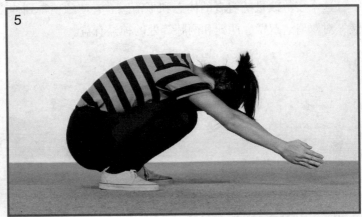

鸭行式（Duck Walk）

功法

- 蹲下，两手放在两膝上（图1）。
- 一面保持蹲下的姿势，一面向前步行。
- 开始时用脚趾着地来步行（图2）。
- 在20~30秒钟之后，开始用平板脚走路（图3）。
- 再过20~30秒钟，每行一步就把膝头触碰地面一次（图4）。
- 这个练习你喜欢做多长时间都可以，但要小心不要过于费力劳累。

保健效益

这个练习补养和加强两腿肌肉，使它们准备好进而做莲花坐和其他冥想姿势。它也增加两腿的血液循环，兴奋消化过程。要治便秘，下面的练习是有益的：喝一品脱（约半公升）的水，做2分钟鸭行式。然后再饮一品脱水，再做2分钟鸭行式。重复地做到第四或第五次这个练习，你的肠子就应该容易地活动起来了。

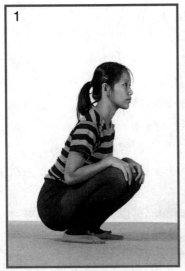

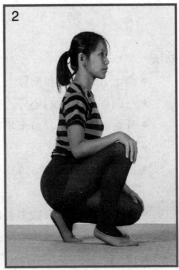

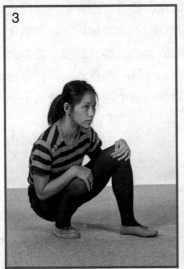

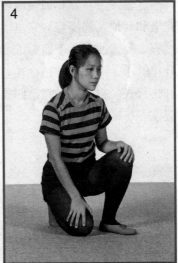

放气式（Vayu Nishkasana）

功法

- 蹲下，两膝分开，双脚平放地上。
- 两肘顶住两膝的内侧，把两手手指放在两脚脚底之下（图1）。
- 深深吸气，呼出，一边低下头，一边伸直两腿（图2）。
- 保持这个姿势约6秒钟。
- 两手继续保持放在两脚底下，回复蹲下的姿势。
- 重复做这个练习8~10次。

保健效益

对腹部脏器来说，这个姿势非常有益。它也补养和加强双肩、双臂、两腿和两膝的肌肉和神经。

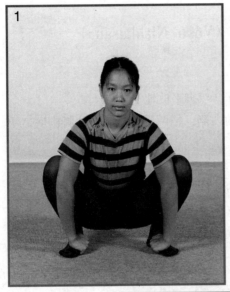

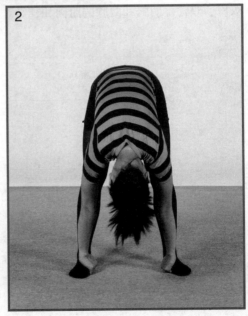

花环式（Malasana）

功法

- 挺身直立，两脚靠拢，蹲下。两脚应平放在地面上。
- 把臀部升离地面，伸出两臂去帮助你取得平衡（图1）。
- 一边保持两脚并拢，一边分开两腿，上身躯干向前倾。
- 把两个胳肢窝展开盖住所膝内侧，两手抓住两脚踝的背后（图2），把头垂下放在地上（图3）。
- 正常地呼吸，保持这个姿势约20秒钟。
- 吸气，抬头，两手放开两踝，休息。

保健效益

这个姿势使腹部肌肉和器官都得到按摩和增强，有助于消除便秘和消化不良。它增加骨盆区域的血液循环。它也消除背痛，特别是月经期间发生的背痛。

气功与冥想

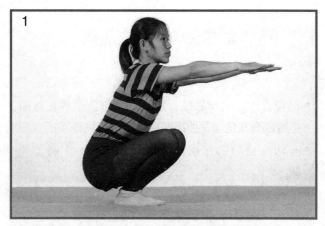

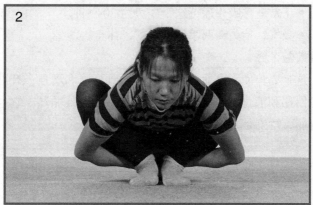

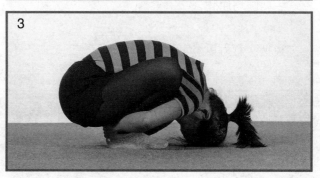

第三节　背部练习

罐头开启器和炮弹式
(The Can Opener and Cannonball Postures)

功法

- 仰卧，两腿伸直（图1）。
- 吸气，同时屈右膝，收起右腿，把右大腿尽量收近胸膛。
- 呼气，两手十指相交，抱着右膝（图2）。
- 彻底呼气，让两肺叶尽量把气呼完。
- 闭气不吸，并把头朝右膝处抬起。
- 如果可以，用下巴接触膝部（图3）。
- 吸气，慢慢把头部放回地面上。
- 呼气，放开十指，同时把右腿伸直，放回地面上。
- 现在，吸气，屈左腿，按同上的步骤做。
- 左、右两腿各做6次。
- 然后两腿均屈膝，把两大腿收近胸膛，两臂抱着双膝（图4）。
- 一边把注意力集中在你的呼吸上，一边做上述的练习（图5）。
- 至少重复做6次。

注意：如果你要保持较长时间把下巴接触着膝部，那就把悬息（即闭气不吸）改为保持姿势的同时轻轻呼吸。

保健效益

这个练习补养和加强腹部，伸展颈项肌肉。它有助于减轻便秘，对释放腹中积气效果极佳。

警告

如有心脏或循环问题，切勿闭气不吸。

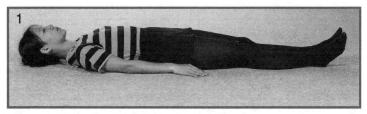

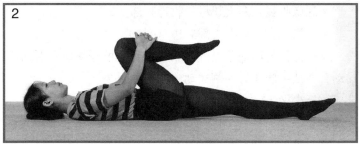

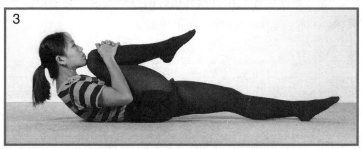

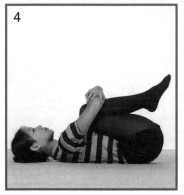

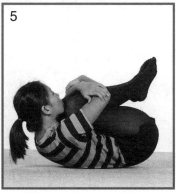

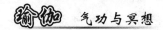

下半身摇动式 (The Lower Body Rock)

功法

- 仰卧, 两腿伸直。
- 屈膝收腿, 两大腿尽量收近胸部。
- 十指相交, 放在头部后边 (图1)。
- 一边保持两肘平贴地上, 一边让你的身体向左右两侧摇动, 即从一侧向另一侧摇动 (图2和图3)。
- 至少做12次完全的摇动动作。

保健效益

这个练习对背部和肩膀有很好的按摩效果。它还增强血液循环和补养、加强大腿与腹部脏器。

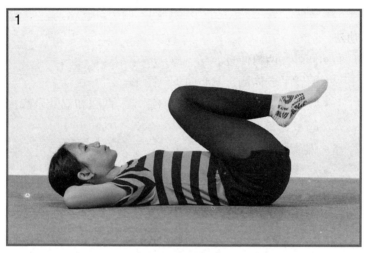

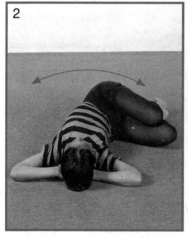

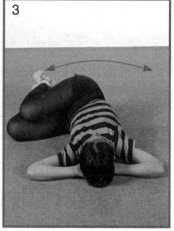

船　式（Naukasana）

功法

- 仰卧，两腿伸直。
- 两臂平放体侧，掌心向下（图1）。
- 吸气，同时还将头部、上身躯干、两腿和双臂全都抬起来，离开地面。
- 脚趾和头部离地面1~2英尺。
- 双臂应向前伸直并与地面平行（图2）。
- 一边蓄气不呼，一边尽量长久地保持这个姿势，但以不勉强费力为限。
- 一边渐渐地把你的双腿和躯干放回地面，一边慢慢呼气。
- 放松全身。
- 重复做这个练习6次。
- 休息几秒钟，然后按略有变化的做法再做6次。
- 当保持躯体从地面抬高的姿势时，握紧你的双拳，把全身肌肉紧张起来（图3）。
- 然后呼气，小心地把各部位放回地面上，把全身完全放松。

保健效益

　　对于腹部器官和肌肉，这是一个极好的姿势。它促进肠道蠕动，改善消化功能，帮助消除肠胃中的寄生虫。它也产生放松身体许多肌肉和关节的效果，从而使它对神经质或紧张的人特别有益。最重要的是这个姿势有助于强健背部。从农民到知识分子，从运动员到演员，男男女女，人人都需要强壮的腰背。如果我们的腰背部强壮有力，我们就能够更活跃，生活得更充实。如果是妇女，就能够在生育儿女时少些麻烦、痛苦和不适。如果是体力劳动者就能够多做些工作而少些痛苦。如果是学生、知识分子或冥想者，就能不靠椅子的帮助而长时间地伸直腰身坐着。而我们大家在年老时，如果腰背部强壮有力的话，我们的年纪就不会给我们带来重大的影响。我们仍然将会感到很健旺。

警告

如有背部问题，在做此式之前应先咨询医生。

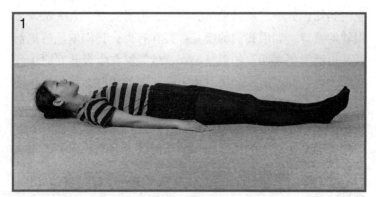

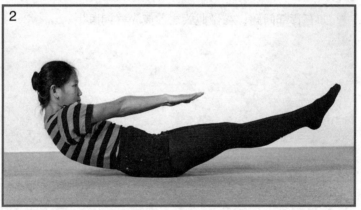

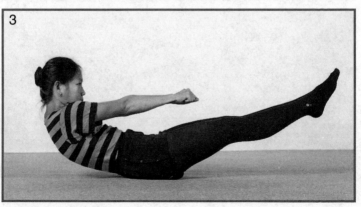

上伸腿式 *
（Urdhva Prasarita Padasana）

功法

- 仰卧。
- 吸气，两臂伸过头后。
- 做两次呼吸，呼气，慢慢升起双脚，约离地面 1 英尺高（图 1）。
- 正常地呼吸，保持此姿势 20 秒钟。
- 然后呼气，举起两腿，离地面约 3 英尺高（图 2）。
- 正常地呼吸，保持此姿势约 20 秒钟。
- 呼气，举起两腿直到它们垂直于地面为止（图 3）。
- 正常地呼吸，保持此姿势约 40 秒钟。
- 呼气，慢慢将两腿放到地面上，不要猛然抽动或弯曲双膝。
- 放松休息，然后重做几次这个练习。

注意：

- 如果你不能连贯地全部做完这三个姿势，就可以先做一个姿势，然后放下两腿休息一会儿，再做下一个姿势。

保健效益

这个姿势增强下背部的力量，放松两髋，补养和加强两腿。它有助于消除腰部的脂肪。它补养、强壮腹部脏器，刺

---

* 应能娴熟练习船式（见第 102 页）之后，方可开始做此式。船式的警告事项同样适用于此式。

激、旺盛消化过程，消除便秘。患胃气胀和其他胃肠问题的人会感到这是一个非常有益的姿势。

警告

想降低难度的话，不用将手臂高举过头，可以掌心贴地放在臀部尾端，并且（或者）在举起双腿时弯两膝。

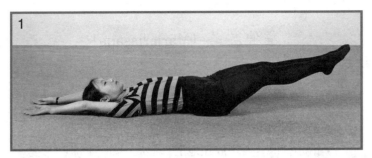

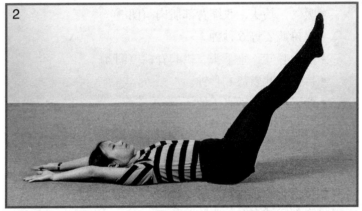

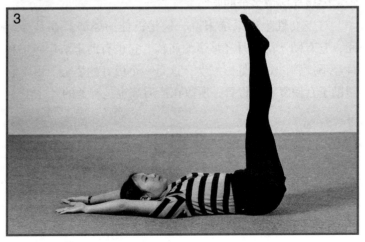

猫伸展式 (Marjariasana)

功法

- 跪下来（图1）。
- 坐在脚跟上，伸直背部（图2）。
- 抬起臀部，两手放在地上，形成一种"四脚"姿势。
- 吸气，抬头，收缩背部肌肉（图3）。
- 保持此姿势6秒钟。
- 然后呼气，垂下头，拱起脊柱（图4）。
- 再保持此姿势6秒钟。
- 两臂伸直，垂直于地面。
- 把凹背和拱背两种姿势各做12次。

保健效益

这个姿势使脊柱更加富有弹性，并放松颈项和肩膀。它补养和增强神经系统，改善血液循环，增进消化作用并有助于消除腹部区域多余的脂肪。

对于女性生殖系统来说，这是极佳的姿势。在月经期间，它有助于消除月经痉挛的痛苦。它也有助于治疗白带和月经不规则。对于妊娠妇女，这是一个极好的姿势。由于它帮助子宫回复正常位置，所以在产后练也是有益的。

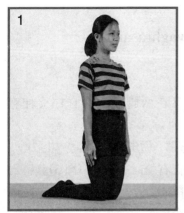

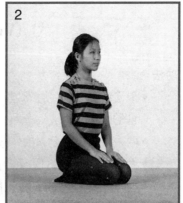

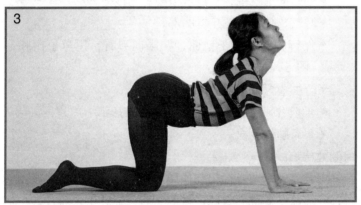

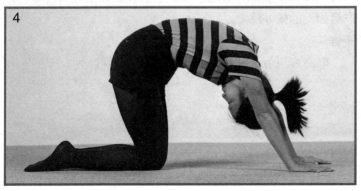

虎　式（Vyaghrasana）

功法

- 开始时跪下，臀部坐落在两脚跟上，脊柱要伸直（图1）。
- 两手放在地板上，抬高臀部，做出爬行的姿势（图2）。
- 两眼向前直视，吸气，把右腿向后伸展（图3）。
- 蓄气不呼，弯曲右膝（图4）。
- 两眼向上凝视，保持这个姿势几秒钟。
- 呼气，把右大腿接近胸部。
- 保持脚趾略高于地面，两眼向下看，用鼻子擦膝部（图5）。
- 脊柱应弯成拱形。
- 再把右腿向后方伸展，重做这个练习。
- 每条腿做6次。

保健效益

虎式有助于使脊柱得到伸展和运动，强壮脊柱神经和坐骨神经。减少髋部和大腿区域的脂肪，强壮生殖器官。它是产后妇女的极好练习。

警告

有高血压、心脏或循环问题的话，请别屏气。

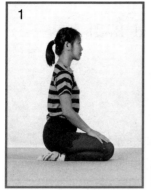

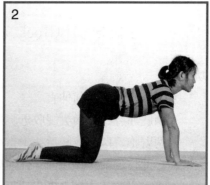

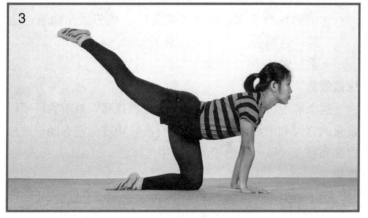

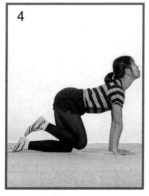

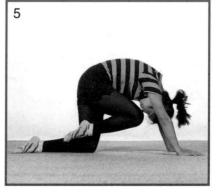

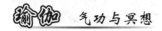

摇摆式（Rock and Roll）

功法

- 仰卧，两腿向前伸直。
- 两腿屈膝，将两大腿收近胸部。
- 两臂抱着两腿或腿后，十指相交（图1）。
- 抬起你的头，让你的身体前后摇摆（图2）。
- 小心不要让你的头猛碰地板。
- 前后摇摆5次。到第5次完时，顺势做出蹲着的姿势。这就是一个回合（图3）。
- 重复做8~10个回合。

保健效益

这个练习按摩和强壮双髋、双臀和背部。对于放松僵硬强直的背部和增加血液循环，它有极好功效。它有助于放松胃部和腹部区域，有助于消除腹中气体。

警告

为了避免脊骨损伤，建议你躺在一张毛毡上做这个练习。

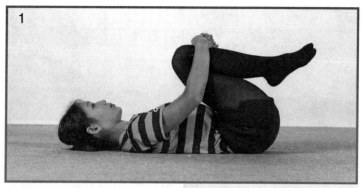

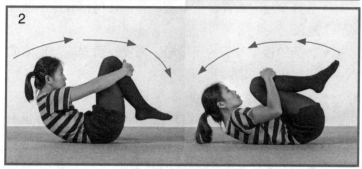

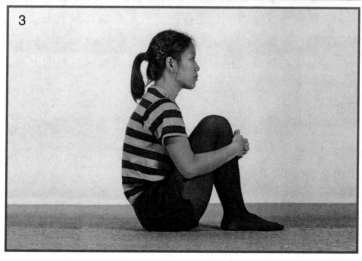

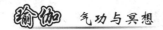

半舰式 (Ardha Navasana)

功法

- 坐着，两腿向前伸直。

- 十指相交，置于头后（图 1）。

- 呼气，微微向后倾，两脚离开地面，伸直脚趾（伸直脚趾可做可不做）。

- 全身重量应靠臀部来平衡，背部任何部分绝不触及地面。

- 脚趾的顶尖与头的顶端同一高度，两腿应与地面成 30°~40°角（图 2）。

- 保持此姿势 20~60 秒钟。

- 力图正常地呼吸。不要悬息（即不呼或不吸），也不要深深呼吸。

- 做这个姿势时想要悬息的倾向会把效果从腹部器官转移到腹部肌肉上；而深的呼气会使腹部器官松动。

保健效益

这个姿势强壮双腿、腹部和背部，增加这三处的力量。它也强壮神经系统、脾脏、肝脏和胆囊。

警告

这个姿势比较激烈，以感到舒服为限，尽量保持这个姿势即可。你的背部会逐渐变得更壮健，你保持这个姿势的能力也会增强。

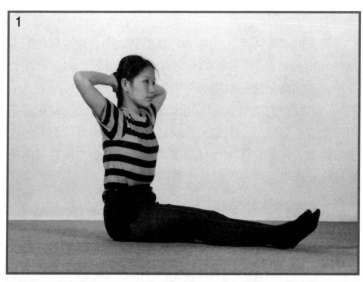

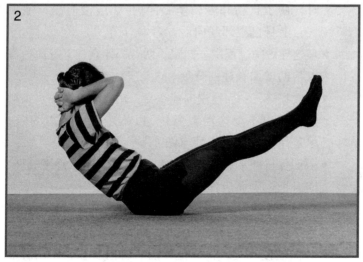

向太阳致敬式（Surya Namaskara）

梵文词"苏利亚"（Surya）意思是太阳；而"那玛斯卡拉"（Namaskara）一词的意思是敬礼或尊敬。因而，在梵语中，人们就把这一组姿势称为向太阳致敬式。传统上，人们一向都是在大清早太阳刚刚出现在地平线上时，就对着朝阳来做这些姿势的。但是，日间任何时候都可以练习它，许多习瑜伽者都把它作为每日瑜伽常规功课开始之前必做的前奏或放松练习。这是人们最常做的瑜伽姿势之一。

功法

- 挺身站立，但要放松，两脚靠拢，两掌在胸前合十，正常地呼吸（图1）。
- 两脚保持平放在地上。随着你把双臂高举头上（举臂时，两手食指相触，掌心向前），缓慢而深长地吸气，上身自腰部起向后方弯下（图2）。
- 在这样做的过程中，两腿、两臂都伸直；上身向后弯以帮助增加脊柱的弯度。
- 一面呼气，一面慢慢向前弯身，用双掌或两手手指触及地板（不要弯曲双膝）。以不感到太费力为限，尽量使头部靠近双膝（图3）。
- 一面保持两掌和右脚在地板上稳定不动，慢慢吸气，同时把左脚向后伸展（图4）。
- 在做上述动作的过程中，慢慢把头向后弯，胸部向前方挺出，背部则成凹拱形（图5）。
- 一面慢慢呼气，一面把你的右脚向后移，使两脚靠拢，两脚脚跟向上，臀部向后方和上方收起。两臂和两腿伸直。你的身体应该像一座桥的样子（图6）。

- 一边吸气，一边让臀部微微向前方摇动，一直到两臂垂直于地面为止。然后蓄气不呼，弯曲两肘，把胸腔朝着地板方向放低（臀部和腹部比胸部离开地面还高少许）（图7）。

- 一边保持胸部略高于地面，一边慢慢呼气，把胸部向前移，直到（首先）你的腹部，（跟着）你的两条大腿接触地面。

- 吸气，同时慢慢伸直两臂（或者以不过劳背部为限，尽量伸直曲臂），上身从腰部向上升起。你的背部应成凹拱形，头部像眼镜蛇式那样向后仰起（图8）。

- 呼气，同时把臀部升高到空中（图9）。

- 一边吸气（双掌和右脚稳定地放落在地面上），一边弯曲左腿并将左脚伸向前边。向上看，胸腔向前挺，脊柱呈凹拱形。试把这个动作做得连贯不断，一气呵成（图10、图11）。

- 一边保持两掌放在地板上，一边慢慢呼气，把右脚放在左脚旁边。低下头，伸直双膝（图12）。

- 一边吸气，一边慢慢抬高你的身躯，两臂和背部向后弯，如图13所示。

- 一边呼气，一边回复到开始的姿势，两掌在胸前合十（图14）。

变体做法：

身体非常僵硬不灵、体重逾常或两臂力弱的人们会感到做向太阳致敬式中某些动作有困难，则可以采用下边的变体做法。

不要像图 2 那样猛烈地向后弯，而是像在图 2a 那样轻微地向后弯（这一点也适于图 13——改为图 13a 那样即可）。

当你像图 3 那样向前弯并用两掌触及地板时，你可以像图 3a 那样稍微弯曲一下双膝（这点也适于图 12——改为图 12a 即可）。

当你从抬臀姿势（图 6）转为像眼镜蛇那样的姿势（图 8）时，首先两膝跪地（图 7a），然后弯曲双肘，朝地板放低胸腔（图 7b）。

注意：这么一来，一个人做这变体做法就要以图 2a 取代图 2，图 3a 取代图 3，图 7a 和图 7b 取代图 7，图 12a 取代图 12，以及用图 13a 取代图 13。

保健效益

向太阳致敬式的奇妙益处极多，实在不能全部列出。这些益处中，有一些是来自这个练习的某些特定环节，而由这个练习整体所产生的益处就更多了。这个练习作为一个整体对身体各个不同系统产生良好影响，如消化系统、循环系统、呼吸系统、内分泌系统、神经系统、肌肉系统等等。向太阳致敬式不仅仅对以上每一个系统特别的有益，而且有助于使各系统互相达致和谐状态。对人体各主要系统以及对人体整体的这些有利影响显然带来的结果是：健康、活力充沛以及一个更为警醒、清晰的心境。

由于这个练习给人体——包括大脑——充氧，从而有助于使人从睡意沉沉或懒散慵倦的状态中清醒过来，由于它能放松体态，又能使人振奋，所以它就是每回练习中最好的起始姿势（但也有些人喜欢先做几个强度稍次的放松练习）。

警告

不要过于用力而劳累。当人体内毒素过多，就可能产生略似发烧的状态。在这种状态中，人就不应练向太阳致敬式，而应练其他姿势来促进逐步排除毒素的过程。当排除了多余的毒素之后，就可以再练向太阳致敬式了。

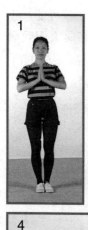

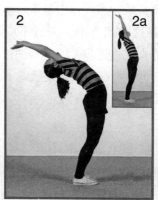

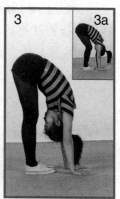

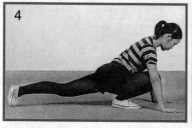

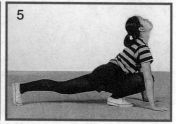

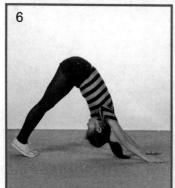

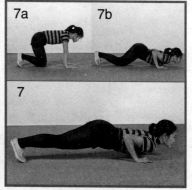

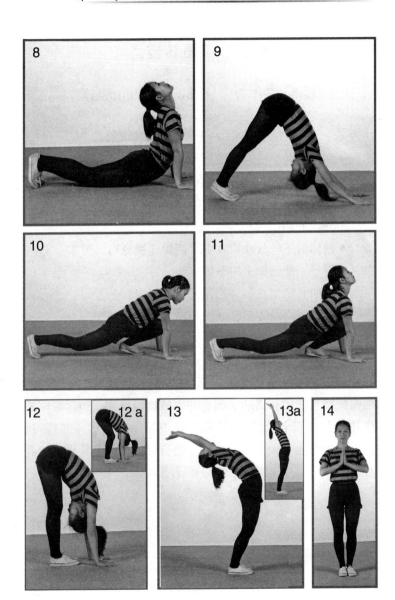

第四节　扭转姿势

腹部按摩功（Udarakarshanasa）

功法

- 蹲下，两手放在两膝上（图1）。
- 弯曲左膝，并放于地上（图2）。
- 在保持两手放在两膝上不动的同时，尽量将你的躯干转向右边。
- 把你的下巴放在肩头上，两眼注视身后（图3）。
- 慢慢回复到原来蹲下的姿势。
- 弯曲右膝，在另一边做同样的练习。
- 将身躯向左方扭转6次，向右方扭转6次。

保健效益

对于患便秘和其他腹部疾患的人们来说，这是一个极佳的姿势。身体每次扭动，腹部器官都轮流获得挤压和伸展，从而按摩、伸展和清洁了肠胃并引致排泄废物。腹部按摩式往往也和"商卡·普拉刹拉那"法（见第四章）一起练习。这个姿势有两个次要的益处：它使脊柱放松，使它更健康和有弹性；它还放松颈部区域的僵硬肌肉结块。

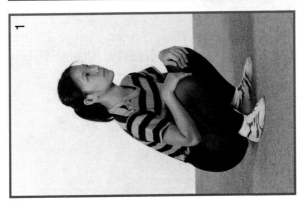

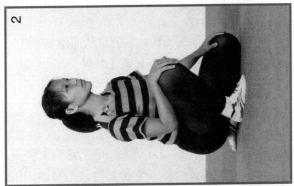

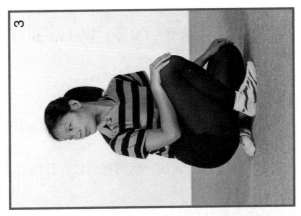

简化脊柱扭动式（Meru Wakrasana）

功法

- 坐着，两腿向前伸直。
- 两手平放地上，略微在臀部的后方，两手手指向外（图 1）。
- 把你的左手移过两腿，然后把它放在你的右手之前（图 2）。
- 把你的左脚放置在右膝的外侧，并把右手掌进一步伸向背后（图 3）。
- 吸气，尽量把你的头转向右方，从而扭动脊柱（图4）。
- 蓄气不呼，保持这个姿势若干秒钟。
- 呼气，把躯干转回原位。这是一次扭动。
- 每边约做 6 次扭动动作。

保健效益

不能做完全的脊柱扭动式的人们会从这个姿势得到相似的好处，虽然程度稍逊一点。它伸展脊柱，有助于消除较轻的背痛。

警告

有高血压、心脏或循环问题的话，请别屏气。

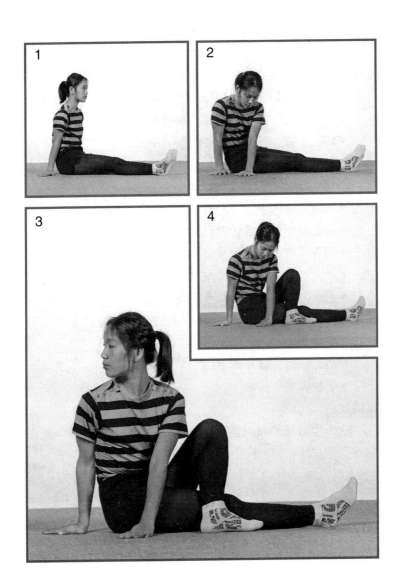

腰转动式 (Kati Chakrasana Ⅰ)

功法

- 挺直身子站立，两脚分开约 2 英尺 (0.61 米) 左右。
- 十指相交，吸气，两臂高举过头。
- 转动手腕，让两手掌心向上 (图 1)。
- 呼气，向前弯身，弯到两腿和背部形成 90°角为止 (图 2)。
- 两眼注视两手。
- 将上身躯干尽量转向右方 (图 3)。
- 跟着又将上身躯干尽量转向左方 (图 4)。
- 转向右方时吸气，转向左方时呼气。
- 把这左右转动的动作重复做 4 次。
- 然后，把上身躯干收回原来的中心位置，恢复直身姿势。
- 放低双臂，放开两手。
- 重复做整个练习。

保健效益

这个姿势补养和加强双臂、腰部、背部和髋关节。腹部器官得到按摩，腰围线上的脂肪也得到减少和分散。

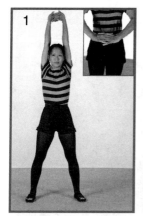

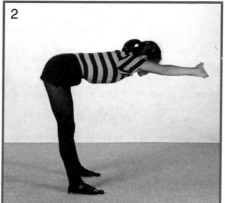

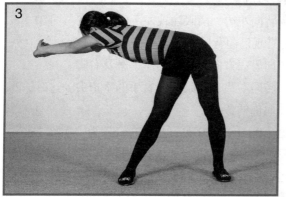

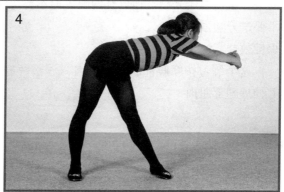

转躯触趾式
(The Torso Twist Toes Touch)

功法

- 坐下，两腿向前伸直（图1）。
- 将两腿分开2~5英尺（1英尺= 0.305米）宽。
- 两臂向两侧平伸，和地面平行（图2）。
- 两臂保持成为一直线，将上身躯干转向左方，让你的右手触及左脚。
- 将头部转向左边，两眼注视左手的手指尖（图3）。
- 你的左臂现已向背后伸展，左右臂仍然成为一条直线。
- 将身躯向另一方向转动，用左手触及右脚。
- 将头部转向右边，两眼注视右手的手指尖。这时你的
- 右手伸向你的背部。
- 重做这个练习15~20次（左、右合计为一次）。

注意：开始时你可以慢慢地做这个练习，但你可以渐渐试着提高速度。当你能够正确地做这个练习时，如果你愿意的话，可试着越来越宽地分开两腿，但不要弯曲膝部。可也不要过分勉强用力。

保健效益

这个练习按摩腹部脏器和肌肉，放松两肩关节和脊柱，并伸展腿部肌肉。

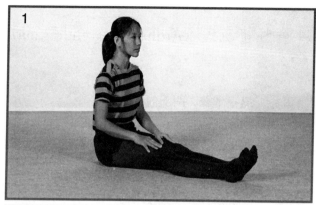

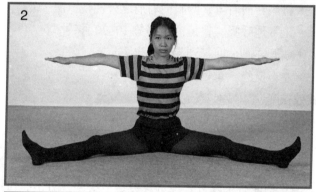

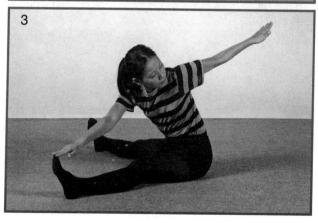

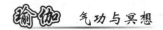

半脊柱扭动式 (Ardha Matsyendrasana)

功法

- 开始时挺身坐着，两腿向前伸直。
- 弯曲右腿，把右脚放在左大腿的基部（图1）。
- 呼气，将上身躯干转向左边，将左臂尽量收向背部。
- 将右手向前伸，抓住左脚（图2）。
- 试保持左腿伸直，稳固地放在地上。
- 将头转向右方，两眼向右肩之外注视（图3）。
- 正常地呼吸，保持这个姿势10~20秒钟。
- 放开左脚，回复到起始的坐姿。
- 左右交换，重做此式。

保健效益

这个姿势使脊柱更加柔韧，防止背痛和腰部风湿痛，消除髋部关节的疼痛。颈项肌肉得到伸展和加强，肩关节放松，肩膀运动变得更为自如方便。腹部各脏器得到补养加强，消化功能有了改进，经常练习这个姿势会防止前列腺和膀胱过分增大。

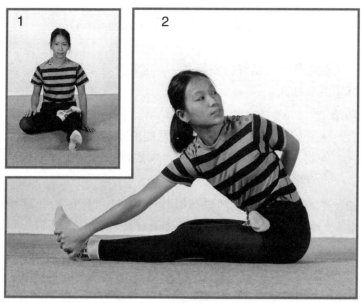

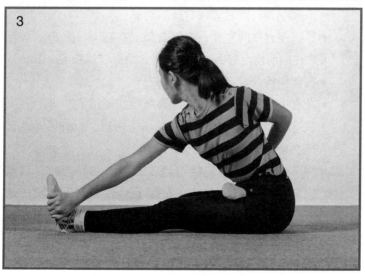

脊柱扭动式（Matsyendrasana）

这是作者最爱好的姿势之一。这姿势看去似乎很难，实际上并非如此。

功法

- 开始时，挺直身子坐着，两腿前伸（图 1）。
- 将左边小腿收向内，让左脚底挨近右边大腿的内侧（图 2）。
- 然后将右膝收到离右肩 6~12 英寸（1 英寸=2.54 厘米）的地方，右脚要保持平放在地板上（图 3）。
- 将右脚移过左膝之外，如有必要，可用双手帮助提起右脚（以便让你的右脚稳妥地放在左膝或左大腿下半节外侧，图 4）。
- 举起左臂，把它放在右膝的外侧。
- 然后伸直你的左臂，抓着右脚或右脚踝（图 5）。
- 现在向前伸出右手，高与眼齐，两眼注视指尖（图 6）。
- 右臂保持伸直，慢慢转向右方。
- 在右手尽量向右方转时，要继续注视指尖。
- 在这样做的过程中，你的颈项、两肩、脊骨等等就会自然而然地转向右方（图 7）。
- 当你的右手尽可能舒适地放到最右的地方时，就把它放下来，把手背放在左腰上（或最接近左腰的地方）（图8）。
- 做深长而舒适的呼吸，保持这个姿势由 1 数至 10 之久。

- 将右手举回与眼等高的水平，两肘保持伸直，把右手慢慢抽回躯干前边。
- 用完全相反的程序恢复原态。
- 稍稍休息之后，用身体的另一边做同样的练习。
- 这个练习左、右每边各做 2 次。

保健效益

这个姿势对脊神经和整个神经系统都有极好的效果。它使脊柱周围的肌肉全都受到挤压，这就对于从脊髓分支出去遍布全身各部的三十二对神经都起了刺激、兴奋的作用。它还放松各节脊椎，使背部肌肉群更富有弹性，从而预防背痛和腰部风湿病的发生。

各个内脏也从这个姿势获得大益。肝和脾得到强壮，两肾受到按摩，腹部内脏也受到挤揉。促进肠脏的自然蠕动作用。这些因素结合起来就产生了胃口、消化和排泄都好转的效果（有助于防止和治愈便秘）。脊柱扭动式还附带调整肾上腺的分泌，并有助于消除肌肉性风湿症。胰脏活动增强了，对于要修炼提升生命之气功法的人们来说，脊柱扭动式是一个重要的预备姿势。

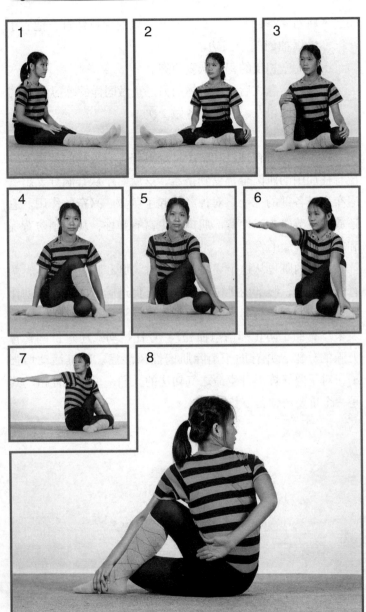

扭背双腿伸展式 *
（Parivrtta Paschimottanasana）

功法

- 两腿向前伸直地坐好（图 1）。
- 两条腿的大脚趾、脚跟、脚踝和膝部全都并拢。
- 两膝不要弯曲。
- 呼气，把右手伸向你的左脚。
- 把右手大拇指朝下、小指朝上地放在左脚的外缘。
- 深深吸一口气，然后呼出。
- 把左臂伸出去，放在右前臂之上。
- 把左手大拇指朝下、小指朝上地放在右脚的外缘（图2）。
- 深深吸一口气，然后呼出。
- 弯曲你的双肘并把它们向两侧撑开，并在不勉强用力的情况下尽量把躯干转向左边（图3）。
- 你的头应在两臂之间，能在舒适的范围内转头往上看。
- 保持姿势 15~20 秒钟。
- 吸气，转动躯干回复到原先的姿势（图2），然后慢慢伸直你的背部。
- 要在另一边重复这个练习，只需把左手伸向右脚外缘，并把右臂伸出去，放在左前臂之上，来抓住左脚的外缘。现在你可以向另一个方向扭过去了（即扭向右方，图4）。

---

* 应能轻松练习双腿背部伸展式（见第 148 页）之后，方可开始做此式。双腿背部伸展式的警告事项同样适用于此式。

保健效益

　　这个姿势如果做得正确的话，就会使背部得到伸展，练习后背部感到放松、充满活力。向两侧扭动的动作增加脊柱周围的血液循环，从而滋养脊柱神经和消除背痛。腹部脏器得到滋养、充满活力，消化功能也更正常、旺盛。生殖腺体区域的血液循环增加，从而有助于改善阳痿状况，并培育性方面的控制能力。这扭背双腿伸展式也有助于放松腘旁腱肌肉群，并强壮双肾。

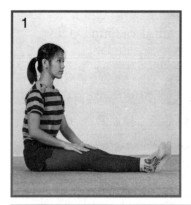

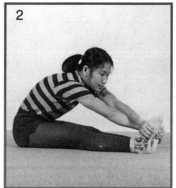

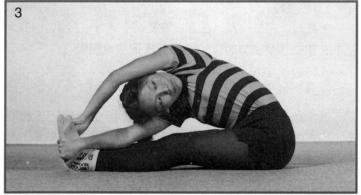

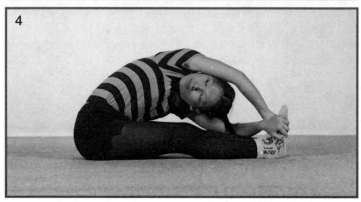

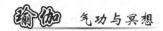

腰躯转动式（Kati Chakrasana Ⅱ）

功法

- 挺直身子站立，以感到舒适为限度，宽阔地分开两腿。
- 两臂从两侧举起，与地而平行，伸展两臂（图1）。
- 将你的躯体转向右方（图2）。
- 把左手放在右肩膀之上，并将右臂放到上身躯干后方。
- 一边保持这个姿势，一边进步轻柔地把脊柱转向右方（图3）。
- 然后，在另一方（左方）重复这个练习（图4、图5）。
- 在做这个姿势时自始至终都要正常地呼吸。
- 每边做 4~6 次。

保健效益

　　这个练习放松脊柱和背部肌肉群，防止和矫正各种姿势、体态的不正。它还消除腰部和髋关节的僵硬强直。

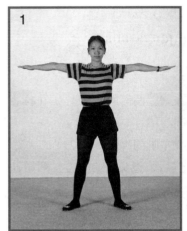

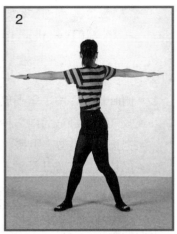

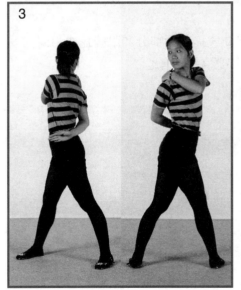

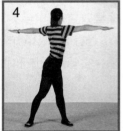

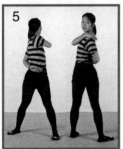

眼镜蛇扭动式
（Tiryaka Bhujangasana）

功法

- 俯卧地上，两手掌平放在胸膛两侧的地板上（图1）。
- 吸气，以舒适为限，抬起身体。
- 把头转向右方，两眼注视左脚的脚跟（图2）。
- 保持这一姿势几秒钟；然后，把头转向左方，两眼注视右脚的脚跟。

注意：无论你的头转向哪个方向，你的上半身也要向那个方向略略转动一点。

保健效益

虽然这眼镜蛇扭动式提供大部分和眼镜蛇式相同的效果，它却对肠脏和腹部器官特别有益。

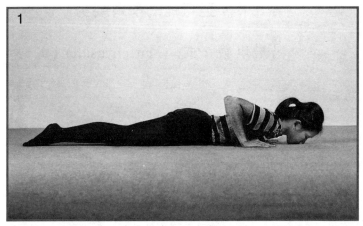

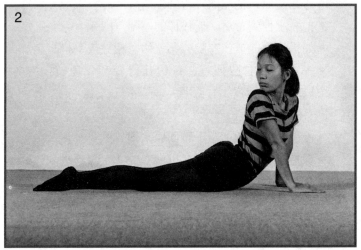

第五节　坐与跪的前弯姿势

圣哲玛里琪第一式（Marichyasana I）

功法

- 坐在地上，两腿向前伸直（图1）。
- 左腿屈膝，左脚平摆地上。
- 左脚脚跟应靠近你的会阴，左小腿垂直于地面（图2）。
- 向前弯身，让左胳肢窝挨及左小腿胫骨。
- 呼气，用左臂勾夹着你的左胫骨和左大腿（图3）。
- 弯起左肘，把左前臂弯到你的背后。
- 把右手伸到背后，抓住你的左腕（图4）。
- 如果你不能抓住左腕，那就两掌相握或手指相交。
- 一边保持右腿伸直，一边让脊骨和颈项转向左方，以不感到费力为限度，尽量长久保持这个姿势（图5）。
- 慢慢把头、颈和躯干转回原来图4的姿势。
- 保持这个姿势长久到足以做3或4次深呼吸。
- 然后呼气，向前弯身，把你的前额放在右膝上（起初，将两手在背部相握之后，就很难向前弯身。但是，不断练习下去渐渐就会变得更容易的）（图6）。
- 正常地呼吸，保持上身躯体与地面平行。
- 保持这个姿势5~15秒钟。
- 吸气，抬起你的头，放开两手，回复到原来的坐姿。
- 换另一边做同样的练习。

保健效益

在这个姿势中，腹部脏器得到收缩，横膈膜区域血液循环增加，从而使内脏保持强壮健康。患有支气管炎或肠胃问题的人们会感到它非常有益。圣哲玛里琪第一式也伸展和强壮背部、肩膀、双臂和双腿的肌肉。手指也得到增强。

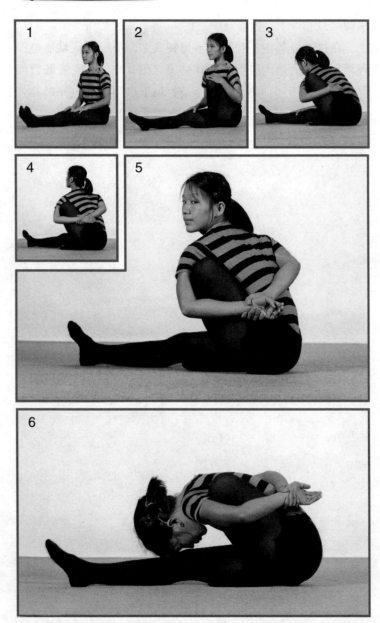

单腿交换伸展式 (Janu Sirshasana)

功法

- 做出起始式，两腿向前伸出 (图 1)。
- 微微向前弯曲，两手刚刚放在右膝盖以下。
- 先用右腿本身力量，再用两臂肌肉力量把右脚收到腹股沟部位，让它安稳地紧靠着左边大腿上段的内侧 (图 2)。
- 两臂向前伸，两手并拢，与眼睛同一高度。
- 慢慢吸气，两手上升高过头部，向后靠约数英寸 (图3)。
- 慢慢呼气，向前弯身 (注意：弯身动作应先从下背部开始，然后逐渐及于脊柱上方)，用两手抓着左腿，尽量抓得靠近脚的位置，但绝不应勉强扳动或牵扯。
- 把躯干慢慢拉近腿部，方法是轻柔而坚定地向下拉，并将两肘向外弯曲 (图 4)。
- 放松颈部肌肉，让颈项向下垂。闭目，把注意力集中在两眉之间的中点上。
- 保持这个姿势 10 秒钟，如果你愿意，还可以更长点。
- 当你把这个练习做得很熟练以后，你的头部就能靠落在双膝之上，于是，在练这单腿交换伸展式时你会更愿意抓住脚部，而不是抓住小腿或脚踝了。图 5 表示的是这个姿势的高级做法。

- 从这个姿势回复常态的办法是伸直双臂，吸气，慢慢抬高躯干，让你再次挺直身子坐着，右脚紧靠左大腿，如图2所示。
- 将右脚沿左腿滑动出去，把它放直，以便回复到起始姿势。
- 休息20秒，然后用右腿重复同样的练习。
- 每条腿可以做两次这个单腿交换伸展式。

保健效益

这个姿势的益处和双腿背部伸展式相似。这个姿势在做的正确时，背部就感到获得伸展和放松，腘旁腱的肌肉也得到伸展，髋关节放松，一股增大了的血流流向背部，滋养脊柱神经。

这单腿交换伸展式有助于消除腰围线上的脂肪。它强壮肝脏和脾脏，使双肾、胰脏和肾上腺活动旺盛，并减少或消除胃气胀和其他胃肠问题。它具有促进正常的消化与排泄作用。

单腿交换伸展式也向骨盆区域供应健康的血液，从而增强生殖器官的健康，并根除多种女性性功能失调的毛病。

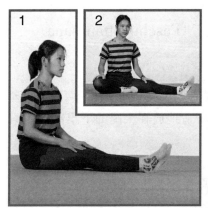

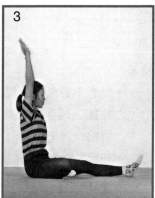

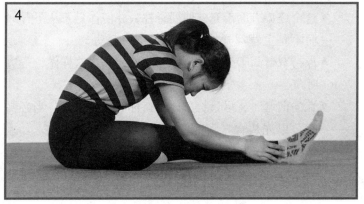

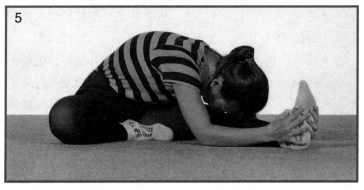

双腿背部伸展式 *（Paschimottanasana）

功法

- 挺直上身坐着，但应放松，两腿向前伸。两腿及两脚并拢，两手掌心应舒适地放在大腿的下半部上，两肘略向外弯（图 1）。
- 开始先向前平伸双臂。两手并拢，两肩向后收（图2）。
- 慢慢吸气，将双臂高举过头部，向后方靠约数英寸，如图 3 所示。
- 这个姿势有助于充分伸展脊柱，并使你易于从下背部而不是上背部开始做向前弯身的运动。
- 保持双臂高于头部，慢慢向前弯，一边这样做，一边呼气。
- 在向前弯时，尽量长久地保持你的脊骨伸直，当必要时可以先从脊骨底部弯起。
- 当你尽可能舒适地向前弯下来时，两手抓着你的小腿，只要不引起不舒服的感觉，抓得尽量远些（图 4）。
- 抓得多远是无关紧要的。重要的是：要抓到个人感到舒适的那个点，就不需再向前了。
- 现在，将两肘向外和向下弯，用这个办法将你的躯干拉近你的双腿，再次注意，拉的程度以感到舒适为限。在做瑜伽姿势锻炼时千万不要用力扳动或牵扯！

---

* 应能舒适练习单腿交换伸展式之后，才开始做此式。

- 低下头部，使它尽量接近你的双膝，让它柔软地下垂（图5）。
- 闭上双眼，将注意力集中在两眉之间的一点上。
- 放松，保持这个姿势，并数1~10。
- 开始学练时，你的头很可能无法触及双膝，手肘也可能无法触地（除非你躯体已颇为柔软），没关系，慢慢小心轻巧地伸展即可（图6）。
- 慢慢吸气，伸直你的双臂，逐渐抬高你的躯干，直到再次挺直身子坐着，如图1所示。
- 放松20秒钟，再做此式2次。

保健效益

　　双腿背部伸展式使整个背部得到伸展、强壮，从而恢复精力、充满朝气。它增进脊柱的力气和弹性，它使肩膀、双臂、腘旁腱和两腿的肌肉群得到伸展，使两大腿和腹部都结实起来。腹部脏器受到挤压、收缩，消除懒散不振状态，从而改进消化与排泄。双腿背部伸展式对胃、肝、肾、脾和肠子等有额外益处。印度的医生长期以来都把它推荐为医治痔疮、便秘以至肾脏和肝脏功能失调毛病的方子。

　　双腿背部伸展式也改善血液循环，使心脏得到按摩，有助于调整脑下腺（垂体）。它向骨盆区域输送额外的充氧血液，从而使子宫、膀胱和前列腺充满活力。生殖腺也受到滋养，根据古代瑜伽师的说法，这就会治好阳痿，导致增强性的控制能力。

警告

　　如有背部问题，在练此式之前应先咨询医生。不要大力或强迫身体下压，否则有可能会拉伤腿后肌群或导致严重的背部受伤（如椎间盘突出）。

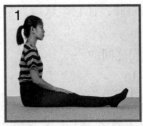

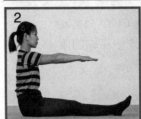

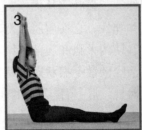

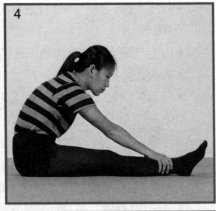

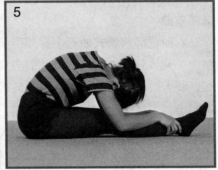

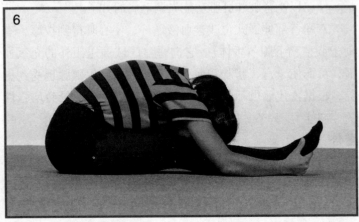

蝴蝶式练习（The Butterfly Exercise）

功法

- 坐着，两脚脚底互相合拢，在整个练习过程中都要两手相合，抱着脚趾尖以保持两脚合拢。逐步收合两脚脚跟，尽可能移近两腿分叉处（图1）。
- 身体向前倾，同时用两肘将双膝压向地面上（图2）。
- 保持这个姿势30秒到1分钟之久。

可替代的做法：

- 把两手放在两膝上。
- 将两膝压向地面，让两膝再抬起来（图3、图4）。
- 至少重复12次。

保健效益

这是做束角式之前的一个极好的预备练习。它对骨盆有益，还促进血液流入背部和腹部。它有助于消除泌尿功能失调和坐骨神经痛，有助于预防疝气，纠正月经周期不规则现象，如果在怀孕期经常练习此式，分娩可能会更为容易顺利，痛苦也更少。

警告

小心不要让肌肉过于用力而疲累。循序渐进地伸展这些肌肉。

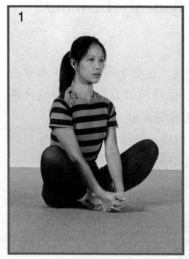

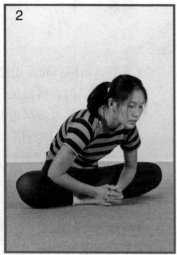

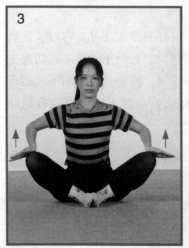

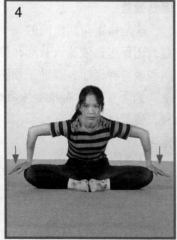

束角式（Baddha Konasana）

许多习瑜伽者总是先做这个姿势，然后才做冥想坐姿。因为这个姿势伸展和放松两大腿内侧的各条肌肉和腱带，所以就使这样的冥想坐姿较为容易做。

功法

- 开始时，坐在地板上，两腿向前伸直（图1）。
- 弯曲双膝，把两脚的脚跟和脚掌贴合在一起。
- 用手抓住两脚脚趾，以舒适为限，把它们拉近你的会阴。
- 你的两膝和两脚的外侧都应该接触地面。
- 两手相握，紧握两脚，伸直脊柱（图2）。
- 以舒适为限，长久地保持这个姿势。
- 然后呼气，把两肘按落在两大腿上，向前弯身直到你的头部靠落在地板上（图3）。
- 随着你的身体变得更富于弹性，你就逐渐能够做到把头部（图3）、鼻子（图4）、然后把下巴都放到地面上去（图5）。
- 正常地呼吸，保持这个姿势30~60秒钟之久。
- 然后吸气，回复到挺身坐着的姿势（图2）。
- 放开双脚，伸直两腿，休息。

保健效益

对于孕妇和患有泌尿障碍毛病的人们来说，这是一个极好的练习。如果孕妇每天都练习这个姿势，在分娩时可能会大大减少痛苦的体会。这个姿势也有助于防止静脉曲张的形成，对男性和女性生殖系统都很有益。它帮助纠正月经周期不规则，并帮助卵巢正常地发挥功能。

束角式额外地增加对于下背部、腹部和骨盆的血液流通。它有助于消除睾丸的疼痛，并促进膀胱、前列腺和双肾的健康。对于消除坐骨神经痛和防止疝气，它是非常有益处的。

警告

不要把头部、鼻子或下巴触地作为目标。强迫身体做到这一点的话，会导致背部或腹股沟受伤。

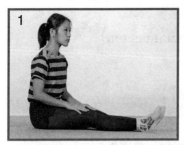

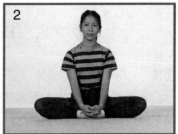

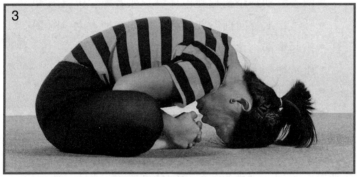

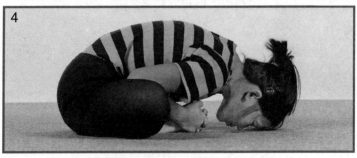

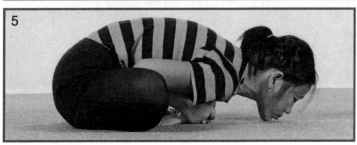

叩首式（Pranamasana）

功法

- 跪坐，臀部放在两脚脚跟上，两手放在两大腿上，脊柱伸直。
- 两手滑动到小腿腿肚包那里，抓着腿肚包（图1）。
- 呼气，上身向前弯曲，把前额放在地板上（图2）。
- 抬起臀部，让你的头顶落地，两腿垂直地面（图3）。
- 正常地呼吸，保持10~15秒钟。
- 回复到原来的跪坐姿势。
- 重复10次。

保健效益

这个姿势帮人们预备好做头倒立和其他倒转的姿势。它的效果和头倒立式相似，但程度较逊。

警告

患有颈部问题、眩晕病或是高血压等心脏或循环问题的人们不应做这个姿势。

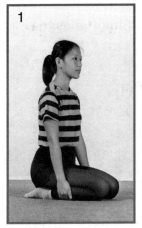
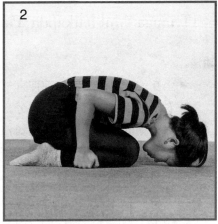
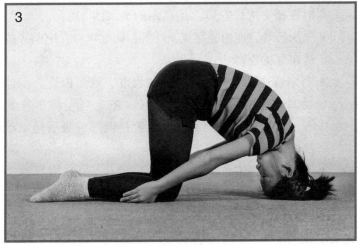

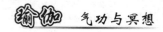

单腿跪伸展式
(Trianga Mukhaikapda Paschimottanasana)

功法

- 坐在地板上，两腿向前伸直（图1）。
- 右腿屈膝，右脚放在右臀旁，脚趾向后方指。
- 右小腿的腿肚子应和右大腿相接触。
- 将左脚和左脚趾向前伸，保持这伸出的左腿挺直，把全身体重略微倾向你弯曲的右腿。这将帮助你保持平衡。
- 用两手触摸左脚的两侧（图2）。如果有可能，两手手指要相交抱住左脚。抬高你的头（图3）。
- 深深吸气，使两膝靠拢，呼气，向前弯身，把前额放落在你的左膝上（图4）。
- 当你做这个姿势已到熟习的程度，就可以进一步伸展，方法是将两肘分得更开，把上身躯体更往前推，从而就能先把鼻子、接着是嘴部、最后是下巴都逐一靠落到膝头上去。
- 一面保持身体平衡，一面保持这个姿势10~20秒钟。
- 然后吸气，放开双手，回复到起始的姿势（图1）。
- 换另一边做同样的练习。

保健效益

这单腿跪伸展式按摩腹部器官，使它们健旺，有助于促进其正常的功能。它也加强腹部肌肉，有助于治愈扭伤的脚踝，并消除小腿肿胀。经常做这个练习可以改正扁平足和足弓塌陷的毛病。实际上，这个姿势的大部分效果和单腿交换伸展式（Janu Sirshasana）、半莲花坐单腿背部伸展式（Ardha Baddha Padma Paschimottanasana）是相同的。

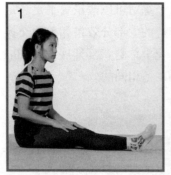

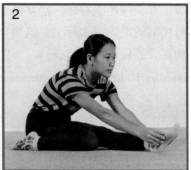

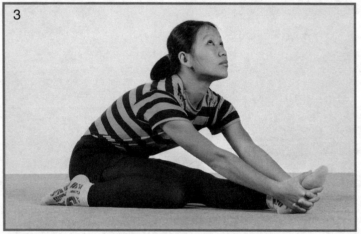

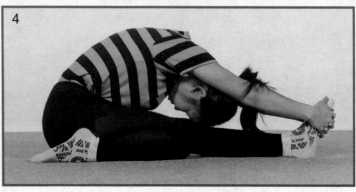

圣哲玛里琪第二式
（Marichyasana Ⅱ）

功法

- 两腿向前伸直坐好（图 1）。
- 弯曲你的左膝，把左脚放在右大腿之上（图 2）。
- 弯曲你的右膝，把右脚收回来，让右脚跟几乎挨到你的会阴部位（图 3）。
- 你的右脚应平放在地板上，右小腿胫骨垂直于地面。
- 上身向前倾，让右胳肢窝碰触到右小腿的胫骨。
- 呼气，用右臂勾住你的右胫骨和大腿。
- 转动你的右前臂，让它伸向你的背部。
- 把左手伸向背部，抓住右手（图 4）。
- 深深地呼吸，同时伸展脊柱。
- 保持这个姿势 5~10 秒钟。
- 呼气，上身向前倾，把头放在左膝上（图 5）。
- 然后，伸展颈项，把下巴放在左膝上（图 6）。
- 回复到图 4 所示的抬起躯干的姿势。
- 再次向前倾，把伸展运动重复若干次。
- 弯下去时呼气，起来时吸气。
- 最后，吸气，回复到抬起躯干的姿势（图 4），放开双臂，把两脚伸直。
- 左右交换，重做这个练习。

保健效益

这个姿势收缩腹部器官，增加腹部区域的血液循环，加强消化能力。它也补养和增强下背部，使手指坚强有力。

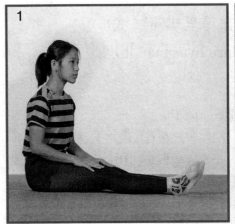

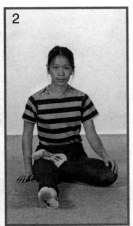

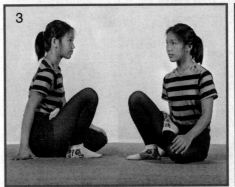

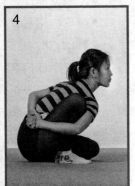

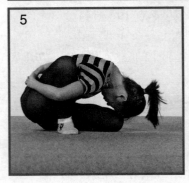

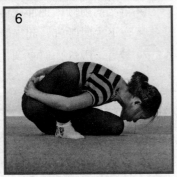

坐角式（Upavistha Konasana）

功法

- 坐在地上，两腿向前伸直（图1）。
- 在不感到勉强的情况下，尽量宽阔地张开两腿。
- 在整个练习过程中，要保持两腿伸直，大腿背面和小腿的腿肚子平贴地面。
- 用两手大拇指和食指分别逮住两个大脚趾。
- 尽量伸直脊柱，将两肋的肋骨张阔、挺起。
- 两眼向上看，一边做深呼吸，一边保持这个姿势5~15秒钟之久（图2）。
- 呼气，向前弯身，如果可以，就把前额放在地板上（图3）。
- 如果有可能的话，翘起颈项。把下巴放落在地板上（图4）。
- 然后，把两手放下来抓住两脚脚底（或脚踝），试把胸膛放落在地板上（图5）。
- 正常而有规律地呼吸，保持这个姿势若干秒钟。
- 吸气，用两掌按地面以便将胸膛抬离地面。
- 休息几秒钟。
- 然后用两手抓住左脚，呼气，把下巴放落在左膝上（图6）。
- 吸气，抬起上身躯干，改换右腿来做同样练习。
- 回复到起始姿势（图1），放松休息。

保健效益

　　这个姿势促进骨盆区域的血液循环。它有助于预防疝气发作，甚至还能帮助治愈不太严重的疝气发作症。它伸展腘旁腱，放松髋部，有助于减轻坐骨神经痛。它有助于调整月经，使之规律化，并刺激、旺盛卵巢的功能。

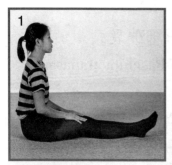

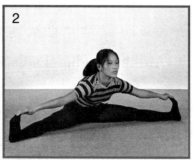

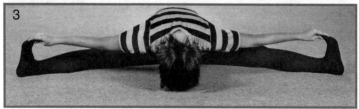

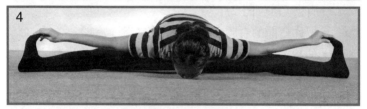

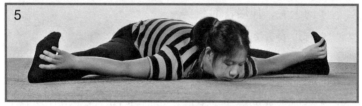

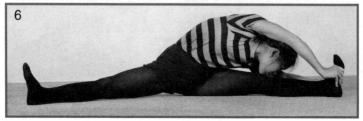

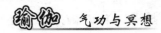

半莲花坐单腿背部伸展式 *
（Ardha Baddha Padma Paschimottanasana）

功法

- 以两腿向前伸直的姿势坐下来（图1）。
- 弯曲右腿，把右脚放在左大腿上。
- 右脚跟应顶着肚脐下面的那一个点。右脚底朝上。你现在做的是半莲花坐。
- 呼气。
- 把右臂伸过背部，抓住右脚大脚趾（如果你难于抓着大脚趾，就可以一边用左手紧握住右脚，一边把右肩向后收（图2）。
- 把你弯曲的右膝移近你伸直的左腿。
- 伸出左手，用左手（不是只用你的手指）抓着左脚（图3）。
- 吸气。
- 向上看，伸展背部。
- 保持姿势5~10秒钟。
- 呼气，把左肘向外弯，躯干也向下弯。
- 把前额放在左膝上（图4）。
- 然后把你的鼻子、双唇，最后连下巴也靠落在左膝上（图5—图7）。

---

* 应能娴熟练习半莲花坐和双腿背部伸展式之后，方可开始做此式。前两个姿势的警告事项同样适用于此式。

- 开始时，你可能要把左膝微微弯曲，但最后应该能够保持左膝挺直。

- 均匀地呼吸。

- 保持这个姿势 30 秒钟。

- 然后吸气，把上身升起回复到伸直的姿势，放开两手，把右腿伸出去（图 1）。

- 左右方向互换，重复这个练习。

可替代的做法：如果你不能够把臂膀伸过背部来抓着大脚趾，那你就可以用两手抓住伸出的那只脚，然后按上面的指示继续做下去（图 8—图 11）。

保健效益

在做这个姿势的时候，腹腔各种器官得到收缩，有一股增大了的血流流向肚脐和生殖器区域。消化过程得到改进，便秘也消除。这半莲花坐单腿背部伸展式也放松两膝，伸展两臂和两腿的肌肉。背部得到锻炼，脊柱培养出力量和弹性，从而有助于纠正驼起和下垂的双肩。

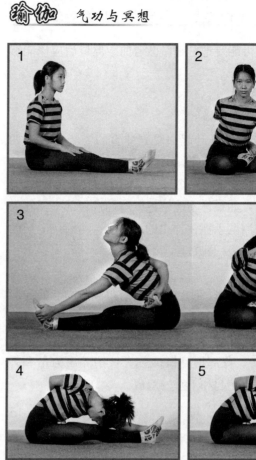
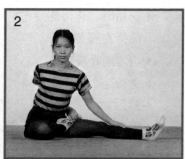
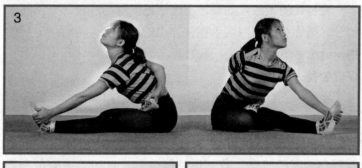
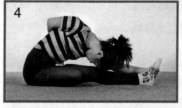
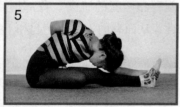
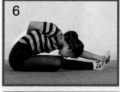
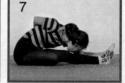
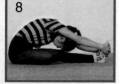
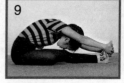
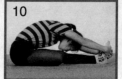
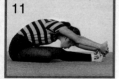

山　式（Parvatasana）

功法

- 按基本莲花坐（图 1）或至善坐坐着（细节详见第十四章）。
- 十指相交，伸展高出头部（图 2）。
- 放低你的头，下巴靠在胸骨上。
- 将掌心转向上方（图 3）。
- 把两臂尽量向高处伸展。
- 深长而平稳地呼吸。
- 背部要伸直。
- 保持这一姿势 1 分钟。
- 交换两腿的位置，重做这个练习。

保健效益

　　这个姿势包括了莲花坐或至善坐的大多数效果，你选择哪种坐姿就有哪种效果。此外，山式有助于使神经安宁、扩张、发展胸部，强壮腹部器官，并消除双肩僵硬强直和风湿痛。

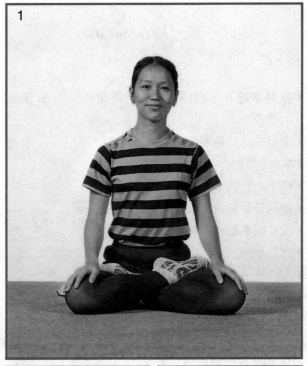

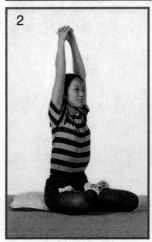

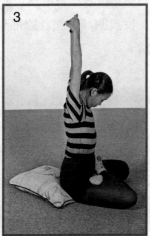

第六节　站立前弯姿势

直角式（Samakonasana）

功法

- 挺直身子站着，两脚靠拢，两臂靠体侧下垂（图1）。
- 两手十指相交紧握，高举过头。
- 抬头，两跟注视相握的双手（图2）。
- 呼气，用你的脊柱基座作为支点，向前弯身，直到你的背部和双腿形成一个直角（图3）。
- 在此期间，两眼始终注视十指相交的两手。
- 呼吸要如常，保持这个姿势6~12秒钟。
- 回复直立姿势，两眼也一直注视十指相交的两手（图2）。
- 重复至12次之多。

保健效益

对于体态不良的人来说，这是一个极佳姿势。它有助于纠正驼背、脊柱弯曲和双肩下垂。它也是消除紧张的好姿势。这个姿势不但放松两腿肌肉，同时也加强它们，所以对慢跑运动员和其他运动员是理想的锻炼姿势。

警告

患有急性坐骨神经痛者不应练习此式。

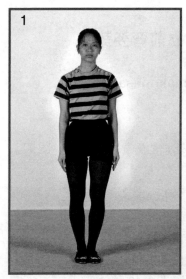

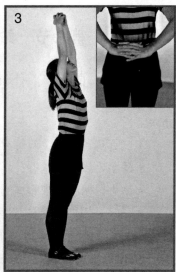

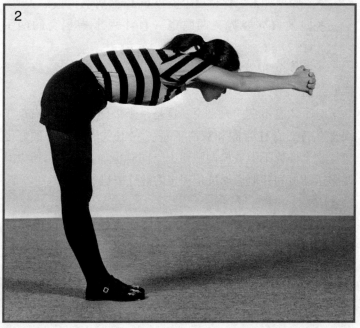

铲斗式（Utthita Lolasana）

功法

- 挺身直立，两腿尽量舒适地分开。
- 吸气，两臂高举过头。
- 保持两肘伸直，让两手自腕部下垂（图1）。
- 呼气，在弯腰的同时，让上身躯干向下方摆动下去（图2）。
- 让你的头和双臂在两腿之间松动地摇摆。
- 你的上身躯体应放松，尽量放软。
- 大约做6次或更多次完全的摆动动作。
- 然后吸气，回复到挺身站着的姿势，两臂仍然高举过头。
- 重做整个练习5~10次。

保健效益

铲斗式增加血液循环量，有助于使整个身体重新充满活力，它使脑子清醒，必奋脊柱神经，消除疲劳。它也伸展内脏器官和背部、髋部和腘旁腱肌肉。

警告

如果腿后肌群很紧，可稍微弯膝。患有背部问题、眩晕或高血压等心脏或循环问题的人们不应做这个练习。

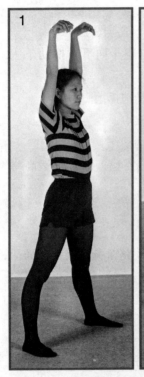
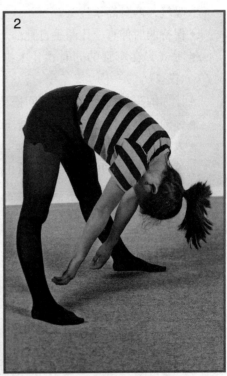

鸵鸟式（Padangusthasana）

功法

- 开始先做基本站立式（图 1）。
- 两脚微微分开，呼气，向前弯身，用你两手的大拇指、食指和中指抓住你的左、右大脚趾（图 2）。
- 现在不要让双肩往下而坠下去，相反，要抬头，并从骨盆部位起向前倾，借以使你的背部翘拱起来，略呈凹弯形（图 3）。
- 保持这个姿势约两三次呼吸之久，然后呼气，把头放低至双膝部位（图 4）。
- 正常地呼吸，保持这个姿势约 20 秒钟。
- 然后吸气，慢慢回复到背部略呈凹弯形的翘拱姿势（图 3）。
- 手指放开脚趾，回复到基本站立式（图 1）。

更高级的做法：

这个姿势的一种可替代做法是掌心向上地把双手放在两脚之上，而不是用手指抓住两脚的大脚趾（图 5—图 7）。

保健效益

这鸵鸟式兴奋消化过程，以至肝脏和脾脏均受益。它补养和增强腹部器官，对于消除胃气胀和肠胃不适效果较好。

警告

如果有眩晕或高血压等心脏、循环问题，练习此式之前请先咨询医生。

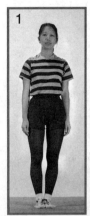
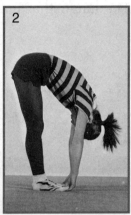
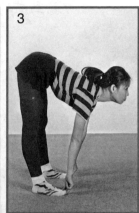
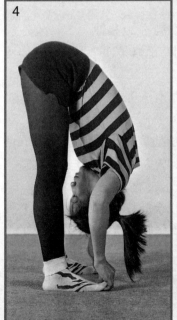
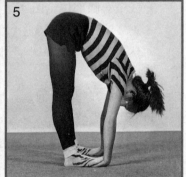
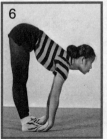
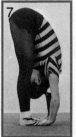

叭喇狗式（Prasarita Padottanasa）

功法

- 先从基本站立式开始做这个姿势。
- 深深吸气，两手叉腰，两腿大大分开。
- 头和肩膀向后方仰起，做两次正常的呼吸（图1）。
- 然后呼气，躯干前弯直至双掌放在地面上。
- 如果你在两脚之间画一直线，双掌应放在这条线上（图2）。
- 现在吸气，将背部翘拱，抬起头来（图3）。
- 呼气，一边保持你的躯体重量放在两腿上，弯曲双肘，可以的话，把头顶放在地面上（图4）。
- 你的头、双掌和双脚应形成一条直线。
- 保持这个姿势30秒钟。
- 然后吸气，伸直双肘，将头举离地面。背部应翘拱起来，头抬起（图3）。
- 呼气，两手叉腰，将上身举至正常伸直位置，头和双肩略后倾（图1）。
- 然后，回复到基本站立式上来。

高级变体：

这个姿势更高级的做法可以这样做：两手叉腰而不是放在地板上（图5）。你也可以让双掌在背后合十（图6）。

保健效益

对于做头倒立和其他倒立姿势有困难的人们来说，叭喇狗式是个好姿势。从这个姿势可以得到和其他倒立姿势相同的许多益处，只是程度较逊。虽然它也像其他倒立姿势那样不应该在饭后立即就做，但它改善人消化食物的能力。这叭喇狗式还增加对上身躯体和头部区域的血流供应，伸展骨盆部位、腘旁腱和两腿肌肉群。

警告

　　在不使身体过于勉强用力的情况下，尽可能地前弯。有眩晕、高血压等心脏或循环问题，练习此式之前请先咨询医生。

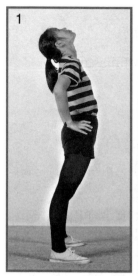

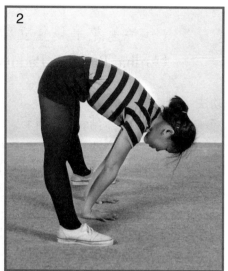

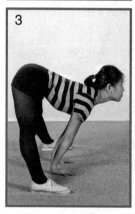

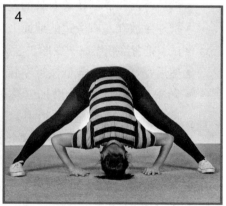

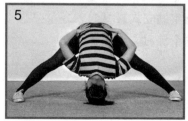

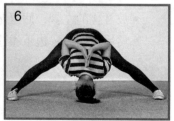

半莲花单腿独立伸展式 *
（Ardha Baddha Padmottanasana）

功法

- 开始时做基本站立式（图1）。
- 吸气，一边弯曲右膝，一边把右腿升离地面。
- 把右脚脚板底放在你的左大腿上，用左手保持它在该处的位置（图2）。
- 右臂伸向背部，用右手大拇指、食指和中指抓住右脚的脚趾（图3）（如果你做不到这点，不要太勉强用力——请看最后一段）。
- 然后呼气，放开扶着右脚的左手，并将上身向前倾。
- 把左手放在左脚旁边的地面上（图4）。
- 试着把背部翘拱成凹变形，正常地呼吸几秒钟（图5）。
- 然后呼气，把头放低接近左膝（图6）。
- 随着你的身体弹性增加，你就逐渐能够做到把鼻、嘴，再后连下巴也放在两膝之上。
- 一面做深呼吸，一面保持这个姿势若干秒钟。
- 然后吸气，回复图4所示的姿势。
- 保持姿势约两次呼吸之久，然后吸气，回复伸直的姿势（图3）。
- 放开你的左脚，回复基本站立式（图1）。
- 然后，在另一边重做这个练习。

---

* 应能娴熟练习半莲花坐双腿背部伸展式之后，方可开始做此式。

可替代的做法：

如果你不能够把右臂伸向背部，用右手大拇指、食指和中指抓住右脚大脚趾的话，那么，替代的做法是：你可以把两手都放到地面上，并继续做相同的练习程度（图7、图8）。

保健效益

这个姿势收缩腹部器官，从而刺激这些器官，于是消化过程得到改善，促进废物排泄作用。这就使人体内各种毒素更少。它也扩大胸部，使呼吸畅顺而深长。

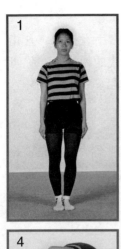
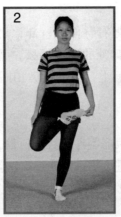
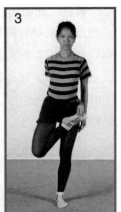
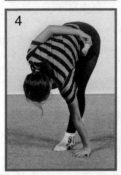
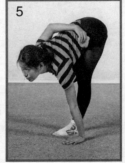
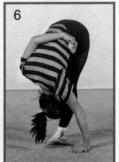
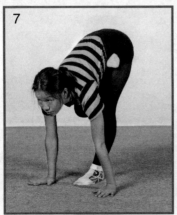
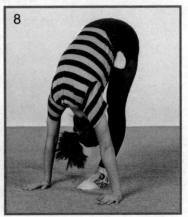

双角式（Dwi Konasana）

功法

- 挺身直立，两脚微微分开，两手垂于体侧。
- 吸气，两手臂放在下背部，十指相交（图1）。
- 呼气，上身自胯部起向前弯，以舒适为限，把两臂向头的上方和后方伸展。
- 一边保持这个姿势，一边垂下头（图2）。
- 保持这个姿势20秒或更久一点。
- 渐渐回复到基本站立式。
- 重复3~5次。

变体：

- 当你做到了最后一步时（图2），你可以不让头下垂，而是抬头向上望（图3）。垂头和抬头交替着做对颈部的肌肉是极好的锻炼。

保健效益

这姿势伸展两腿腿肚子、腘旁腱和手臂的肌肉，补养和增强上背部和肩膀的肌肉群。它也有助于发展颈项和胸部。

完成本姿势最后一次重复动作之后，就两眼几乎全闭地站着，把全身随意地放松15~30秒钟。这时候，你应该感到有一股令人舒服、畅快而激动的能量从头顶到脚底传遍你的全身。这对整个神经系统都有一种镇静的作用。

警告

有眩晕病或是高血压等心脏或循环问题者，在练习此式之前请咨询医生。

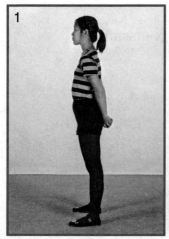

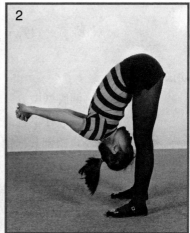

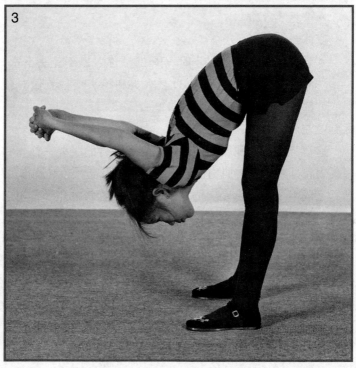

增延脊柱伸展式（Uttanasana）

功法

- 开始时先做基本站立式（图 1）。
- 两膝保持伸直不屈，呼气，向前弯身，先把两手手指放在两脚旁的地面，然后双掌掌心也贴地（图 2）。
- 尽量把头抬高，伸展脊柱，用脚趾向前移动少许以便让两髋稍微向前，使两腿与地面垂直（图 3）。
- 保持这个姿势大约做完两次深呼吸之久。
- 然后呼气，放低躯体直至你的头靠着双膝以下的小腿前面（图 4）。
- 一边深呼吸，一边保持这个姿势 30~60 秒钟。
- 然后吸气，双掌始终贴地不动，抬起头（图 3）。
- 深呼吸两次，吸气，慢慢回复到基本站立式（同 1）。

保健效益

　　增延脊柱伸展式增强人体的弹性。腘旁腱得到放松，脊柱得以伸展，脊柱神经得到滋养、加强。向前弯有助于强壮双肾、肝脏和脾脏。它有助于减少月经期间下腹与骨盆部位的疼痛，因而对妇女有用。这个姿势还使心率慢下来。它对患抑郁沮丧或过分激动的人，都是绝佳的练习。

警告

　　可能要花一些时间，你的身体才能够变得足够柔韧，以便能够做到这些及其他一些姿势。在不使身体过于勉强用力的情况下，尽可能地前弯。弯膝可降低难度。如有眩晕、高血压等心脏或循环问题，练习此式之前应先咨询医生。

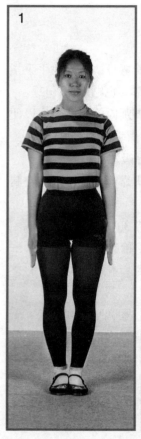

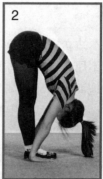

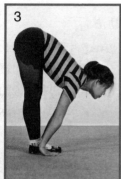

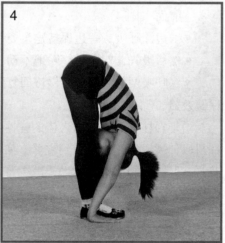

第七节 后弯姿势

人面狮身式（Bhujangasana Ⅰ）

功法

- 额头贴地，俯卧地板上，两腿伸直。
- 屈肘，两手掌心放在头部两侧（图1）。
- 做两三次呼吸，放松全身。
- 然后吸气，保持两前臂平放地上，慢慢把头和胸膛抬高，离开地面。
- 你的两条上臂应垂直于地面，你的头要以舒适为限，向后方昂起（图2）。
- 正常地呼吸，保持这个姿势15~30秒钟。
- 呼气，慢慢回复到地上。
- 重复做3次。

保健效益

人面狮身式提供和眼镜蛇式同样的益处，只是程度稍逊。

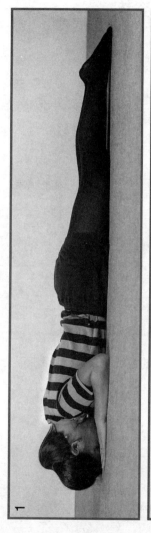

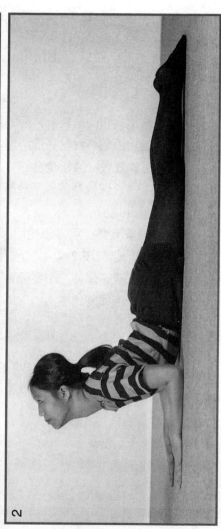

榻　式 * （Paryankasana）

功法

- 这个练习是卧英雄式的继续。
- 开始时跪在地板上，一面保持两膝并拢，一面将两脚分开。像焚雄式那样，将臀部放在两脚之间的地板上（图1）。
- 把两手放在两脚上。呼气，慢慢将躯干向后仰并放下，然后凭两肘支撑躯干（图2）。
- 把颈项和胸部升起，从而使背部成拱形，并把头顶放在地上（图3）。
- 背部完全不得有任何部位着地。
- 现在，两臂相交叉，即右手捉着左臂的前臂至肘的部位，左手捉着右臂的前臂至肘的部位。
- 把交叉的双臂放到头后，并放在地板上。你现在做的就是榻式（图4）。
- 平静地呼吸，保持此姿势约1分钟。
- 然后吸气，把背与颈部滑放在地面上，这样休息（图5）。
- 放开双手，回复到英雄式（图1）。
- 最后，伸直你的双腿，背部着地仰卧，放松休息。

---

　*应能娴熟练习简易鱼式（见第225页）和卧英雄式（见第325页）之后，方可开始做此式。前两个姿势的警告事项同样适用于此式。

保健效益

这个姿势帮助调整甲状腺或甲状旁腺。颈项肌肉得到伸展，两腿、两踝肌肉得到增强，腹部器官得到舒缓。它也有益于肺部。

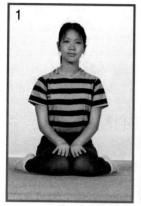

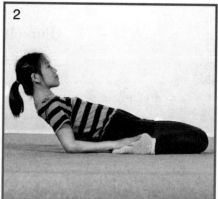

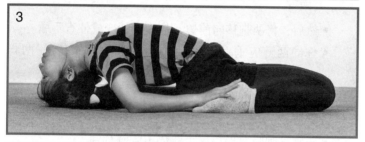

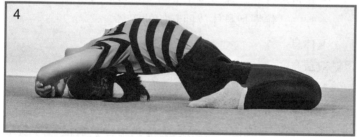

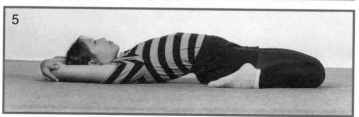

前伸展式（Purvottanasana）

功法

- 坐在地上，两腿向前伸直。
- 上身躯干向后方倾，同时两掌移向两髋的后方，十指指向两脚（图 1）。
- 弯曲双膝，把两脚平放在地面上（图 2）。
- 呼气（一边收缩腹部），一边轻柔地将臀部升离地面（图 3）。
- 然后，将两脚移向前边，从而两膝变成伸直不屈。
- 你的两臂应垂直于地上（身体重量落在两臂、两脚之上）。
- 你可把头抬起或让它垂下（图 4、图 5）。确保颈部要舒服。
- 正常地呼吸，保持这个姿势 10~30 秒钟。
- 呼气，慢慢把身体放回起始的姿势。
- 休息。

保健效益

这个姿势有助于消除疲劳，有助于发展胸部，伸展两腿、腹部和喉部，还加强两腕、两踝。骨盆机动灵活性得到加强，肩关节放松。神经系统得到增强，血液循环获得改善。

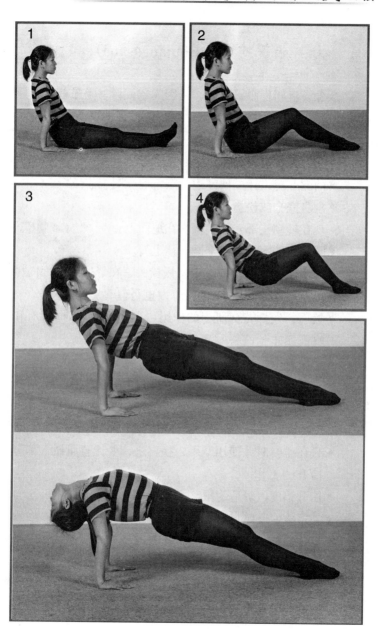

眼镜蛇式（Bhujangasana）

这个姿势叫作眼镜蛇式，是因为它就像一条昂首展开颈部的眼镜蛇。

功法

- 练习开始时俯卧，双手贴在身旁。
- 两腿并拢，让随便一边脸颊着地（图1）。
- 全身完全放松。
- 现在转动头部，让前额靠在地面上。
- 眼睛张开，眼珠向上翻，往上看。
- 仅用脸部和颈部的肌肉慢慢抬头，在舒适的范围内尽量让头部后仰，或直视前方也行。
- 然后，发挥背部肌肉的作用（不要用手），把双肩和躯干逐步抬高，尽可能往后仰起（图2）。
- 在做这个动作的过程中，要慢慢吸气。
- 现在，把两手置于双肩之下，两手手指相对（图3）。
- 慢慢上推，让背部继续上抬并往后仰（成反拱，图4）。
- 只在必要时才使用双手，换言之，要让背肌做大部分抬升的工作。
- 抬升幅度以舒适为限。
- 一定要使肚脐尽可能贴紧地面。
- 记住，当上身后仰、背部抬升时，脊柱应是从第一节脊椎开始一个接一个，由上往下地离地而起。

- 练习开始先让眼珠直视上眼睑，目的就在于提醒练习者记住这一点*。设想有两条想象的线牵着你两眼上眼睑，把你的头向上方和后方拉，于是脊柱就一节节地后仰和上抬。
- 前后要均匀一致、慢慢地做。记住在整个练习过程中，始终要放松两腿。
- 当你达到了这个动作的最大限度时，放松，保持这样的姿势数 1~10（7~12 秒钟）。
- 保持这一姿势时要蓄气不呼（图 5）。

注意：保持姿势的另一方法是以感到舒适为限度，尽量长久地保持这个姿势不动，要正常地呼吸。

还原方法：

- 慢慢呼气，逐渐把躯干放回地板上，其程序和原先举起躯干的方法恰恰相反。
- 在放下躯干时，有必要才使用双手，当不需用手时，将它们放回身旁两侧。
- 下背部的脊椎先向下贴，循此做下去，一节脊椎接一节脊椎地放下，直到胸部回到地面上，前额接触地面为止。
- 在放下躯干的同时，可以让双眼从原先向上翻看逐步转为向下看。
- 把头转向一边，把全身放软（图 1）。这样松弛约 20 秒钟。
- 然后再做 4 次。

---

* 觉得舒服，两眼往上注视眼睑上方，有助于刺激眉心轮穴位。

较慢做法所用的呼吸交替程序：

原先在抬起躯干的全过程中只做一次吸气，现在改为吸气吸至将两手放至双肩下面的时候为止。至此时稍停一下，呼气。然后，再慢慢举起躯干，同时慢慢吸气。

保健效益

眼镜蛇式使脊柱保持一种富有弹性的健康状态，并有助于治疗各种背痛和比较轻微的脊柱损伤。它使所有的背部肌肉群都得到伸展，从而舒缓、消除背部与颈部区域的僵硬不灵和紧张。它促进血液循环，脊柱神经和血管由于获得额外的血液供应而受益。

颚部、颈部、喉部、胸部、腹部和两腿都得到锻炼和加强。腺体的活动得到平衡。消化能力得到增强，解除了便秘，食欲增进。在保持这个姿势时，对肾脏也施加了压力，暂时使其中的血液被挤了出来。当从这个姿势回复原态时，血液就涌回双肾，有助于冲走那些有害的结石沉淀物。眼镜蛇式正是以这样的方式有助于防止以至减少肾脏中的结石沉积物（以免日后演变成为肾结石）。

眼镜蛇式对生殖器官也有好处。它有助于纠正月经失调，并有助于纠正各种妇女性机能失调的毛病。

警告

不要勉强逼迫背部抬起到超过舒适的高度。不要匆匆忙忙强迫你的身体去做暂时未能做的事。还有切记每次只动一节脊椎地、慢慢做整个练习。患甲状腺机能亢进、肠结核、胃溃疡和疝气的人们不应该做这个练习。患有高血压等心脏或循环问题者不应屏气，并应该非常小心不可勉强。

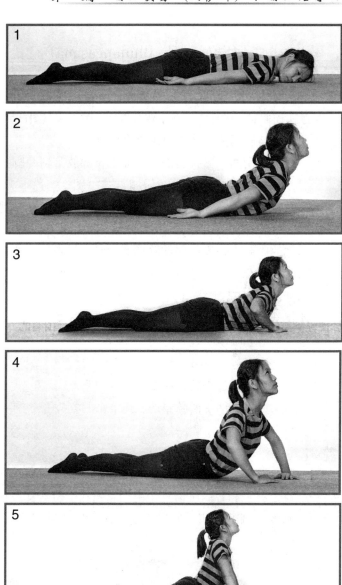

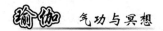

蛇击式 (Shashank Bhujangasana)

功法

- 像在猫伸展式中那样，双手双膝着地、跪下来 (图1)。
- 两臂应与肩同宽，并与地面成垂直角度。
- 一面保持用两手紧按地面，一面把臀部放落到两脚跟上，并把头贴在地板上，做叩首式 (图2)。
- 一面保持胸膛高于地面，一面吸气并将胸膛向前移动 (图3)。
- 当你的胸膛再也不能向前移动的时候，就吸气并伸直两臂，放低腹部直到两大腿接触地面为止，把你的胸部向上挺起 (图4)。
- 使背部成凹拱形，两眼向上方看。正常地呼吸。
- 这个姿势和眼镜蛇式是完全一样的。
- 保持这个姿势 10~20 秒钟。
- 然后慢慢按反过来的程序做，回复到叩首式。
- 然后又回复到两手两膝着地、跪下来的姿势上。
- 重复做 12 次。

保健效益

这个姿势对坐骨神经痛和多数常见性的背疾有益处。这个姿势有益于肝脏和各内脏器官。由于它强壮生殖器官，有助于消除月经失调的毛病，所以也是女性（包括早期孕妇）的好姿势。

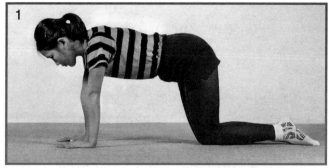

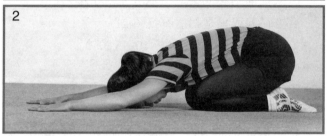

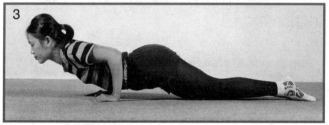

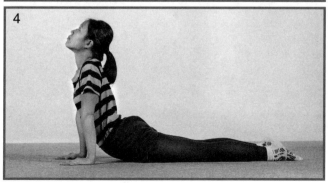

蛇伸展式（Bhujangasana Ⅱ）

功法

- 俯卧地上，两臂放在体侧，掌心向上。
- 两臂放在背后，用左手握着右腕（图1）。
- 深深吸气，伸展你臂部和背部的各条肌肉，尽量将胸腔从地面抬高起来。当你处于这个姿势时，把头向后方昂起或只是朝前看（图2）。
- 蓄气不呼，保持这个姿势10~15秒钟。
- 呼气，慢慢回到地面上。
- 重复做3次。

保健效益

这个姿势对背部的神经和肌肉很有益，一般说来，益处和眼镜蛇式相似。

警告

患有高血压等心脏或循环问题者不应屏气，并应该非常小心不可勉强。

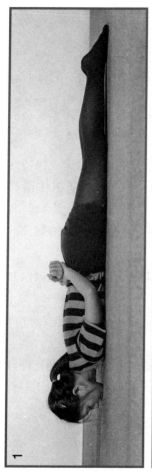

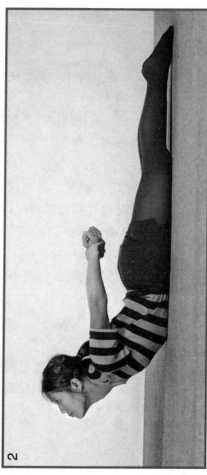

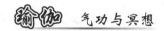

骆驼式（Ustrasana）

功法

- 开始时，跪在地上，两大腿与双脚略分开。脚趾向后方指（图1）。

- 吸气，两手放在两髋部，轻轻将脊柱向后弯曲，伸展大腿的肌肉（图2）。

- 然后，在呼气的同时，把双掌放在脚底之上。保持两大腿垂直于地面，将头向后仰，用双掌压住两脚底，借此轻轻将你的脊柱向大腿方向推（图3）。

- 一边保持此式，一边把颈项向后方伸展，收缩臀部的肌肉，伸展下脊柱区域。

- 保持30秒钟之后，将两手放回双髋部位，慢慢恢复预备势（图2）。

- 然后，坐下来休息。

保健效益

骆驼式伸展和强壮脊柱。它促进血液循环，特别是使脊柱神经得到额外血液的滋养而受益。这个姿势对于纠正驼背和两肩下垂的不良体态有极佳效果。

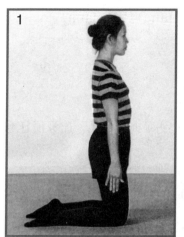

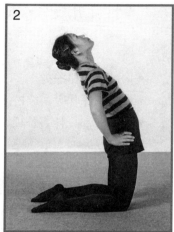

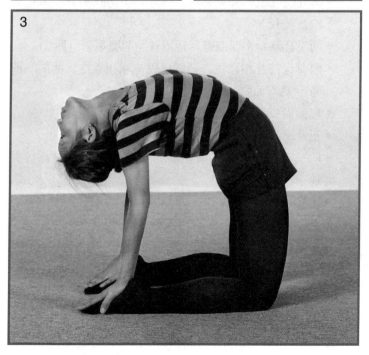

拱背升腿式 * (Uttana Padasana)

功法

- 仰卧，两腿并拢。
- 做几次深呼吸。放松休息。
- 拱起背部，伸直颈项，把头顶向后滑动，让头顶着地（图 1）。
- 如果有必要的话，你可以把双肘抵住地板往下压，以帮助拱起背部和将头部往后收（图 2）。然后，把两手放回体侧。
- 做几次呼吸，伸展背部，呼气，将两脚提升，离地面约 2 英尺。
- 两手合掌，举起双臂，让两臂与两腿平行（图 3）。
- 两臂保持互相靠拢，两腿也保持互相靠拢，两肘、两膝不要弯曲。
- 应做到只有臀部和头顶部位着地。
- 正常地呼吸，保持这个姿势 15~30 秒钟。
- 呼气，慢慢放下两臂两腿，放直颈项，把背部放到地下。
- 休息，放松。

保健效益

这个姿势强壮颈项和背部。它强壮脊柱，增进脊柱的弹性（特别是下背部区域的脊柱）。对胸部、腹部肌肉和甲状腺有益。

＊应能娴熟练习鱼式（见第 227 页）和船式（见第 102 页）练习之后，方可开始做此式。前两个姿势的警告事项同样适用于此式。

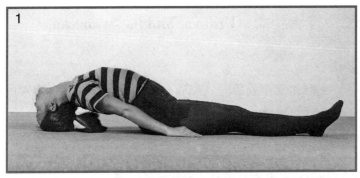

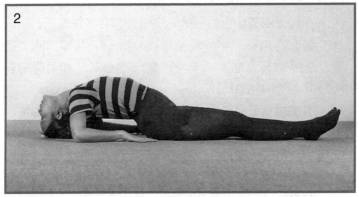

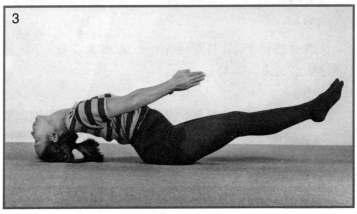

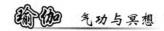

狗伸展式 (Urdhva Mukha Svanasana)

功法

- 开始这个姿势时，先腹贴地俯卧。脚趾伸直指向后方，轻微分开两脚（图 1）。
- 两手掌平放在胸膛两侧的地板上。手指指向前方。
- 然后吸气，伸直两臂（图 2）。
- 让脊柱和脖颈能舒适地往后伸展着。
- 在保持两膝伸直的同时，用两脚脚背撑住地面，把两腿升离地面。你的两个小腿腿肚子、两膝和两大腿应略略高于地面，全身重量应落在双掌和两脚的脚背上面（图 3）。
- 臀部应紧紧收缩，脊柱、双大腿、小腿、臂膀都应尽量伸展。
- 深深吸气，保持这个姿势 30~60 秒钟。
- 然后弯曲两肘，把你的身体慢慢放到地面上。
- 休息。

变体做法：

如果你感到难以保持两腿高于地面，脚趾指向后方，那就把脚趾收进来（图 4）。

保健效益

这个狗伸展式消除背部、腿部和肩部的僵硬感。它调节骨盆区域的血液循环。凭着扩张胸部，它也伸展和强壮肺部。对于患有坐骨神经痛、腰部风湿痛或脊椎关节错位的人们，本式效果特佳。

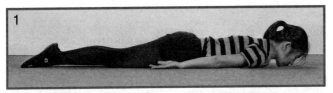

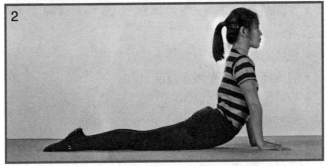

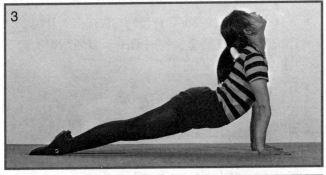

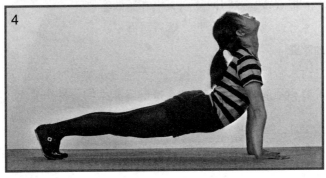

轮　式 *（Chakrasana）

功法

- 背部贴地面仰卧，双腿伸直，两手放在体侧，掌心向下（图1）。
- 屈膝，将脚跟收回紧贴大腿背后。
- 两脚底应继续平放在地面上。
- 你可能发现两脚贴不到大腿。如果是这样的话，只要把两脚跟尽可能靠近大腿的背面即可。
- 把双手放在头部两边，掌心平贴地板，指尖向着脚的方向（图2）。
- 深深吸气，拱起背部，将髋部与腹部向上升起。
- 让头部向地板低垂，同时双手、双腿均用力向下按（图3）。
- 舒适而平稳地呼吸。
- 保持这个姿势，数1~10。
- 弯曲双肘，借此先慢慢把头放低到地面上，接着把背部滑回地面上（图4）。
- 把双臂、双腿回复到原来开始的姿势。
- 舒适地休息一会儿，然后再做1次。

保健效益

当人向后方弯腰时，轮式补养和增强背部肌肉群，放松肩关节和颈部肌肉，使脊柱保持健康和柔韧。身体前面也得

　＊ 应能娴熟练习弓式（见第211页）和前伸展式（见第192页）的练习之后，方可开始做此式。前两个姿势的警告事项同样适用于这个姿势。

到有力的伸展，滋养和增强腹部各肌肉，使许多内部器官和腺体受益。血液循环得到增强，一股新鲜血流流入头部，从而使头脑清爽，感觉敏锐。轮式也使两腕、两踝和两腿健壮有力。

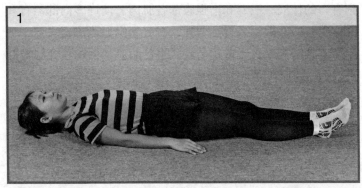

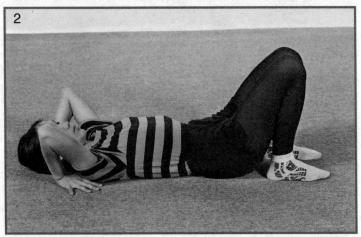

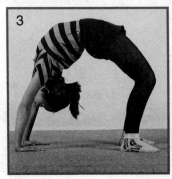

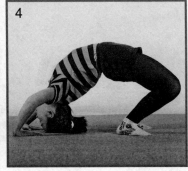

弓　式（Dhanurasana）

功法

- 俯卧，两臂靠体侧平放，掌心向上（图1）。
- 腿、脚全都并拢。
- 屈膝，将两小腿尽量收回臀部（图2）。
- 把两手向后伸，抓住两脚或两脚踝（图3）。
- 深吸气后，尽量翘起躯干，背部成凹拱形，头部在舒适范围内向后抬。
- 同时用手把双腿往后拉，尽量把双膝举高（图4）。
- 保持这个姿势由1数到5，这时呼吸要正常。
- 从这个姿势回复原态的方法是：一面还是抓住两脚，一面慢慢把上身放下来，放回地板上。
- 然后，放开双脚，逐渐将双腿放到地板上。
- 把头转向侧边，脸颊贴地，彻底放松。
- 再做两次。
- 每个星期可以增加1秒钟保持弓式的时间，直到你能够保持数1~10那么久。
- 当你已充分习惯于练习这个姿势时，就可以在保持弓式姿势的当儿轻轻前后摇晃，做"摇篮式"的练习。

可替代的做法：

如果你感到这个姿势太难练习，也可以在开始练一种较为简单的变体。在抓着两脚后，只是尽量使躯干离开地板，而不要企图将双腿往后拉（图5）。

保健效益

几乎对于全身的肌肉，弓式都是极佳姿势。背部肌肉群得到增强，以至消除由于疲劳而产生的疼痛和僵硬不灵。胸部和腹部肌肉得到强壮，髋部和肩部肌肉以及关节得到放松；腿、臂、喉、颈、颚缘肌肉全都得到伸展和强壮。

诸如肝脏、肾脏和膀胱等许多内部器官也受到按摩，获得更多的血流供应，结果是功能有改善。它有助于纠正肠胃失调、消化不良、慢性便秘和肝脏机能不振的毛病。胰脏得到补养，肠脏蠕动作用加强。弓式和眼镜蛇式一样，是预防胆、肾结石形成的极好练习。

做弓式练习一般地能刺激和增强各内分泌腺体，而特别能刺激和增强甲状腺。它有益于骨盆区域，减少腰围线上的脂肪，有助于治疗糖尿病。

警告

患有甲状腺肿大或活动亢盛的人，我们建议他们不要练习这个姿势。还有，由于练此式时脊骨受到的拉力和紧张，患有背部问题的人们应向医生咨询后才决定是否试做弓式。同样，患有疝气、胃溃疡或肠结核症的人们如果没有医务专家的指导也不要做这个姿势。

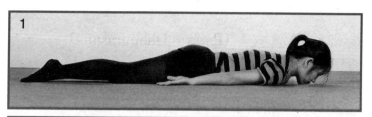

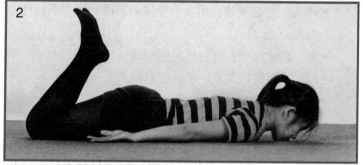

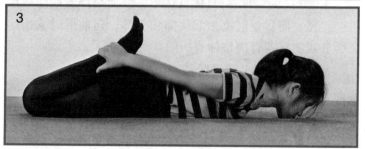

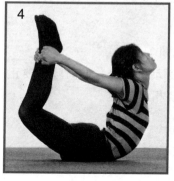

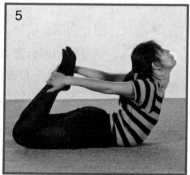

摇篮式 *（Parsva Dhanurasana）

功法

- 开始时俯卧（图 1）。
- 呼气。弯起双膝，用右手抓住右脚踝，用左手抓住左脚踝（图 2）。
- 做一两次呼吸。然后呼尽胸中的空气。
- 同时把双腿收起来，把胸膛升离地面（图 3）。
- 你的腹部应承受身体的全部重量。
- 双腿和肋骨应该高于地面，抬头达至舒适程度即可。
- 保持这个姿势几秒钟之久。
- 然后，一面保持身体反翘形，一面腹部着地前后摇晃。向后摇时就抬起胸部和头部，向前摇时就抬起双腿。两臂应该伸直（图 4、图 5）。
- 像钟摆那样前后摇摆。
- 继续做钟摆式摇摆约 15 秒钟。
- 然后，把摇摆运动放慢，回复图 3 的姿势。
- 呼气，一边伸展双腿和胸膛，一边侧身滚动向左方（图 6）。
- 吸气，回复到图 3 姿势。
- 呼气，侧身滚动向右方（图 7）。
- 继续做这种侧身左右方滚动的动作，同时呼吸要正常，左右方停留的时间要相等。

---

* 只有当你能做好弓式（见第 211 页）之后，才能开始做这摇篮式。弓式的警告事项同样适用于此式。

- 然后吸气，回复到图 3 的姿势。
- 放开双腿，休息。

保健效益

这个姿势强有力地滋补和按摩腹部各器官，有助于增强脊柱的弹性。它也增强脊柱周围的肌肉。

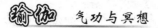

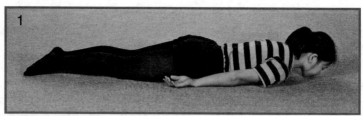

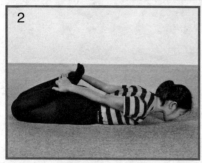

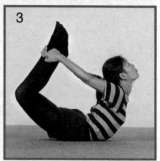

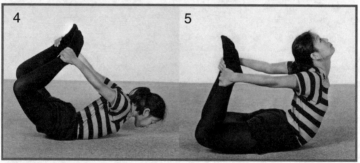

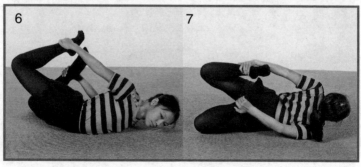

半蝗虫式（Ardha Shalabhasana）

功法

- 俯卧，双手放在体侧，掌心向上。
- 面部主要以双唇至下巴尖之间的部位落于地上。
- 两手握成拳。
- 深深吸气，用两拳向下按，尽量把右脚抬高（见图）。
- 你的左脚应向地上用力抵住，帮助把右腿升得更高。
- 蓄气不呼。
- 开始时，保持这个姿势约 5 秒钟，以后逐步试着延长时间至 10 秒钟。
- 慢慢把右脚放回地面上。
- 重要的是你不要从这个姿势一下垮下来，要蓄气不呼直到你的右腿完全落在地面为止。
- 呼气，放松。
- 用左脚来重复这同一个练习。

保健效益

对于年老、身体超重或有其他原因不能做全蝗虫式的人们，半蝗虫式是非常好的姿势。它有着和全蝗虫式一样的效果，但程度稍逊。当你做得熟练自如的时候，就可以真正练全蝗虫式了。

警告

患有高血压等心脏或循环问题者不应练习此式。

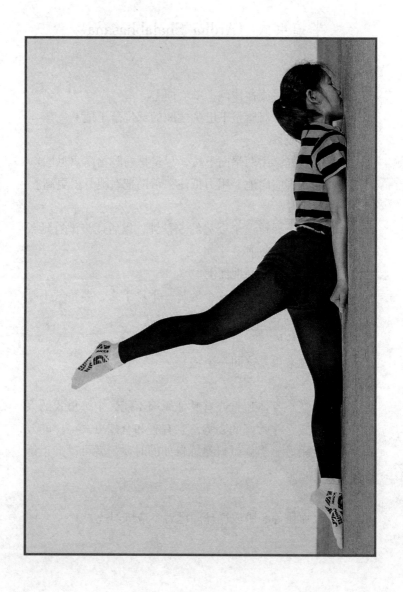

全蝗虫式 （Shalabhasana）

功法

- 开始时俯卧地上，两臂向后伸直。
- 呼气，同时抬起你的头、胸腔、双腿，升离地面。
- 你的双手、双臂和肋骨都应该高出地面之上。
- 只有你的骨盆和腹部区域还应停留在地面上（图1）。
- 伸直两腿。
- 把两大腿的肌肉紧张起来，收缩臀部。
- 两臂升离地面向后伸展，这样也可以使上背部的肌肉得到锻炼。
- 有规律地呼吸，并尽量长久地保持这个姿势。
- 逐步将你的胸腔、双臂和头部，最后连双脚也放回地面上。
- 全身放松约数秒钟。
- 重做这个姿势两次。

  变体做法：
- 蝗虫式的一个变体是不抬高头部和胸部，做法如下：
- 俯卧，两手放在体侧，掌心向下。
- 你的面部主要应以嘴唇至下巴尖之间的部位着地支撑。
- 鼻尖虽然和地面接触，实际上并不承受任何压力。
- 两手收卷成拳。
- 深深吸一口气，双拳用力向下按，把两腿尽量高举（图2）。
- 一边蓄气不呼，一边保持这个姿势数1~5（如果你能够数得更多的话，就可以多数点）。

● 慢慢将你的双腿放回地面上，然后呼气。

● 重做二三次。

注意：开始时，你会感到很难做到把两腿升离地面，或很难把两腿和胸部全部升离地面。但是，如果你经常有耐心地尽力抬升（胸、腿）来练习这个动作的话，你的腹肌就会逐步变得强壮有力，而你也会感到抬起双腿比较容易做了。全蝗虫式是要用体力做的少数几个瑜伽姿势之一，因此不要害怕用力。

保健效益

这个姿势增加对脊柱区域的血流供应。它滋养脊柱神经，增强下背部与腰部范围的肌肉群及韧带。它消除腰骶部的疼痛，脊柱就变得更富于弹性。全蝗虫式有益于骨盆范围各器官。它对消化系统以至膀胱和前列腺也很有益。因而患便秘、泌尿疼痛、肠胃问题或月经周期不规则的人们都能够凭练习本式而减轻或消除其症状。

有许多瑜伽师向人们推荐用全蝗虫式消除失眠症、哮喘、支气管炎和肾功能失调的毛病。

把这个姿势稍加改变来练习可以消除下背部的疼痛。要这样做，你应弯曲双膝，让你的两条小腿垂直于地面。然后将两条大腿分开，呼气，双拳用力向下按，把两腿、头部和胸膛升离地面（图3）。最后，两膝收拢在一起，尽量长久地保持此式（图4）。

警告

患有高血压等心脏或循环问题者不应练习此式。

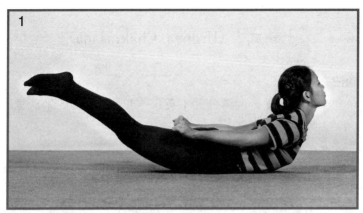

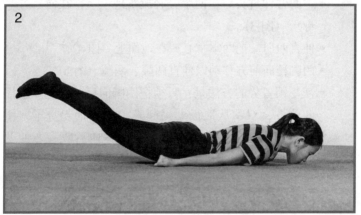

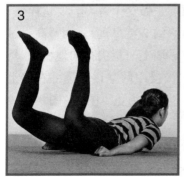

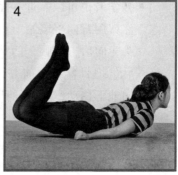

上轮式 * (Urdhva Chakrasana)

功法

- 挺身直立，两脚分开 1 英尺（1 英尺=0.305 米）宽，两掌放在髋部。
- 把骨盆区域向前方推（图 1）。
- 呼气，把上身躯干向后方弯曲（图 2）。
- 应感到全身重量落在两大腿和两脚的部位。
- 把两臂伸过头后，两手轻轻放落地上（你在向后方弯身）（图 3）。
- 伸直两肘，把两掌掌心放在地面上（图 4）。
- 两脚稍向前方移动以伸直两膝、两腿（图 5）。
- 恢复预备势的方法是：只须把两脚向后收，把双髋摇向前方，双掌从地板上提起来，慢慢抬起身子（图 6）。或者另外一个方法是：把两腿向后收，弯曲两肘，把头放到地板上，并轻轻把后脑勺、颈项与背部滑动到地面上去（图 7）。

可替代的做法：

- 初学者也可以靠近一面墙来做这个练习。要这样做，你就用背向着墙站（离墙约 2 英尺远）。两臂高举过头，向后方弯腰，两掌靠墙上（指尖指向地板）。然后，把骨盆推向前方，慢慢用两掌逐寸逐寸在墙上向地下移动，直到你到达地板为止（图 8、图 9）。

---

　* 应能娴熟练习轮式（见第 208 页）之后，方可开始做此式。此法较轮式困难，初学者在练习此式时最好有一位朋友从旁协助。

- 恢复预备势时，用同样方法从地下移至墙上。逐步试着愈来愈少地使用墙壁，直到完全不用墙壁也能做完整个练习。例如，试试逐步不用墙壁做这个姿势的前一半，等等。

保健效益

本姿势增进血液循环，并伸展整个肌系。脊柱、髋关节和肩关节都得到放松、补养、增强。双腿、腹部、胸部、两臂、两腕、颈项和上颚都得到伸展。腹肌获得加强，骨盆得到滋养，腺体活动也得到调整。在练过这上轮式之后，也使人感到头脑轻松清爽、全身活力充沛。

警告

如果平衡性有问题，无须尝试这个姿势。

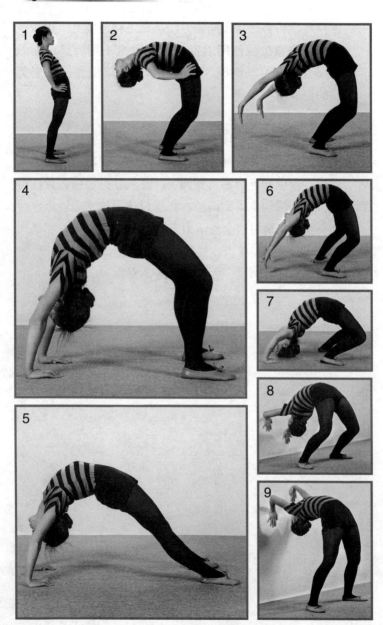

鱼第一式（Matsyasana Ⅰ）

功法

- 仰卧。
- 弯曲右腿，把右脚放在左大腿之上。
- 呼气，利用两肘支撑力，抬高你的颈项和胸膛，背部拱起。
- 把头顶放落在地面上。
- 用双于抓住右脚（图1）。
- 尽量拱起你的背部。深呼吸，保持此姿势1~2分钟。
- 慢慢回复到起始姿势。
- 在另一边做同样的练习。

可替代的做法：

- 如果你难以做到弯曲一条腿并把脚放在另一大腿之上，那就可以做这个姿势。
- 仰卧，两腿伸出。
- 呼气，抬高颈和胸，拱起背部。
- 把头顶部位放落地上。
- 两手放在两大腿之上（图2）。
- 深呼吸，以感到舒适为限度，尽量长久地保持这个姿势。然后，回复到刚开始的姿势。

保健效益

这个鱼第一式功效和鱼式相同，但程度略逊。

警告

如果有颈部问题或眩晕症，不要练习此式。

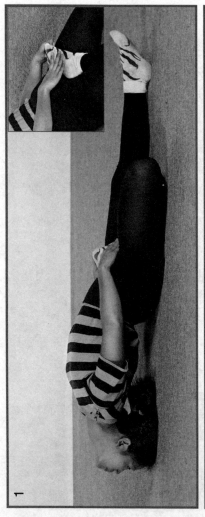

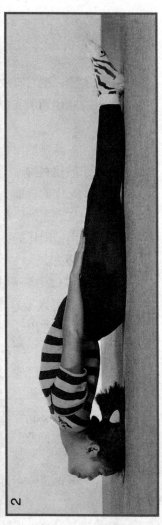

鱼 式 （Matsyasana）

功法

- 按基本莲花式坐好（细节见第十四章）（图 1）。
- 把盘成了莲花坐的两腿平放地面上，背贴地仰卧（图2）。
- 呼气。
- 用手臂做支撑，抬高颈项和胸膛，拱起背部。
- 把头顶放在地面上。
- 用手抓住你的大脚趾，大大地增强背部的拱弯程度（图 3）。
- 用鼻做深呼吸。
- 保持 2 分钟。
- 然后放开你的脚趾。
- 两臂相抄，用手抓着另一臂的肘部。
- 把两前臂放在头部后面的地面上（图 4）。
- 再保持这个姿势 1 分钟。
- 把后脑勺、颈项和背部滑回地面上，伸直两腿，仰卧，休息一会儿（图 2）。
- 吸气，坐起来回复莲花坐。
- 交换两腿位置，重做这个练习。

可替代的做法：

如果你因为某种情况不能拱起背做这个姿势，可以这样做：按基本莲花坐坐好，仰卧，两手伸过头顶（图 5）。

保健效益

　　鱼式使肠脏和其他内部器官得以伸展，对治疗一切腹部毛病都是有益的。它滋养和加强内分泌腺体，放松骨盆关节，刺激胰脏，促进消化过程。先喝三杯水然后做这个练习有助于消除便秘。

　　这个姿势扩展胸膛，有助于消除支气管的咳嗽痉挛，促进深长、畅顺的呼吸。患哮喘或支气管炎的人们会发现这是一个非常有益的姿势。

　　鱼式也伸展颈项，调整甲状腺。脑下腺的松果腺都补充了精力，从而促进身体的正常发育。背部区域得到扩展，肩关节放松，一股新鲜血流滋养脊柱神经。背部得以反拱，这有助于纠正圆形或驼起的背部。

　　此外，鱼式有助于治疗发炎或流血的痔疮，纠正不规则的月经，而且还是消除紧张的极佳姿势。

警告

　　我们建议有心脏或循环问题、颈部及背部问题或严重疾病者不要练习此式。

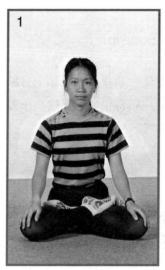

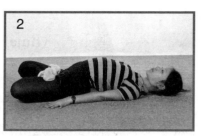

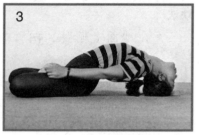

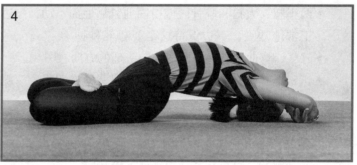

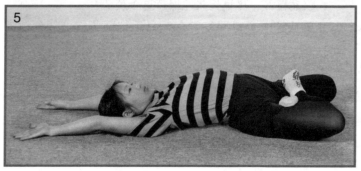

鸽王式 （Rajakapotasana）

这是一个困难的姿势。我们建议，除非你的身体十分松软灵活，又能把弓式（见第 211 页）做得很好，不然，不要做它。弓式的警告事项也适用于此式。

功法

- 在地面上俯卧，两臂放在体侧，下巴放在地上（图 1）。
- 弯曲两肘，两掌心放在胸部的两侧。
- 呼气，慢慢伸直你的双臂，抬起你的头和躯干（图 2）。
- 两小腿、大腿和耻骨区域稳固地紧靠地面不动，一边正常地呼吸，一边保持这个姿势几秒钟。
- 呼气、弯曲双膝，把两腿伸向头部的方向（图 3）。
- 正常地呼吸，体会感到身体的重量只落在双手、双腿和耻骨区域。
- 呼气，把头部向后方仰，把颈项和背部进一步向后方伸展，试试把头顶部分放在两脚上（图 4）。
- 收缩臀部，尽量长久地保持这个姿势。
- 要从这个姿势回复常态，只须把两脚放低回到地面上。
- 一边保持两手在原位置不动，一边慢慢伸直颈项和头部，抬起臀部，把它放在两脚跟上。放低你的头，按照叩头姿势休息（图 5）。

保健效益

这个姿势伸展整条脊柱、颈项和肩部肌肉。它对甲状腺、甲状旁腺、肾上腺和生殖腺特别有益。腹部器官得到按摩。这个姿势对于减轻和治愈泌尿功能失调、控制性欲特别好。

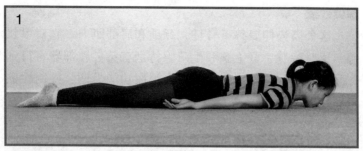

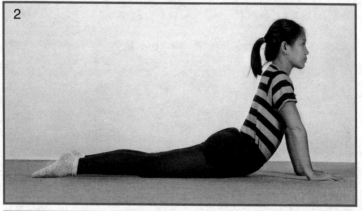

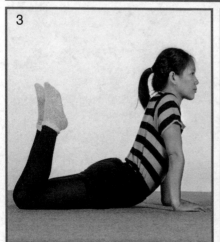

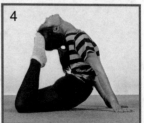

第八节　侧弯姿势

三角伸展式（Utthita Trikonasana）

功法

- 开始这个练习时应直立，两腿伸直，两脚宽阔地分开。脚尖应微微向外。

- 两臂向两侧平伸，与地面平行，如图1。这就是"基本三角式"。

- 呼气，慢慢向右侧弯腰，在弯腰过程中要保持两臂与躯干成90°角（换言之，两臂应继续形成一条直线）。

- 当你向侧边弯腰时，要避免腰部以上躯干也同时向前弯曲的倾向。向前弯的做法只会减弱这个姿势的效果。

- 尽量向侧边弯曲，然后保持这个姿势，数1~10。舒适地呼吸（图2）。

- 吸气，慢慢回复到基本三角式。然后在左边做同样的步骤（图3）。

- 如果你的身体变得颇为柔软的话，你可能做到右手碰触右足踝或右脚、双臂垂直于地面的程度（图4）。

- 吸气，从这个姿势慢慢地、从容地回复到原来开始的姿势上。

- 现在弯向左边做同样的练习，保持姿势10秒钟（图5）。

- 左右每边各做5次这个练习。

保健效益

虽然三角伸展式做起来是非常简单的，但连那些程度最高的瑜伽练习者都喜欢把它包括进自己每日练习内容中。因为这是为数不多的、脊骨向两侧而不是向前或后方弯曲的瑜伽姿势之一。因此，它是增加全面的柔软、灵活性的极佳姿势。

瑜伽练习者还说，这个姿势除了能帮助消除腰围区域的赘肉和健壮髋部肌肉之外，还对治疗多种皮肤毛病（如疖子、疹子、痤疮等等）有好处，还能使人的面色增添一种健康的神采。

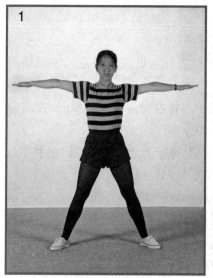
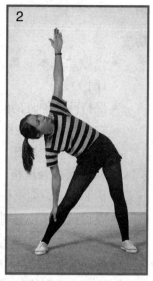
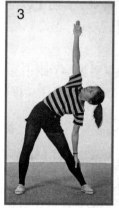
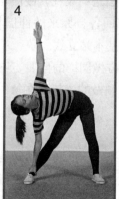
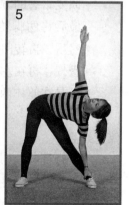

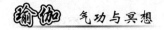

三角转动式（Parivrtta Trikonasana）

功法

- 先做"基本三角式"来开始做这个练习。深深吸气（图1）。
- 保持两膝伸直的同时，将右脚向右方转90°，左脚向右方转约60°（图2）。
- 呼气，双臂伸直，将上身躯干转向右方，让左手在右脚外缘碰触地板（图3，背面图）。
- 你的右臂应向上伸展，与左臂成一直线。
- 在保持这个姿势时，双眼注视右手指尖，伸展双肩及肩胛骨。
- 保持这个姿势约30秒钟。
- 回复常态的方法是：吸气，慢慢先将双手、躯干以至最后将两脚转回各自原来的伸展状态（图2）。
- 然后，再转回基本站立式。
- 吸气，再在左方做同样的伸展姿势（图4，背面图）。
- 凡是在躯体两侧做的姿势，在每一侧总应该保持相同的时间。

保健效益

对于脊柱和背部来说，三角转动式是一个极佳的姿势。

它增加对下脊柱区域的血液供应，滋养脊柱神经，强壮背部肌肉群，消除背部的疼痛。它还扩张胸部（这对双肺有益），按摩腹部器官，帮助减少腰围线上的脂肪。髋部、腘旁腱、大腿和小腿腿肚子的肌肉也得到伸展和补养，因而也从这个姿势中获益。

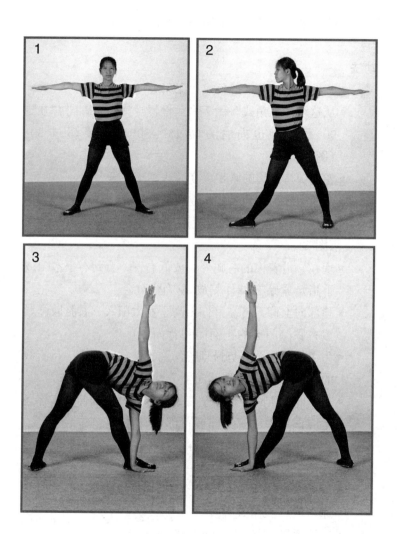

侧角伸展式（Utthita Parsvakonasana）

功法

- 开始时先做基本三角式。深深吸气（图1）。
- 从这个"三角式"做下去：慢慢呼气，右脚向右方转90°，左脚也向右方转15°~30°，不要超过30°（图2）。
- 左腿保持足够的紧张程度，让左膝坚挺。
- 弯曲右膝，直到大腿与地面平行为止。
- 在这个姿势中，你的大腿和小腿应形成一个90°角（图3）。
- 现在，沿着你的右腿外侧放低右臂，直到右手掌（或手指）紧贴右脚外侧放下（图4）。
- 脸部向上仰，将左臂伸出高于左太阳穴，右胳肢窝紧擦右膝（图5的正面图和背面图）。
- 为了做到这个姿势最理想的胸、髋、臂形成一条直线的程度，你得将胸部向上方和后方伸展。
- 虽然此式实际上使你全身每一部分都得到伸展，你还是应该集中注意力伸展背部和脊柱。
- 也要注意调节呼吸，应深而稳定。
- 保持姿势10~60秒钟。
- 一面深深吸气，一面慢慢伸直你的双腿双臂，回复到原来的"三角式"。
- 继续呼气，在左边做同样的练习。

保健效益

　　侧角伸展式有助于胸部的发展。它也帮助发展两踝、两小腿腿肚子、双膝、两大腿，据说还减轻关节炎疼痛和坐骨神经痛。有刺激肠胃系统的蠕动动作，从而有助消化过程。它还帮助减少腰围线的脂肪。

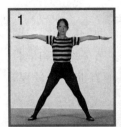
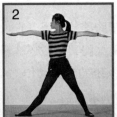
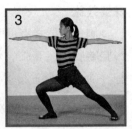

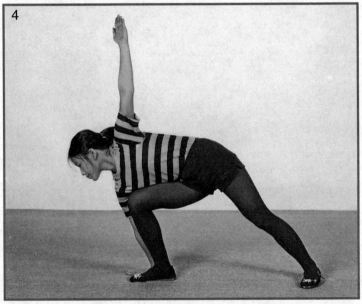

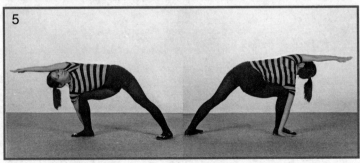

侧角转动式（Parivrtta Parsvakonasana）

功法

- 这个练习和侧角伸展式类似。开始先做基本三角式（图1）。
- 从这个"三角式"开始，将右脚向右方转90°，左脚向右方转约60°。
- 屈右膝，直到大腿与地面平行，小腿垂直于地面及大腿（图2）。
- 呼气，将左臂放在右膝上。为了做到这一点，你就得转动你的躯干和左腿。
- 然后，将你的左胳肢窝放在你的右膝之上，将左掌心放在右脚外边的地板上（图3）。
- 左膝保持挺直，将躯干和脊柱转向右边，把右臂伸出高于右太阳穴之上（图4正面图和背面图）。
- 一边深长而稳定地呼吸，一边保持这个姿势15~30秒钟。
- 然后，吸气，慢慢升起你的左掌和躯干（图2）。
- 伸直你的右腿，使两臂和身体其余部分回复到原来的三角式（图1）。
- 呼气，在左边按相反方向做整个练习。

保健效益

这个姿势的效果和三角转动式基本一样，只是更强些。它也刺激、兴奋消化过程，从而使结肠的清理过程畅顺。本式增加脊柱和腹部器官中的血液循环，从而使人体这些部分都一一充满活力。

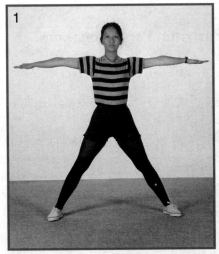

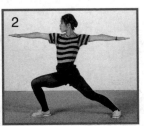

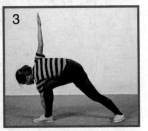

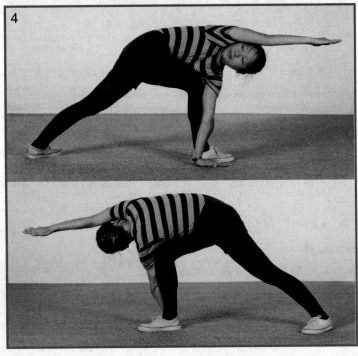

加强侧伸展式（Parsvottanasana）

功法

- 从基本站立式开始（图1）。
- 深吸气，身体微向前倾。
- 将两肘和两肩胛骨向后收，双掌在背后合十（图2）。
- 呼气，如可能的话，转动两腕，将合十的双掌升到肩胛骨之间（图3）。
- 吸气，两腿大分开。
- 稍作休息，吸气并将躯体转向右边。保持双膝完全伸直不弯曲，将两脚转向右边（图4）。
- 右脚应转满90°角，左脚约转75°角。
- 现在，头向后仰，保持一会儿（图5）。
- 呼气，以舒适为限，向前弯身，直至头部触及右膝。
- 如果可以继续伸展就慢慢伸展背部，方法是逐渐将下巴延伸过右膝盖之下（图6）。
- 有规则地呼吸，保持这个姿势约20秒钟。
- 然后，深深吸气，将头部和两脚转向中央，直到脚趾指向前方（图7）。
- 将躯干举起，呼气，回到基本站立式。
- 休息几秒钟，在另一边重复同样的过程。

可替代的做法：

- 如果你无法做到在背后双掌合十，就用两手互相抓住手腕，放在腰背部（图8）。

保健效益

　　这个姿势扩展胸腔，刺激和促进深长的呼吸。它伸展脊柱，放松髋关节，补养、加强两腿的肌肉。它收缩并强壮腹部器官，改进不良的体态和圆肩，并使两腕松动灵活。

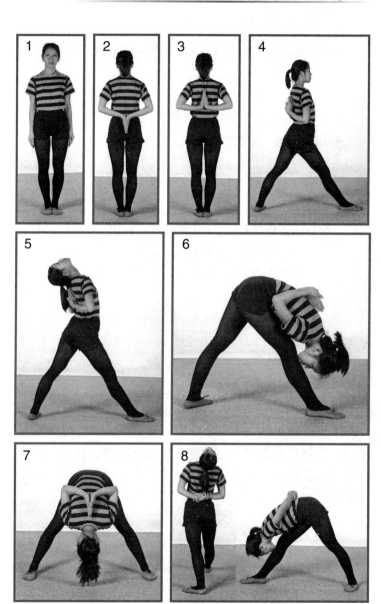

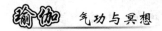

风吹树式 (Tiryaka Tadasana)

功法

- 挺身直立，两脚并拢，两臂放在两侧。
- 十指相交，两臂高举过头顶。
- 转动两腕，使两腕朝天。
- 用脚尖着地站着，上身躯干从腰部弯曲，倾向右侧（图 1）。
- 保持此姿势几秒钟，然后弯向左侧（图 2）。
- 弯向左右两侧至少 12 次。
- 然后让上身回复中央位置，平脚站立，放下双臂。

注意：

如果你不能用脚尖站立同时保持身体平衡的话，就可以平脚站在地上做这个练习。但是，你每次做这个姿势的练习时，都应该起码花几秒钟试试用脚尖站立。这样做能使你逐渐增强自己的平衡力。

保健效益

这个姿势扩张胸部，放松肩关节。它也朝着与平常向前或向后运动不相同的一个方向伸展下背部、腰部、双髋部和内部脏器。其他益处包括改善体态、增强灵活性、提高平衡感。

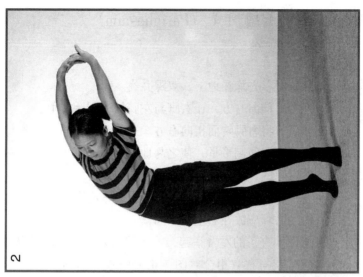

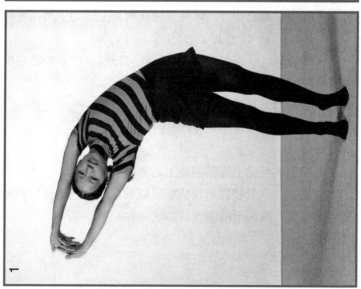

门闩式 (Parighasana)

功法

- 开始时，先跪在地上，双踝并拢。
- 把右腿伸向右方，让右脚与左膝处于同一线上。
- 然后，将右脚转而指向右方。右膝不要弯曲。
- 将两臂向两侧平举，使之与地面平行（图1）。
- 然后呼气，将你的躯干和右臂屈向右腿。
- 右手腕和前臂放在右脚踝和胫上，掌心向上（图2）。
- 你的右耳应放在右上臂上面。
- 把你伸直了的左臂举起，经头部上方向右移，可以的话，就与右掌相合（图3正面图和背面图）。
- 如果手掌能相合，你的头应在两条上臂的中间，保持这个姿势45秒钟。
- 然后吸气，首先躯体和双臂恢复原位，然后右腿也恢复原位。
- 在左边重复同样的练习。
- 左右两边保持本姿势的时间要相等。

保健效益

这门闩式帮助消除腰围线上的脂肪。它补养和增强腹部肌肉和器官，以及腰腹与横膈膜区域的皮肤。它使脊柱神经旺盛有生气，有助于消除背部僵硬强直。

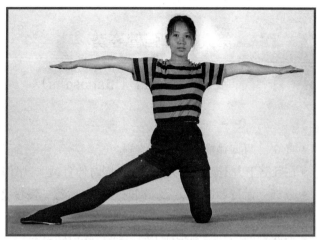

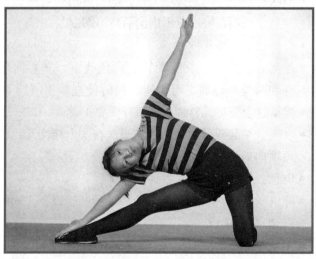

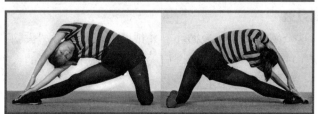

第九节　强健姿势

手臂伸展式（Hasta Uttanasana）

功法

- 直立，两脚并拢，两臂垂体侧。
- 在肚脐下方不远，两腕相交叉，同时伸直颈项（图1）。
- 吸气，保持两腕相交叉，同时颈项向后弯，慢慢将两臂向上方升起。
- 把两臂两手升高到头顶上，并向头后稍移（图2）。
- 屏息，颈项在舒适范围内向后弯（图3）。
- 保持这个姿势几秒钟。
- 然后，慢慢呼气，将两臂自两侧放下（掌心向上），直到两臂与地面平行为止，同时伸直颈项（图4）。
- 保持这个姿势几秒钟，同时呼吸要正常。
- 吸气，举起双臂，让两手腕再次在头上相交叉，同时颈项向后弯（图3）。
- 屏息，保持此姿势几秒钟。
- 呼气。然后，将交叉的双腕放低到肚脐以下，同时伸直颈项（图1）。
- 重复12次。

保健效益

这个练习刺激血液循环，并帮助人克服那种"头脑有点昏沉"的状态。它放松两个肩关节，对圆肩或驼背的人极有益处。它伸展并强壮脊柱。

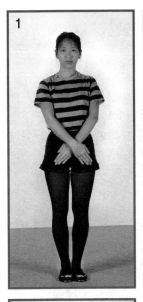

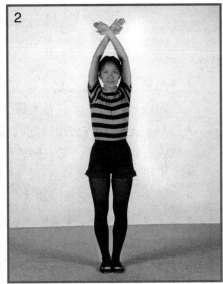

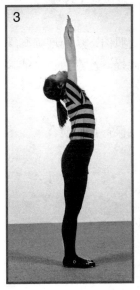

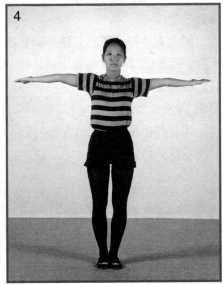

树 式 (Vrksasana)

功法

- 开始做"基本站立式",即直立,两脚并拢,两手掌心向内,两臂靠近左右大腿的外侧(图1)。
- 然后,把你的右脚跟提起到腹股沟和大腿上半部区域,右脚尖向下,把右脚放稳在左大腿上。
- 一边用左腿平衡全身站着,一边双掌合十(图2)。
- 两臂伸直,高举过头(图3)。
- 深深吸气,保持这个姿势 30~60 秒钟。
- 然后,将合十的双掌收至胸部,然后放到体侧。
- 伸直右腿,恢复"基本站立式"。
- 你可以继续把左脚放在右腿上,重做这个练习。

保健效益

树式能补养、强健双腿和胸背部的肌肉,从而增强脚踝力度,并改善了体态与稳定性,而因此提升注意力;又能减轻两髋的僵硬感。

警告

如有高血压等心脏或循环问题,就保持在胸前合掌,不要将手臂举高。

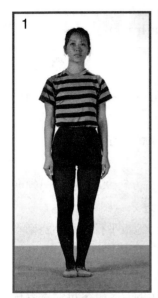

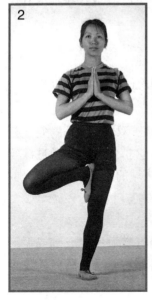

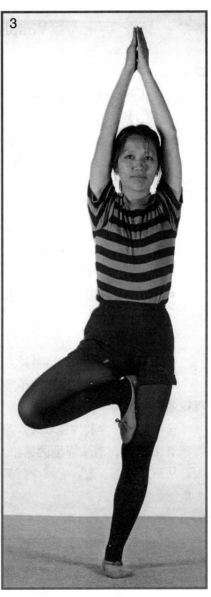

战士第一式 （Virabhadrasana Ⅰ）

功法

- 先从基本站立式开始，两脚并拢，两臂靠着躯体两侧（图1）。
- 双掌合十，高举过头并尽量伸展（图2）。
- 然后吸气，两腿分开（图3）。
- 呼气，将右脚和上身躯体向右方转90°。左脚只须向同样方向（即右方）略略转过来（图4）。
- 然后屈右膝，直到你的大腿与地板平行，而小腿则与地板及大腿成垂直角度。
- 将左腿向后伸，膝部挺直。
- 头向上方仰起，两眼注视合十的双掌，尽量伸展脊柱（图5）。
- 有规律地呼吸。
- 保持这个姿势20~30秒钟。
- 回复到基本站立式，按相反方向做同样的练习。

保健效益

这个姿势补养和加强双踝、双膝、双髋和双肩。它放松颈项和下背部，消除那里的紧张。它扩展胸腔、增进深呼吸，从而对肺部有益。它减少髋部区域的脂肪，并增强人的平衡感和注意力。

警告

这是一个强度很大的姿势，如有高血压等心脏或循环问题，不要做这个姿势，或练习时保持双手扶胯而不将手臂举高。

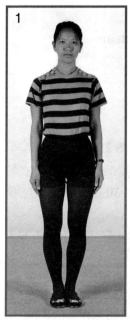
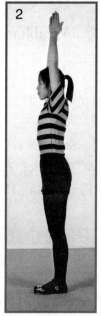
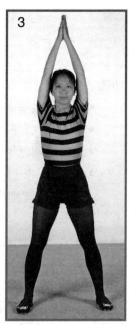

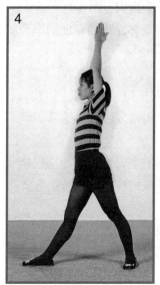
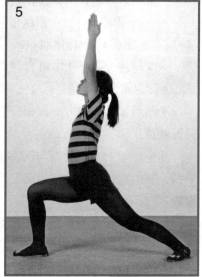

战士第二式（Virabhadrasana Ⅱ）

功法

- 开始先做基本站立式（图 1）。
- 深深吸气，两脚大大分开。
- 两臂向两侧平举，与地面平行（图 2）。
- 从这个"三角式"做下去：左膝挺直，右脚向右转90°；左脚则向同一方向转 15°~30°，不要超过 30°（图 3）。
- 屈右膝，直至大腿与地面平行，小腿垂直于地板和大腿（如果你需要把左腿再伸远一点，以便两腿分开得更宽的话，可以这样做）。
- 然后，两手向两旁尽量伸展出去。
- 头向右方转，两眼注视右手手指尖（图 4）。
- 一面深深呼吸，一面尽量伸展你左小腿背面的腘旁腱（小腿腱）和其他肌肉。
- 保持这个姿势 15~30 秒钟。
- 回复常态的办法是：吸气，回复到"三角式"（图2）。
- 然后，转向左方，以相反方向重复做全部练习。

保健效益

这个练习对双腿、背与腹部极有益。它使大小腿肌肉变柔韧，并消除这个区域可能已经形成的痉挛（抽筋）毛病。

警告

如有高血压等心脏或循环问题，不要做这个姿势，或练习时保持双手扶胯而不将手臂举高。

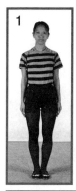
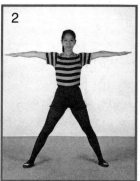
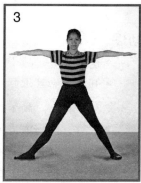
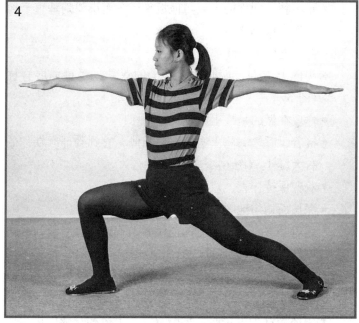

战士第三式（Virabhadrasana Ⅲ）

功法

- 这个姿势是战士第一式的继续。
- 开始先做基本站立式（图1）。
- 双掌合十，高举过头并尽力伸展（图2）。
- 吸气，两腿大大分开。
- 呼气，将右脚与上部躯体向右方旋转90°。左脚只须向同一方向（即右方）略略转动（图3）。
- 屈右膝直到你的大腿与地板平行，而小腿则垂直于地板和大腿（图4）。
- 将左腿伸出，膝部挺直。
- 头向上方仰，两眼注视合十的双掌，尽量伸展脊柱（图5）。
- 你现在做的是战士第一式。
- 接着，呼气，将上身躯干向前倾，直到胸部靠在你的右大腿上（图6）。
- 双臂保持伸直，双掌合十。
- 深长而均匀地呼吸两三次，借此放松一下。
- 然后呼气，上身微微向前倾斜，一边伸直右腿，一边也把左腿举离地面（图7）。
- 在将右腿完全伸直之后，将左腿举高至与地面平行（图8）。
- 当你做这个姿势时，你的双臂、上身和左腿应该形成一条与地面平行的直线，而你的右腿应与此线形成直角。

- 保持这个姿势 10~20 秒钟。
- 然后呼气，回复到战士第一式上来。
- 你可以继续在左边重复这个练习。

保健效益

理想的瑜伽战士是一个双腿强壮、站姿雄健坚定的战士。此外，理想的瑜伽战士还是一个体态平衡稳固、内心和平宁静的战士。这个姿势帮助人们培养这些品质。脊柱的弹性和身体应有的均匀对称得到增进。腹部自动收进来，身心变得更警觉。当你把身后一条腿抬起来与地面平行，同时保持身体平衡，腹部器官就收缩，从而得到按摩和加强。

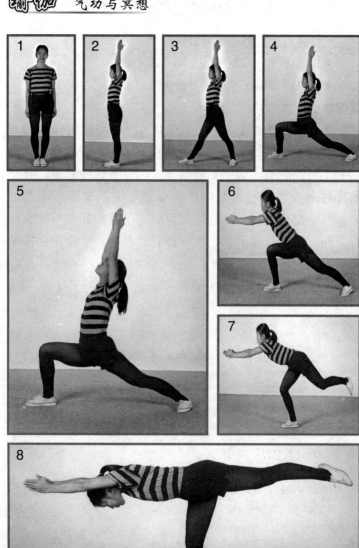

幻椅式（Utkatasana）

功法

- 开始先做基本站立式（图 1）。
- 将两臂径直高举头上，双掌合十（图 2）。
- 呼气，屈膝，放低躯干，就像你准备要坐在一张椅子上似的（图 3）。
- 你的两条大腿应与地面几乎平行，胸部尽量向后收。
- 正常地呼吸，保持这个姿势 15~30 秒钟。
- 然后，吸气，放下两臂，回复基本站立式（图 1）。

保健效益

这个姿势使两腿更强健，增进体态平衡稳定，并矫正不良姿势。它增强脊柱、强壮背部肌肉群。它消除肩膊酸痛、僵硬不灵，给予心脏柔和的按摩。幻椅式也扩展胸部、增强双踝和强壮腹部器官。

警告

如有高血压等心脏或循环问题，就保持双手扶胯而不将手臂举高。

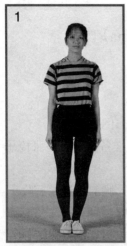

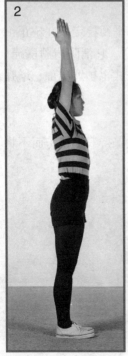

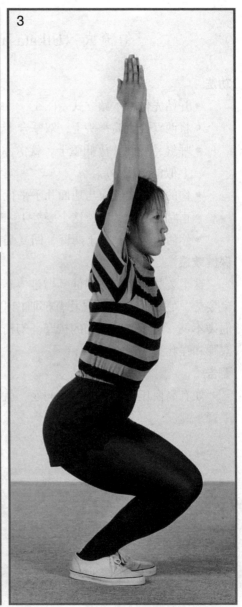

摩天式（Tadasana）

功法

- 以基本站立式站着，两脚稍微分开。
- 两手十指相交，把双手高举过头。
- 两手掌心向上（或向下），双眼注视两手手背（图1）。
- 吸气，用两脚脚尖挺立，蓄气不呼，把整个身子向上方伸展（图2）。
- 保持姿势几秒钟，然后呼气，并慢慢将两脚脚跟着地。
- 重复若干次。

变体：

- 伸直身子站着，两手腕和前臂在头顶上方交搭（图3）。
- 上身从腰部向前弯曲，直到两腿和背部形成90°角（图4）。
- 以一次快速动作伸直上身躯干，撑起脚尖站起来，把整个身子向上方伸展（图5）。
- 两臂广阔分开，让它们形成一条和地面平行的直线（手掌向上或向下都可以）（图6）。
- 然后将两臂向上举起，再将两腕在头顶上方交搭（图5）。
- 把两脚脚跟着地，再次向前弯腰（图4）。
- 重复若干次。

保健效益

　　这个姿势对腹直肌群和肠脏有益。有助于治愈便秘。有助于促进脊骨的健康发育成长。当各条脊髓神经从脊柱分支出去的那些分支点上发生充血时，这个姿势有助于行血散淤。

　　治疗不严重的、短暂性肠道阻塞的好办法是：喝 4~6 杯水，并以这个姿势（图 2、图 5）在周围行走行走，约几分钟。

警告

　　有高血压等心脏或循环问题者，不可屏气，而应自然地呼吸。

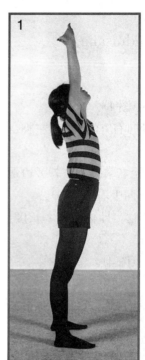
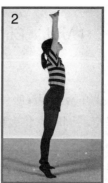
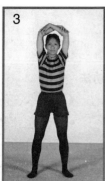
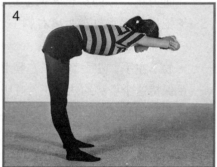
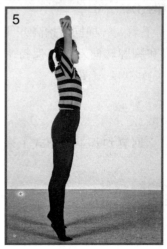
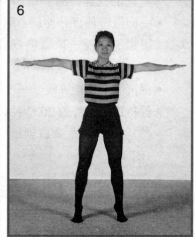

半月式（Ardha Chandrasana）

功法

- 从基本三角式开始，深深吸气（图1）。
- 在使左膝坚挺的同时，将右脚向右方转90°，左脚也略向右转（图2）。
- 呼气，将躯干向右方弯曲，直至右掌按触右脚旁边地面为止。你的头也转向左边，向上看（图3）。
- 把你的手掌放在距离右脚一步远（即你的脚掌长度）的前方，同时弯曲右膝。
- 放下左手，左手掌放在左髋上（图4）。
- 保持这个姿势约两次正常呼吸。
- 第三次呼气时，进一步稍微弯曲右膝，以便使你的躯干向前倾。
- 用右脚平衡身体重量，右手也帮助控制平衡。开始把左腿也提起，离开地面（图5）。
- 一面慢慢伸直并伸展右腿、右臂，一面同时抬高并伸展你的左腿。微微将双肩和胸膛转向左边以保持平衡——你的脸也向同一方向转过去（图6）。
- 深沉而平稳地呼吸。
- 保持这个姿势约20秒钟。
- 然后逐步把左脚放到地上，回复到基本三角式上来（图1）。
- 在左边重复这个练习。

保健效益

半月式消除腰围线上过多的脂肪。它补养和增强脊柱的下段、双髋以及腿部各条肌肉。它强壮神经系统，帮助消化和排泄过程，并有助于消除肠胃问题。

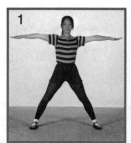
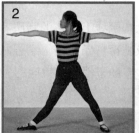
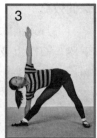

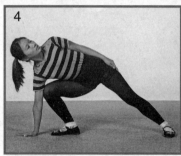
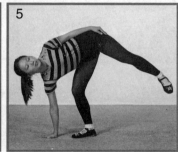

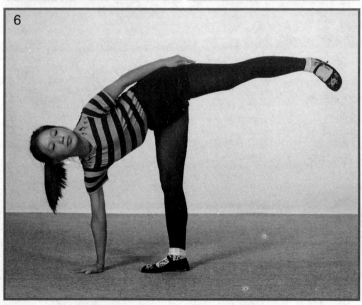

鸟王式（Garudasana）

功法

- 开始时先做基本站立式（图 1）。
- 把左大腿的背面贴在右大腿的前面，把左小腿胫骨贴着右小腿的腿肚包部位，从而让左腿缠着右腿。然后，用你左脚大脚趾勾住右脚踝的上半部（图 2）。
- 用你的右脚平衡全身。把你的右肘略略放在左肘关节之上，把右前臂转向右方，左前臂转向左方，从而让右臂缠住左臂。然后双掌合十（图 3）。
- 保持这个姿势约 20 秒钟，这时要做深长的呼吸，同时放低臀部，以便保持身体平衡稳定。
- 然后，放开两臂和两腿，回复基本站立式（图 1）。
- 左变右，右变左，在另一边重复这个练习。

保健效益

这个姿势对两腿非常有益。它补养和增强两踝、两膝和腿肚子肌肉。它也有助于防止和消除小腿腿肚子肌肉的痉挛（抽筋）。它增强两腿、两肩的弹性。它是发展平衡和协调感的一个极佳姿势。

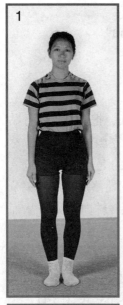

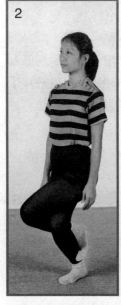

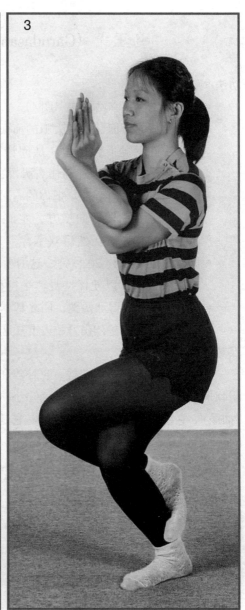

鹤禅式（Baka Dhyanasana）

做这个练习并不需要有一双非常强有力的臂膀——尽管在初学者看来可能是这样子的。真实情况是：与其说它是个使用体力的练习，不如说它更多地是个使用平衡与协调技巧的练习。

功法

- 开始时蹲在地上，两腿分开（图1）。
- 用脚尖着地抬高身子（图2）。
- 两手平放地上，弯曲两肘。两膝的内侧应该接触两上臂的外侧。
- 试图把两膝的内侧尽量放得靠近你的胳肢窝（图3）。
- 吸气，向前弯身，把两脚举离地而（图4侧面图与正面图）。
- 两膝内侧稳固地靠落在两条上臂之上，用双手保持平衡。
- 眼向前看。
- 保持这个姿势5~60秒钟。如果保持的时间较短，可以试着屏息。否则，就自然地呼吸。
- 重复6~10次。

注意：开始时，你也许无法用两手长久保持平衡。只管将自己往前推送，平衡1~2秒钟（你能平衡多久就多久）；当你两脚碰触地面时，马上又推起来，试图再次用两手平衡身体。逐步地你就能够平衡得更长的时间。

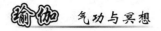

保健效益

这个姿势帮助发展人的平衡和协调能力。它有助于使神经系统得到平衡，舒缓紧张的心情。它还增强两腕和两臂。

警告

患有高血压或脑血栓形成的人们不应该练这个姿势。

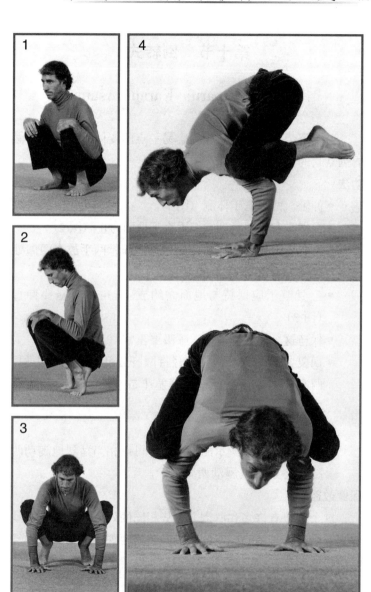

第十节　倒转式

倒箭式 (Viparita Karani Asana)

这个姿势是肩倒立式较为容易一点的变体做法。难于做肩倒立式的人宜做此式。

功法

- 仰卧，两手置于体侧（图1）。
- 慢慢举起双腿直到它们垂直于地面为止（图2）。
- 升起上身躯干，同时两肘稳靠地面，两手放在两髋处以支撑身体。
- 上身躯干应保持与地面大约成45°角，双腿要伸直（图3）。
- 保持这个姿势，放松，呼吸要正常。
- 回复常态的方法是：轻轻将两脚放低，略高于头顶，两掌放回地面上，慢慢把躯干放下来，回复到躺着的姿势。

可替换做法：

当你保持着图3所示的姿势时，可以相当猛烈地震动两腿，特别试试震动两脚。

保健效益

这个姿势有许多和肩倒立姿势相同的效果。此外，抖动双腿双脚有助于消除腿肌的紧绷并放松两踝。它给人一种舒畅放松的感觉。

警告

有背部、颈部问题或高血压等心脏或循环问题者，不应练习此式。

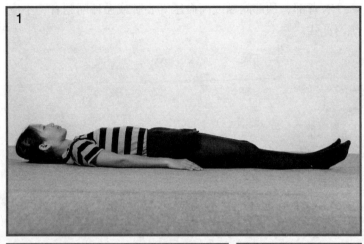

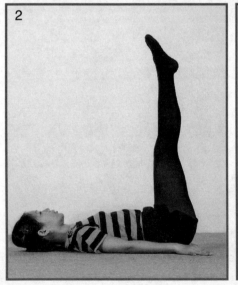

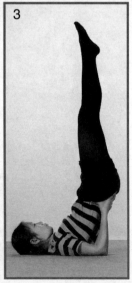

犁　式 *（Halasana）

梵文"哈喇"（hala）是犁的意思；这个姿势之所以称作"犁式"，正是因为它极明显地像一把倒转的犁。

功法

- 平直仰卧，两腿伸直但放松，两脚并拢。两手应平靠体侧，掌心向下。以这姿势放松至少 15~20 秒钟（图 1）。

- 吸气，一边保持两腿并拢、两膝伸直，一边两掌轻轻用力向下按，收缩腹部肌肉使两腿离开地面举起，升到躯干上方（图 2）。

- 当两腿上升至躯干成垂直角度之后，呼气，并继续将两腿向后摆至两脚伸过头后。当你这样做时，你的臀部和下背部自然会离开地面（图 3）。

- 如果你的脊柱已经相当僵硬的话，那么，也许在开始阶段你最多只能做到这个程度了。真的如此的话，就保持这个姿势，数 1~10，然后按下面稍后所描述的方法从这个姿势回复常态。

- 如果你能够继续舒适地将两腿向后伸，并向下降，你可以这样做，而在不感到吃力的情况下尽力做到多少算多少，然后停住，保持着这个姿势。

- 如果你的躯体相当柔软，你的脚趾就会碰到地面（图4）。

- 保持这个姿势 10~15 秒钟，缓慢而有规律地呼吸。

---

* 需要先能舒服地练习倒箭式（第 274 页）之后，才可练习此式。

- 现在将双脚更向头后送去，两臂滑向背后。这会将更大重量移至脊柱的顶部（图5）。
- 保持姿势，数1~10（如果开始感到太吃力，可以少数点）。
- 记住在这部分练习的整个过程中，两膝保持平直。
- 从这个姿势回复常态的方法是将两手滑动着收回躯体两侧（图4），膝部弯曲（如果你能做到保持两腿伸直的话，就这样做），然后，一节脊椎接一节脊椎地"展开"你卷曲的身躯，直到你的臀部再次贴在地面上。
- 这时候重要的是要确保你的头部不离开地板以免破坏动作的连贯性。为了不让头部离开地面，你也许得在"展开"躯体时轻微地拱起颈项。
- 在臀部接触地面之后，双腿就可以伸直，然后顺势放下来。
- 你现在又回复到原来开始的姿势上。
- 休息20秒钟，然后再做两次。

可替换做法：

建议初学者在头部后边放一张椅子或凳子，以便搁置两脚的脚趾。随着背部肌肉变得更柔韧，你就可以逐渐减少凳子的高度，直到你的脚趾停落在地板上为止。在举腿时保持弯膝，可降低难度。

保健效益

犁式是习瑜伽者所喜爱的姿势之一。它对整个脊柱神经网络极为有益。从主要的脊柱神经出发，共有32对神经向两旁分支出去，伸展到人体的一切主要部分。这些神经全都受到滋养、增强和恢复活力，从而各种背痛和腰部风湿痛都得到减轻以至消除。

　　犁式不仅仅使背部，而且使整个身体都得以伸展。它消除肩膀和两肘的僵硬感；它补养和增强腘旁腱肌肉；有助于消除腰围线、髋部、腿部的脂肪。它甚至有助于治好手部的痉挛。

　　这个姿势刺激血液循环。除了滋养脊柱神经之外，血液还流入头部，滋养面部和头皮。甲状腺也得到调整，身体的新陈代谢作用也获得改善。

　　犁式也收缩腹部器官，给它们补充活力。它刺激、促进消化功能，帮助消除便秘。它有益于肾脏、肝脏、脾脏、胰脏、各种内分泌腺体和生殖器官。它消除胃部的气胀疼痛，有助于纠正月经失调的毛病。犁式也帮助治愈各种头痛、痔疮和糖尿病。

警告

　　有背部、颈部问题或高血压等心脏或循环问题者，不应练习此式。练习中，颈部如有任何不适，应立即小心地收回姿势。年老又体弱的人应向医生咨询之后才决定是否做这个姿势。患坐骨神经痛的人们不应该练这个姿势。无论在任何情况下，也不要使肌肉用力过度。

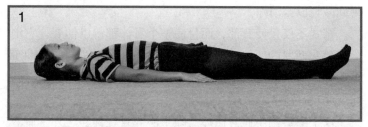

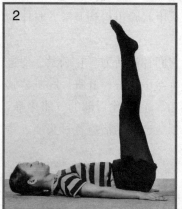

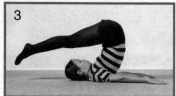

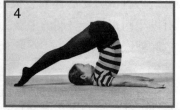

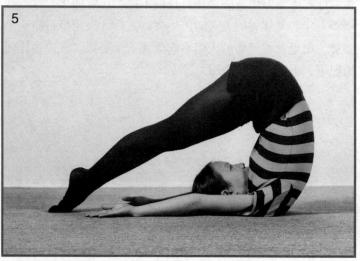

侧犁式 *（Parsva Halasana）

功法

- 仰卧。
- 把靠拢的两腿升起，放低在头的上方，伸过头后，做犁式（图 1）。
- 把两掌放在背部的中间位置，把背部推成垂直于地面。
- 在感到舒适的情况下，尽可能把两腿转动向右方。伸直你的两腿（图 2）。
- 正常地呼吸，保持这个姿势 20 秒钟。
- 呼气，保持胸膛和两肩静止不动，尽量把双脚转动向左方（图 3）。
- 伸直两腿，再保持姿势 20 秒钟。
- 回复到犁式（图 1）。

保健效益

对于患便秘的人们来说，这侧犁式是一个极好的姿势。

腹部器官，特别是结肠，被上下颠倒，受到挤压，以致大大促进排泄过程。习以为常地练这个姿势就会清除肠子里含毒素的废物，从而有助于防止疾病的发生。

有关其他益处，请看犁式中的说明。

---

* 你只能在学会了犁式（见第 277 页）之后，才能做这个姿势。犁式的警告事项同样适用于此式。

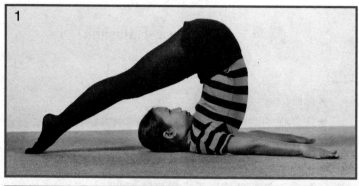

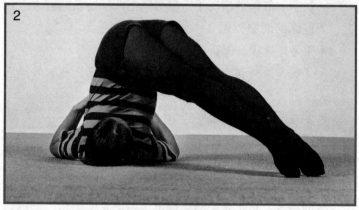

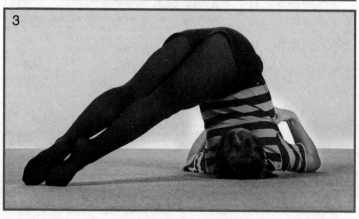

卧角式 * (Supta Konasana)

功法

- 仰卧。
- 呼气，慢慢把并拢的双腿举起，放低在头的上方，伸过头后（图1）。
- 保持两膝伸直不屈，把两脚脚趾挨到地面上，如犁式所示的那样（图2）。
- 尽量宽阔地把两腿分开。
- 用右手抓住你右脚大脚趾，用左手抓住左脚大脚趾。
- 把两脚脚跟耸起，把下半背部耸得更高些，伸展你的腘旁腱肌肉群（图3和图4的背面和正面图）。
- 正常地呼吸，保持此姿势20秒钟或更长久。

保健效益

这个姿势除了具有犁式的那些效果外，还伸展、补养和增强两腿。

---

* 只有当你成功地做到了犁式（见第277页）之后，才能做这个姿势。犁式的警告事项同样适用于此式。

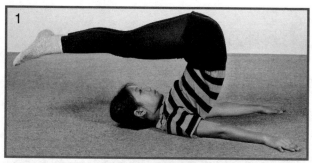

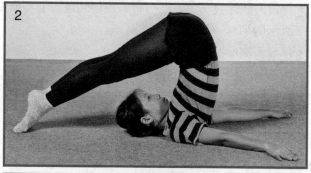

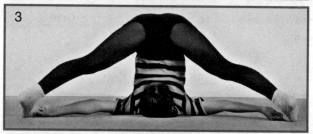

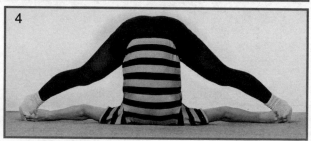

身腿结合式 * （Karnapidasana）

功法

- 仰卧，两手掌心向下，靠着两腿侧。
- 吸气，并保持两膝伸直不屈，慢慢抬高你的双腿。
- 当你双腿已垂直于地面时，呼气，慢慢抬起两髋和下背部。把两腿伸展至头上方，并伸向头后。
- 把脚趾放在地上，如犁式所示（图 1）。
- 两脚分开约 1 英尺（1 英尺= 0.305 米）宽。
- 两腿弯曲膝部，把大腿移向胸部（图 2）。
- 把你的躯干更向后方移动，直到你能够把双膝放在地面上。
- 两膝应和肩头接触，两脚脚背平放在地上（图 3）。
- 你甚至还可以把双手顺势滑向背后，抓住两脚脚踝，从而能够用手帮忙把两膝抵紧双肩（图 4）。
- 然后两手抱住两条大腿（图 5）。
- 缓慢而深长地呼吸。
- 只要感到舒适，可尽量长久地保持这个姿势。

保健效益

这个姿势伸展背部肌肉，刺激脊柱神经，并使神经系统镇静。它还使腹部器官和性器官受益。此外，对于心脏、双腿和躯干来说，这是一个有很大松弛作用的姿势。总的

＊只有当你成功地做到了犁式（见第 277 页）之后，才能做这个姿势。犁式的警告事项同样适用于此式。

说来，它对整个身体能产生一种非常显著的、有益健康的影响。

警告

应小心不要使背部肌肉劳乏。

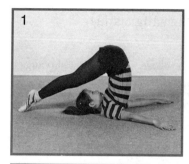
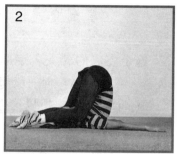

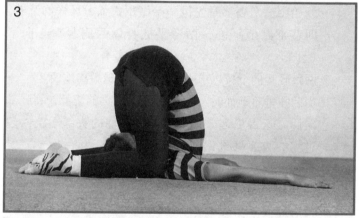

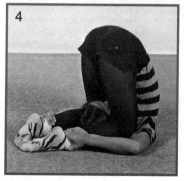
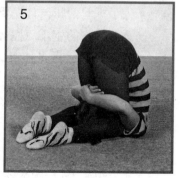

肩倒立式 * (Sarvangasana)

这个姿势的梵文名字原意虽是"全身"（Sarvanga）"姿势"（ASANA）但一般却称为"肩倒立"（the Shoul-Der Stand）。梵文之所以这样称呼，是因为它有益于整个机体。

功法

- 开始练这个姿势时先像开始做犁式练习那样仰卧着，即背部贴地平卧，两臂平放身体两侧，掌心向下（图1）。
- 两臂轻轻向下按以求平稳，慢慢将腿举离地面。
- 当两腿垂直地面时（图2），更升起你的髋部，将腿部向后方送得更远，让两腿伸展在你的头部之上，超过你的头部（图3）。
- 至此为止，肩倒立的做法和犁式完全相同。但是，从此开始，两脚不是像犁式那样往下放低，而是要在这时候向上举起来。
- 为了举起两腿，首先要用两手托起你下腰部的两边，又撑起你的躯干（图4）。
- 现在，慢慢尽量伸直，不要过于紧张或做无谓的用力。
- 开始时，你也许不能够完全伸直，但你的躯体会或多或少像图5所示的姿势。

---

* 能够舒适地练习犁式（见第277页）之后，才能做这个姿势。犁式的警告事项同样适用于此式。

- 应把下巴收进来，让它顶住胸部。

- 舒适地呼吸，保持姿势的时长以舒适为限，至多不超过 3 分钟。

- 在经常练习肩倒立式之后，你会体会到你的躯体会随着时日越来越伸得更直。最后，你的双腿和躯干会完全伸直，与头部成为 90°角，如图 6 所示。

- 要从这个姿势回复常态，做法是慢慢放低两腿，让它们再次伸展在你头部上方（图 3）。

- 放下双手，平放地面上，掌心向下。

- 慢慢放平髋部，并放下到地板上。

- 这时候，为了使你的头部继续和地面接触而不是猛然翘起，如有必要的话，可拱起颈项。

- 伸直两腿，慢慢放下到地板上。

- 以此姿势放松休息至少 30 秒钟。

- 在一套练习内容中，肩倒立只须做一次便够了。

第一种变体做法：

- 当你做到肩倒立式最后姿势并稳定好了的时候，把双手从背后移开，十指相交；把两臂伸直，转动两腕，让两掌掌心向着你自己（图 7）。

- 你的身体应垂直于地面，并在你的头部和伸直的两臂之间取得平衡。

- 为了保持平衡和稳定感，你就需要伸展腿部和背部的肌肉。

- 在做完基本肩倒立式之后，你可以添做 1 分钟左右这种变体做法。

第二种变体做法：

- 当你做到了基本肩倒立式并平衡稳妥之后，把两手从背部移开，把两手伸过头后，平放地上，掌心向上（图8）。

● 尽量长久地保持这个姿势。

● 这个姿势比基本肩倒立式或第一种变体做法都困难些。双肘、双臂都并不支撑身体，因而你身体的平衡完全依靠颈项、背部和腹部肌肉群。

保健效益

肩倒立效益挺多，血液中血红蛋白含量得到改进，流入头部和上身，产生许多有益效果。

首先，脑部补充了活力，脑部区域中的神经-肌肉活动得到改进，从而增进思考能力。第二，双眼、头皮、面颜组织的血液循环得到改善，从而使每个部分充满活力。第三，这个姿势用到坚实有力的下颔收束法会使血液供应停留在颈部，对甲状腺和甲状旁腺都有益。第四，肩倒立使血液自由地流入心脏而无需刻意对抗地心吸力的拉阻作用。两腿、骨盆和腹部的充血现象得以消除，诸如静脉扩张、脱垂和月经失调等毛病也得以防止或消除。

由于肩倒立有维护肾上腺活动正常的效果，因而享有补充活力与松舒回神的名声。它一方面缓解贫血症状、活力不足和癫痫症，另一方面也能宁和安稳神经系统，而能减轻心烦易怒、失眠、头疼或濒临精神崩溃的症状。

肩倒立式还使腹部脏器恢复活力。它有助于释放出肠道中的气体。便秘得以解除，从而从这个系统中排除不需要的毒素。这使人感到更加精力充沛和警醒。结肠炎和肠溃疡也得以消除。

肩倒立还附带地增进性的控制力和健康。它对治疗子宫位移和月经不调有益。它消除痔疮、疝气和泌尿功能失调。

最后，据说，经常练习肩倒立会有助于防止和治愈感冒。

因此，对于全面增进人体健康和脏器功能来说，肩倒立是一个极好的姿势。

警告

有背部、颈部、高血压等心脏或循环问题者不要练习此式。在练习中有任何颈部不适，须立即并谨慎地收回姿势。老人和体弱者在练习此式之前，应先咨询医生。有坐骨神经痛者不应练习此式。

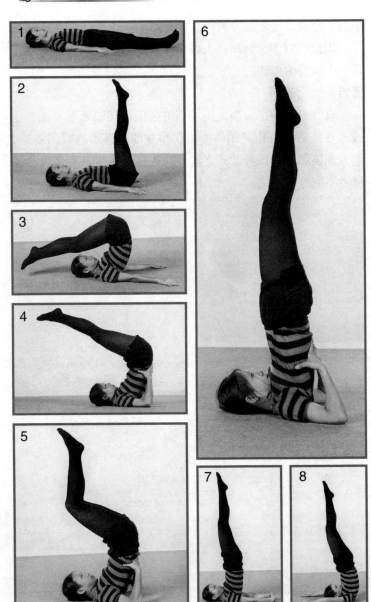

无支撑肩倒立式 *
（Niralamba Sarvangasana）

功法

- 先做基本肩倒立式（图1）。
- 把右手从背后收回，把它沿着你竖起的身体伸直上去（图2）。
- 当你感到身体已平衡好，把你的左手也从背后收回，把它沿着你竖起的身体的左边伸直上去（图3）。
- 保持这个姿势20秒钟到1分钟。
- 恢复常态的办法是：放下两手，做基本肩倒立式。然后，你就可以弯曲双腿，慢慢下来。或者你可以屈膝，做犁式，然后从犁式按其复原的方法做 **。

保健效益

　　除了具有基本肩倒立及其变体式的益处之外，和这些姿势比较，本式更强有力地伸展各个脊椎，进一步增强颈部和背部的肌肉群。它也增进血液循环，帮助消除有毒废物，并有一种使身体全面补充精力的效果。

---

　　* 只有当你成功地掌握了基本肩倒立式及其变体做法（见第277页）之后，才能做这个姿势。这些姿势的警告事项同样适用于此式。

　　** 见第277页。

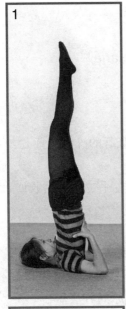

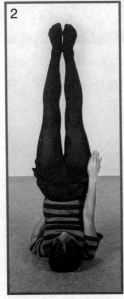

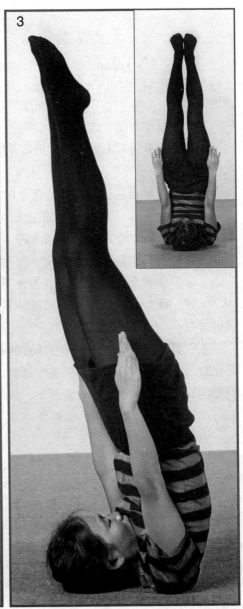

单腿肩倒立式 * （Eka Pada Sarvangasana）

功法

- 背部贴地仰卧地面。
- 一边伸直两腿，一边将两腿慢慢举起（图1）。
- 当两腿垂直于地面时，升起髋部，将腿部向后方送去。
- 将两手放在下背部，并将两髋和躯干垂直竖起，直到你的胸部触及下巴，双脚向上直指（图2）。
- 在形成这种肩倒立姿势时，做几次呼吸。
- 然后呼气，保持右膝伸直不屈，将右脚放下来，高于头部，脚尖挨着地面，而同时保持左脚向上伸直（图3）。
- 呼吸要正常，以不勉强用力为限，尽量长久地保持这种姿势。
- 呼气，慢慢回复到肩倒立姿势（图2）。
- 休息几秒钟，然后用左脚重做一样的练习，但这回要将右脚向上伸直。
- 你要保持这个姿势多久就保持多久。
- 回复到肩倒立式，最后回复到原来的仰卧式。

保健效益

　　这个姿势具有大部分和肩倒立式及犁式相同的效果。但是，只放下和升起一条腿的动作比两条腿同时放下和升起的动作使腹部一般器官而特别是两肾得到更多的锻炼。这个姿势对腿部肌肉也是很有益的。

---

　　* 这个姿势只有那些已经娴熟掌握了肩倒立式和犁式（见第277页）的人们才能做。这两个姿势的警告事项同样适用于此式。

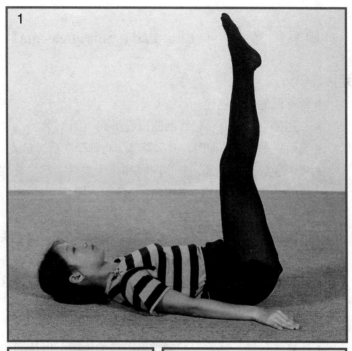

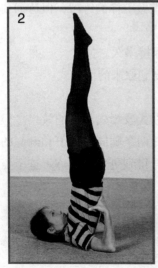

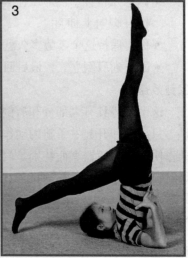

头倒立式*（Headstand）

由于若干原因，练习头倒立式存在一定风险，尤其是考虑到现代生活对人的影响。因此，我们不再建议大家练习这个姿势。请登录我们的网站 www.huilanyujia.com，了解相关的详情。

功法

- 开始时先按传统的"日本式坐姿"坐着，亦即中国的跪式，臀部落在脚跟上，两掌放在大腿上（图 1）。
- 两手十指相交。
- 腰部以上向前弯下，将相交的两手及前臂置于你前面地板上（图 2）。
- 继续向前弯腰，使头顶挨着地板，后脑勺正好紧靠交叉的手指，臀部相应抬起（图 3）。
- 将脚趾轻轻撑住地面，将两腿慢慢伸直，使臀部抬起至最高点（图 4）。
- 将两足趾踮地，如小步行走似向头部靠拢，使臀部更加推向头的上方，脊柱伸直近似与地面垂直（但不要把腿收得过多，以免向后倾倒）。
- 当感到身体平衡稳妥时，缓缓将膝部弯曲，将两脚从地板引起来，膝部仍弯着。
- 把弯曲的双膝尽量靠近胸部，呈现屈膝倒立姿势（图5）。

＊只有当你做熟了叩首式和肩倒立式（见第 288 页）之后，才能做这个姿势。这两个姿势的警告事项同样适用于此式。

- 练本功法的头几天，只照此姿势保持不动约 30 秒钟，呼吸缓慢而安静。下来恢复常态时，按最后一段的描述缓慢而有节制地做。

- 当你能够稳定地保持这个姿势而不前后摇晃时，就可以开始练习做完全的头倒立。

- 在上述姿势稳定的基础上，小心缓慢地将两腿渐渐伸直（图 6），直到全身呈完全垂直的倒立姿势（图 7）。

- 呼吸应做到细匀、轻缓、安静。保持这个姿势 30 秒钟。

- 一个月后，你就可以机敏而谨慎地随意延长时间。

- 从头倒立姿势恢复到开始的准备姿势这一步至关重要。千万不可一下子倒下或突然收腿落地，马上站立起来。

- 应该与倒立起来时同样缓慢落下：先屈膝，成为图 5 的姿势。

- 然后，慢慢放低两腿，直至两脚和两膝先后顺次接触地面为止。

- 双手握拳，将左拳置于右拳之上（反之亦可），将前额靠放在上边的拳上。

- 以这种跪姿休息放松约 30 秒钟。意在使周身血液循环回复正常。

注意：初学者可以像右上侧图那样抵着墙做头倒立。

保健效益

　　头倒立式疗效众多，但是，其大部分疗效也可以通过练习较为安全的倒立姿势来获得，如叩首式（见第 156 页）、倒箭式（见第 274 页）、顶峰式（见第 75 页）和增延脊柱伸展式（见第 185 页）。

警告（不可一概而论，有下列症状者需咨询医护人员）

　　由于做这个姿势时所发生的血液循环的变化以及大量血液流向脑部，患有高血压、心脏病、晕眩、心悸、血栓形成、慢性黏膜炎、严重近视眼或血液中毒素较多的人应该避免做头倒立练习。同时，体重超重、曾有或现有颈、背、头部受伤等问题，眼耳有严重病变，怀孕、头疼、偏头痛、月经期者不应练习头倒立式。在颈、背、肩、臂和腹肌未有足够力量的情况，或体态不良、平衡性及灵活性不足的人在进入或收回姿势时也可能会因失去控制而受伤。

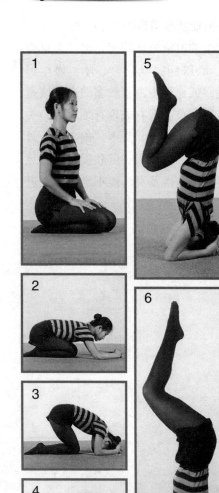

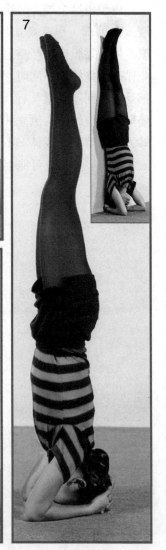

蝎子式＊（Vrschikasana）

功法

- 先做基本头倒立式（图 1）。
- 一边做着基本头倒立式，一边使背部成凹拱，两腿屈膝。
- 放开握着的双手，将双手分离开，直到两臂互相平行。要小心。
- 你的双掌应平放地上。
- 把两脚在背后垂下来。
- 把头抬高，向后仰。
- 慢慢移动你的两条上臂，让它们垂直于地面（图 2）。
- 尽量长久地保持这个姿势。
- 回复常态的方法是慢慢回到头倒立的姿势，然后再落到地面。

保健效益

蝎子式有一种使人全面恢复精力的效果。它有助于安抚稳定神经系统，纠正腺体功能失调的情况。它还有许多心理上的益处。蝎子式是消除静脉曲张或痔疮的一个极佳姿势。它也有助于改正许多性功能失调的毛病。

蝎子式通过使背部成凹拱，放松了各个脊椎，补养和加强脊柱神经。它也发展人的平衡感，加强两臂、两肩、胸腔和背部肌肉群。

＊ 只有在精通所有其他倒立的姿势之后，才可以试图做这个姿势。

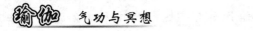

警告

　　患有高血压、眩晕病、脑血栓症、心脏疾病或慢性卡他（粘膜炎）的人们不应做蝎子式。

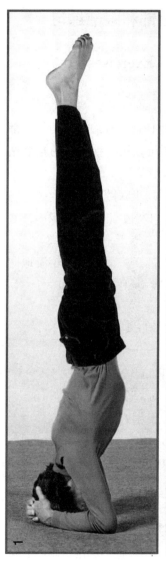

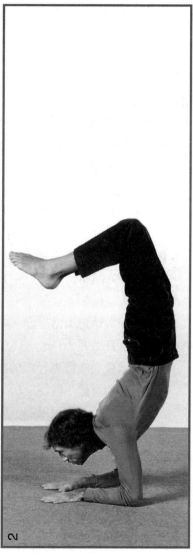

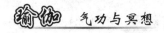

第十一节　颈部、面部和眼部练习

颈部练习（Neck Exercises）

功法

坐下，盘腿或伸直两腿（或用任何一种瑜伽坐姿打坐都可以）。如果你愿意的话，甚至还可以用一种稳定的站姿站立，或坐在一张直背椅子上。

两肩保持平直不动，然后按下列步骤做：

A ●把头部转向右边，再转向左边（图1、图2）。

　 ●重复做8~10次（一左一右等于一次）。

B ●然后，一面两眼向前直视，一面将头部轮流地向右方倾斜，然后向左方倾斜（图3、图4）。

　 ●重复做8~10次。

C ●轻柔地把头向后仰和向前低头（图5、图6）。

　 ●重复做8~10次。

D ●然后，头部做轻柔的圆圈旋转运动。

　 ●开始时做小圆圈旋转运动，逐渐增大到尽可能大，但要以不使颈部过于用力为度。

　 ●至少顺时针方向转动8~10次（图7—图16），然后逆时针方向转动8~10次。

保健效益

这些练习舒解紧张，按摩神经、肌肉和韧带。这有助于预防和消除紧张和头痛。当你做完时，应该感到舒缓放松，头脑有点清爽。瑜伽士通常每隔一天便做一次这个练习，特别是在提升生命之气的冥想练习前先做这个练习。

警告

　　这些练习要做得缓慢而轻柔。小心不要让颈部肌肉过于用力而劳累。如有颈部问题，在做这些练习之前，务必先咨询医生。

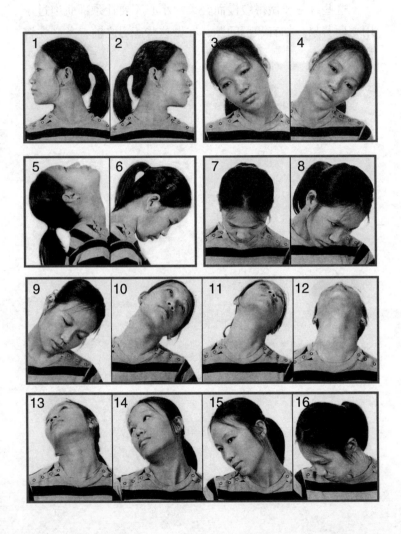

狮子第一式（Simhasana Ⅰ）

功法

- 以传统的日本式坐姿坐着（所有脚趾均着地，两脚跟向上），如图1和图2所示的样子。
- 慢慢向前倾，把你双掌的掌根部安放在两膝的边缘部位。
- 同时张开手指，睁大眼睛，伸出舌头，张得越大越好，伸得越长越好。
- 用口呼吸。
- 颈部和面部的肌肉，以至两手、两臂、两肩和躯干的肌肉应全都紧张起来。
- 这么一来，你就像一只凶猛的怒吼的狮子的模样（图3）。
- 事实上，为了获得最好效果，你在做这个练习时，应该真正像一只狮子似地吼叫。换言之，你伸出舌头时，也应发出响亮的"啊啊"吼声。
- 保持这一姿势由1数至10，然后慢慢把舌头收回口内。
- 放松各部位肌肉，回复原来起始的姿势（图1、图2）。
- 休息5~10秒钟，然后重做，共做3次。

保健效益

这狮子第一式使身体上许多往往为人们所忽视的部分得到锻炼和强壮。它有助于防止往往随年老而发生的众多皱纹、摺痕和下垂的皮肤。在多例中，练习者脸上皱纹和眼角鸦脚形皱纹减少了，而在若干例中，甚至完全消失了。皱纹和下垂的皮肤是由于皮下肌肉缺乏复原弹性引起的。而这种缺乏复原弹性的情况又是由于缺乏运动锻炼而引起的。但是，有规律地、经常地做狮子式练习，就能恢复脸部和颈部肌肉的这种复原弹性。

这狮子第一式还使舌头得到锻炼，喉头得到按摩。据说，它能改进音质，防止或治愈喉头疼痛。由于这个原因，印度有许多声乐家都练习狮子第一式来改进他们的歌唱能力。

狮子第一式还使甲状腺和颈项、两眼与两耳的其他腺体受益。

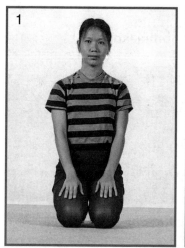

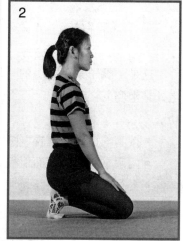

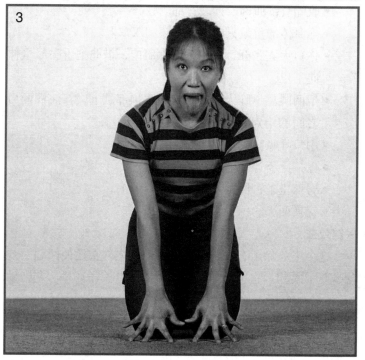

狮子第二式 * (Simhasana II)

这是"狮子第一式"的一种变体。这个姿势的主要不同之处是坐姿。

功法

- 按基本莲花坐坐着（图1）。
- 两手掌心放在前面地板上，并把手指指向前方。
- 上身向前倾，两膝跪地。
- 把骨盆部位向下推。
- 两臂伸直并伸展。
- 收缩臀部肌肉，伸展背部。
- 你身体的重量只应落在双膝和双掌上。
- 你口大大张开，并收缩喉部肌肉，借此把舌头尽量伸向下巴。
- 把两眼尽量睁大。两眼向眼眶顶部翻上去，注视两眉之间的中点（或鼻尖）（图2）。
- 用口呼吸。
- 保持此姿势20~30秒钟。
- 臀部坐下，回复莲花坐姿势（图1）。
- 交换两脚的位置，重做这个练习。

保健效益

这个姿势除了有狮子第一式的益处之外，还使两腿、骨盆、躯干柔软。它也增加喉部的舌根的血液循环量。它帮助

---

* 应能娴熟练习莲花座（见第456页）和狗伸展式（见第206页）之后，方可做此式。前两个姿势的警告事项同样适用于此式。

清除舌头上积累的黏液，这点有两个主要好处：消除口中有味，令人吐词发音更为清楚（因此，有口吃习惯的人宜多练这个姿势，原因即在此）。

这个姿势也补养和加强肝脏，调整胆汁的流通，从而改善消化过程。它是消除尾骨疼痛的一个好姿势，如果尾骨有了错位，这个姿势有助于把它复原。

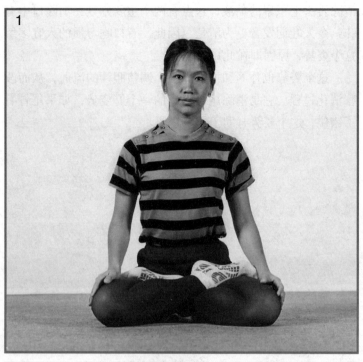

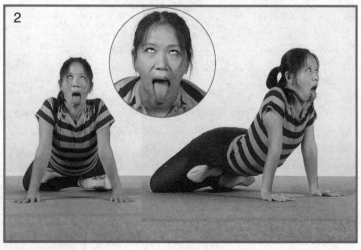

瑜伽眼睛保健功 (Yoga Eye Exercises)

现代生活产生了许多导致严重眼睛紧张和劳损的职业和行业。这又导致了视力衰弱的人日益增多。最常见的问题是近视眼,这是长期学习、打电脑或者常在很差的照明下阅读等原因所造成的一种情况。但普遍受害于近视眼及其他眼病的不仅仅有学生和学者,还有装配线上的工人、电子产品技术人员、手工业工匠和师傅以及许多其他职业的人士。此外,还有许多人苦于并非由工作引起的视力不良症。

无疑,以下的眼睛保健练习不仅会受到上述人们的欢迎,而且也会受到那些并没有眼睛毛病而只想保护自己已有良好视力的人们的欢迎。

所有以下练习都应该以一种舒适放松的坐姿来做。

功法

A. 近距离聚集 (Close Range Focusing)

- 大大地睁开双眼 (图1)。
- 把眼珠滚向眼眶的顶部。
- 然后聚焦 (注视) 在两眉之间的中点上 (图2)。
- 有规律地呼吸,两眼聚焦在这一点上保持15秒钟,或保持到双眼开始感到疲劳的时候,这两种情况随便哪一种先出现都可以。
- 然后,将你的双眼转至普通焦点上,休息10~15秒钟。
- 现在,又将两眼聚焦于鼻尖上15秒钟,或到疲倦时(再次,这两种情况随便哪一种先出现都可以,见图3)。

- 回复普通焦点上，休息 10~15 秒钟。
- 然后重做 1 次。

B. 眼侧视（Sideward Eye swing）

- 先向前直视（图 1）。
- 将两眼尽量向右边转，保持 10 秒钟（图 2）。
- 现在再向前看 5 秒钟。
- 然后尽量将双眼转向左边，保持这样左侧凝视 10 秒钟（图 3）。
- 再向前直视，休息 5 秒钟。
- 然后，每边再做 2 次。

C. 四位置眼转动（Four Position Eye Roll）

- 将眼睑尽量睁大（图 1）。
- 将眼球尽量向顶上转，保持 1 秒钟（图 2）。
- 然后将双眼尽量转向极右边，保持 1 秒钟（图 3）。
- 然后将双眼尽量转向眼眶的底部，也是保持 1 秒钟（图 4）。
- 然后将你的双眼转到极左边，也是保持 1 秒钟（图5）。
- 然后将你的双眼转向顶上（图 2）。
- 这就构成了一次完全的转动或圆圈。做 10 次这样的转动，然后反方向再做 10 次。

请注意：重要的是每将眼睛转到四个位置之一时都要停 1 秒钟。那些把眼转动练习当成一个连续动作来做的人往往倾向于变得贪懒而取巧，往往忽视让眼球肌肉得到最大程度的锻炼。为了得到最大益处，不要走捷径。当你将双眼从一个位置转向另一个位置时，要向上、左、右、下四个方向做最大程度的转动。

D. 快速变焦练习（Rapid Focus Drill）

- 这个练习最好是在户外或窗前做，以便你能够首先聚焦在至少 50 英码（1 码=3 英尺=0.9144 米）以外的某一对象上，这对象可以是一棵树、一幢建筑物、一部停置的汽车或随便什么*。

- 尽快把双眼聚焦于远处景物（越远越好）之上（图1），然后立即将眼光收回，用双眼凝视鼻尖（图 2）。

- 现在又快速地在远方景物上聚焦，然后转向鼻尖上。

- 在远、近两事物之间做前后快速连续聚焦练习。

- 每一事物上聚焦 10 次，然后休息 30 秒钟，再做一遍（每事物聚焦 10 次）练习。

- 有时候，西方的眼科医生给人们推荐这个练习的一种变体。手里拿支铅笔或钢笔，把手臂伸直，用心注视写字的笔尖（图 3）。慢慢把这支笔拿向你的脸，越来越近。拿到鼻子前（图 4），然后又慢慢将它移到一臂之遥。

保健效益

瑜伽眼睛保健操有助于使眼球的紧张得到舒缓，疲倦得到解除，使眼睛各条肌肉增强并充满精力，并保持人的正常视力，从而有助于避免对眼镜愈来愈需要的倾向，特别是年轻时的这种倾向。经常练习这个姿势会使许多视力缺陷，特别是近视眼，得到改善，有时甚至还完全痊愈。

---

* 如果不可能做到坐在户外或窗前，可以聚焦（注视）房子内最远一角的某一事物。

近视眼往往是由阅读过勤以及其他需要经常不断地使双眼聚焦在很近的物体上的活动所造成的。随着双眼慢慢习惯于经常聚焦在近物之上，它们就渐渐形成这一特殊的习惯，逐渐失去了原有的聚焦在远处事物的能力。这个练习会扭转这个倾向，训练眼睛再次聚焦在远处事物并看清楚它们的能力。

瑜伽眼睛保健操对于改善远视眼和其他视力缺陷也一样有保健疗效。

警告

患有青光眼、白内障等眼疾者，在做这些练习之前应先咨询医生。

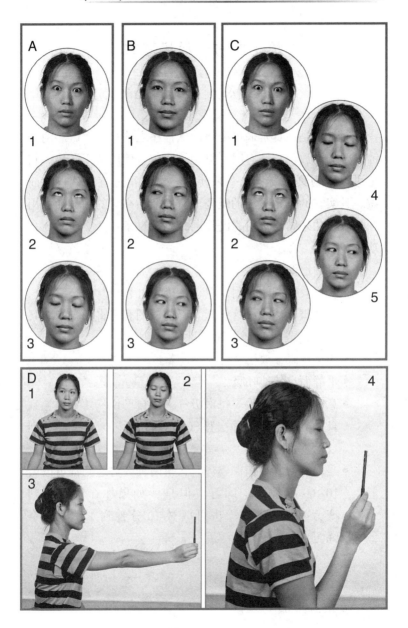

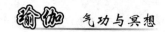

第十二节　放松姿势

仰卧放松功（Shavasana）

通常总是在日常瑜伽姿势锻炼程序之前和之后做一两分钟这个仰卧放松功。有时在冥想练习中也使用这个姿势。它也可以作为冥想姿势之一来使用。它也很适宜于就寝之前做。其实它的确是理想的睡姿。有些造诣高深的瑜伽师也用仰卧放松功来做长时间的提升生命之气的练习。

功法

- 背贴地仰卧。

- 两臂放在身体两侧，把掌心转为向上。

- 让两脚自然地放落地上。不要试图有意将两脚指向某方向，或使两脚靠拢（见插图）。

- 闭上双眼，放松全身。

- 平静而自然地呼吸。

- 意守自己的呼吸。每次吸气，对自己说："我自觉到自己在吸气。"每次呼气，对自己说："我自觉到自己在呼气。"

- 当你练习各种瑜伽姿势时，每两种姿势之间都可以做 10~60 秒钟这个练习。但是，如果你在日间感到疲劳或精力不支，也可以做 10 分钟到 1 小时这个练习 *。

---

* 见第 350 页"瑜伽休息术"。

保健效益

苦于现代烦嚣生活的人们会觉得这仰卧放松功是一个非常令人感到舒顺的姿势。它把人的呼吸放慢到成为一股畅顺而有节奏的气流。使神经紧张得到消除，心灵得以安宁，并可恢复全身的能量，使内心产生平和的感觉。因此，仰卧放松功是治愈紧张、神经衰弱和失眠症的一个极好的方法。

对于医疗一些其他疾病，包括哮喘、糖尿病、消化不良、风湿腰痛和月经不规则现象，它也是有益的。

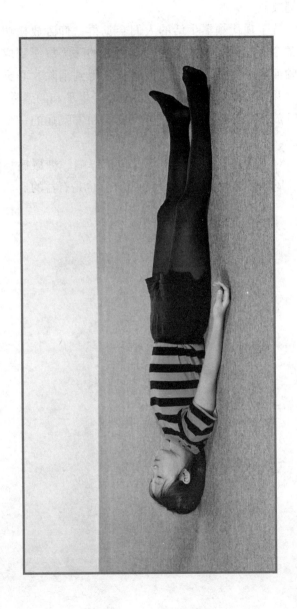

俯卧放松功（Advasana）

功法

- 俯卧地上，两臂伸直到头顶之前（见图）。

- 闭上双眼，放松全身。

- 意守呼吸。每次吸气，自己对自己说："我意识到自己在吸气。"每次呼气，对自己说："我意识到自己在呼气。"

- 如果是医疗某些不适疾病，保持这个姿势 10 分钟或更长时间。

保健效益

　　这个姿势给人以全面的休息、放松和心神灵敏的感觉。它轻微地伸展背部、双肩和双臂，有助于减轻落枕后的颈部僵硬，那些体态上弯腰驼背、塌肩拱腰的人，以及患椎间盘问题的人们，可能会感到俯卧放松功非常有益。

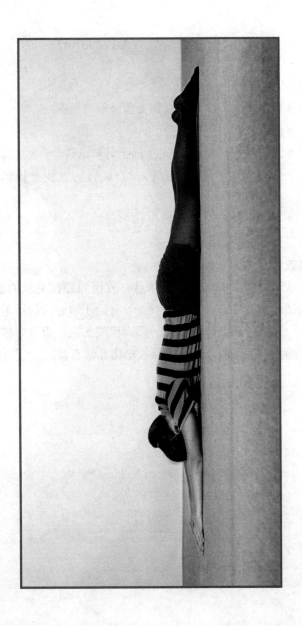

鱼戏式（Matsya Kridasana）

功法

- 俯卧。
- 将头转向右边，十指相交，置于头部下方。
- 弯曲右膝，并将它拉近你的胸部。
- 转动两臂，让左肘指向前方，右肘则放在右大腿之上（见图）。
- 你的头部应该放在左臂弯曲处。
- 正常地呼吸。
- 尽可能长久地保持这个姿势。这是一个极好的睡姿。
- 你可以交换左右位置做。

保健效益

　　鱼戏式是一个非常好的放松姿势。它使腹内肠道得以伸展因而刺激消化过程，有助于消除便秘。这个姿势放松两腿的神经，因而有助于消除坐骨神经痛。这是人们乐于采用的睡姿之一。

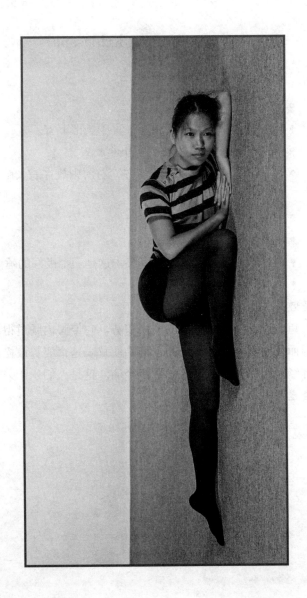

卧英雄式*（Supta Virasana）

卧英雄式是一个非常有效的放松姿势，尤其是做了长时间瑜伽姿势练习之后。

功法

- 和英雄式一样，开始时先跪在地板上，一面保持两膝并拢，一面将两脚分开，以便让臀部坐落在两脚之间的地板上（图1）。
- 呼气，上身躯干慢慢向后方仰并下降。
- 把一只手肘放在地上，然后另一手肘也落地（图2）。
- 慢慢弯下背部，把头顶也放在地面上，见图3（如果你不能把头顶放在地板上，就可以靠两手肘的支撑轻柔地把背部和后脑勺放在地板上）。
- 将两臂伸出，然后慢慢将头部背面滑放在地上，接着背部也着地（图4）。
- 现在举起双手，把它们往头后伸展（图5）。
- 不要让肩胛骨离开地面。
- 在舒适范围内，要保持多久都行（特别有助于双腿的酸疼）。
- 深呼吸。
- 然后，将两臂收回身体两侧。
- 呼气，用双肘向下推以支撑自己坐起来。

---

*应能娴熟练习英雄式（见第72页）之后，方可做此式。英雄式的警告事项同样适用于此式。

可替换的做法：

如果你不能够双膝并拢地做这个练习，那就分开两膝，这样就更容易做了（图6）。

保健效益

这个姿势对于发痛的腿有非常令人畅快的舒缓效果，对于运动员和长时期步行或站立的人极为有益。它也伸展和强壮腹部器官和骨盆区域。

警告

有膝盖或背部问题者，不应练习此式。

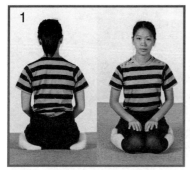

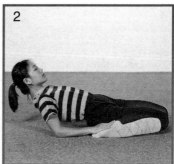

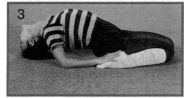

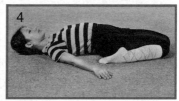

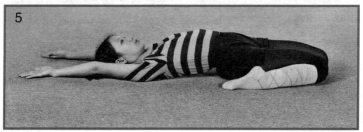

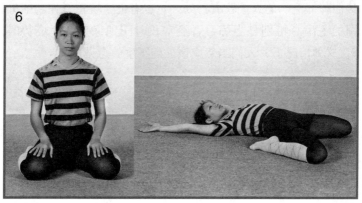

鳄鱼式（Makarasana）

这是一个极为简易的姿势，但极为有益。

功法

- 俯卧地上。
- 把胸部从地面抬起，屈肘，用两个手掌托着头部（图1）。
- 呼吸要平稳。
- 闭上双眼，休息放松。
- 把注意力集中到自己的呼吸上。
- 尽量长久地保持这个姿势。

注意：想要长久保持这个姿势而又不感到厌倦，最好的方法是一边这样做，一边阅读、写作、下棋，等等。在这种情况下，你的双掌就不会用来支撑脸颊；而你的两只前臂就要平放地面上了（图2）。

保健效益

这个简单的放松姿势有助于消除疲劳，对患有哮喘病和其他肺部毛病的人们皆有益处。它也有助于矫正脊柱功能失调的毛病，特别是当练习者经常长时间地保持这个姿势时（在这种情况下，人们当然应该征询医生的意见）。

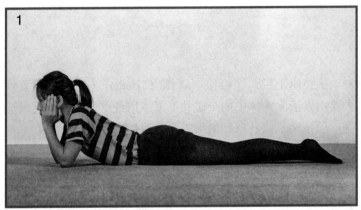

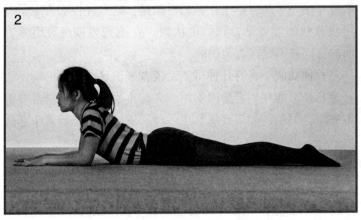

第四章　瑜伽洁净法

导　言

从技术上说，"哈他"瑜伽（"Hatha"yoga）是指五种主要用以清除人体中的杂质和毒素（以便继而修炼更高级瑜伽）的技法，以及一种增强集中注意能力的技法。所有这些技法合称"六业"（梵文 SHATKARMA）。

"哈他"瑜伽师说，如果想修炼瑜伽有进步，那么，修习"六业"技法是必不可少的。也有一些瑜伽师说，这些技法并非绝不可少。本书作者的看法是：这六种技法肯定是有用和有益的。但是，我们也认为：在达到瑜伽至善境界方面，它们并不是极为关键的。

六种功法中，有几种可能对读者来说显得过于极端，而其他几种可能相当容易而实用。人们不要以为六种全都要练习齐全。但是，如果要练其中一种，就应记住要非常小心谨慎地练。

六种哈他瑜伽技法如下。

一、"涅悌"法（梵文 Neti）：清理鼻子通道。

二、"道悌"法（梵文 Dhauti）：清理进食通道——从口到肛门。也包括清理两耳、牙齿、舌头，等等。

三、"瑙力"法（梵文 Nauli）：加强和按摩腹部肌肉。

四、"巴斯蒂"法（梵文 Basti）：清理和增强大肠。

五、"卡帕尔·巴悌"法（梵文 Kapal Bhati）：内气和鼻窍的洁净法。

六、"特拉他卡"法（梵文 Trataka，一点凝视法）：这不是一种洁净技法，而是一种冥想前预备技法，能帮助人发展其集中注意的能力（以及发展他的视力）。

在讲述这些功法之前，我们要特别说明，我们已经删除了一些我们认为如果没有专家在场亲自教导就太难或太危险的功法。

"涅悌"法（Neti）

这是一种奇妙的技法。居住在空气受到污染地区的人们每天做这个简单技法会获益不浅。它有多种不同的做法。下面的做法是简单而有效的 *。

开始：

一、在玻璃杯中加入温热的净水 ** 和一小匙盐（半公升水约加一茶匙盐——盐量可依据个人的敏感程度加减）。搅拌直到盐完全溶解。

二、彻底洗净双手。注意，指甲要短而干净，不要有任何尖锐的边缘。

三、最好先用水和手指清洗鼻孔，这会防止滞留在鼻孔中的污染物质在吸入水时进入鼻窦里。

四、要清洁你的右鼻孔通道，可将右手卷成杯状，倒入

---

* 涅悌壶的购买很方便，使这个技法做起来更为容易。您可以登录我们的网站 www.huilanyujia.com 购买并阅读相关的做法指导。

** 普通水需要经过消毒杀菌才能成为可使用的净水。方法是把水煮到滚沸，关火冷却。使用前以少量热水烫过杯子以确保杯子的干净。

一些盐水（图1）。

五、略向前倾，把右手举到右鼻孔前。

六、用你的小指、无名指（或者还用中指）按着左鼻孔，把它闭住，同时把右鼻孔浸到盐水中，准备吸入盐水（图2）。

七、轻柔地把水吸入右鼻孔。

八、把水保持在鼻孔中，但不再吸水了，慢慢把头向后方仰起，让水流过鼻孔进入口部（图3）。

注意：要小心，在停止吸水后，才把头向后仰，不然的话，水就会进入肺部，你就会开始咳嗽。吸入量以你所吸入的水不会流出鼻孔为准。

九、吐出口里的盐水。

十、用另一只手对左鼻孔做同样的动作。

每个鼻孔做 2～5 次，按具体情况而定。

清除鼻孔的水分：为了把水分尽量放出鼻孔外，跟着可做双角式（Dwikonasana）。头向下垂，保持这个姿势约30 秒钟。

在保持双角式姿势时，轻轻用鼻孔喷气几次。

挺直身子站立。

当你挺直身子站立时，可能有水从鼻孔里流出来。

然后，盖住左鼻孔，用右鼻孔轻轻地呼气（目的在于排出鼻孔里剩余的水）。

然后用左鼻孔做同样的练习。

然后放开两个鼻孔做这个练习。

什么时候做这个练习

按空气的干净与不洁程度以及你鼻窦状况如何每天做1～3 次，早上、中午、晚间各 1 次。最好是在家里做，以及出门之前至少 15 分钟做，因为你的鼻窦在做过之后可能会淌一阵子水。此外，如果是晚上做，最好在睡前一小时，否则的话，要是整个晚上鼻孔都在淌水，就会影响睡眠了。

　　注意：开始时，两个鼻孔也许稍有呛痛的感觉。这也许是因为鼻孔不习惯有水通过它们。做几次之后，呛痛的感觉就会消失。但做得不得当也会引起呛痛。请参阅下面警告部分。

益处

　　这个技法清除鼻孔通道的污染和充满细菌的黏液（鼻涕）。每天都练它就能防止和医治各种各样鼻窦和鼻腔问题。还能帮助人更快治好感冒和感冒的后遗影响。有一次，本书作者之一患了很难受的鼻窦性头痛。有的医生甚至建议手术治疗！但是只练了七天这个技法之后，问题完全解决了，而且由于把这项技法作为每天洁身程序中的一个常规部分来练，以后再也不发生这个问题了。练习这个技法还有助于防止和治愈耳、眼、喉疾病，也有助于唤醒眉心轮（第三眼的穴位）。

警告

　　这不是一项困难的技法，但必须小心地做。在把水吸入鼻孔时，要小心不要吸得太猛烈。这会引起不必要的呛痛。还有，小心不要把水吸进肺部。此外，一定要让盐在水里完全溶解才能使用——显然，只能用洁净得可以饮用和毫无渣滓的水。当然，在弄干鼻孔时，不要呼气呼得太用力，否则会引起损伤。鼻子常爱出血的人不要做这个练习。

　　如有任何不明之处，请登录我们的网站 www.huilanyujia.com 观看练习涅悌的视频。有其他疑问，可通过新浪微博等媒体账号咨询我们的联络人员或老师。

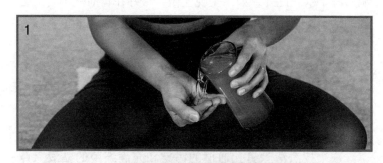

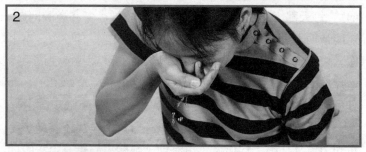

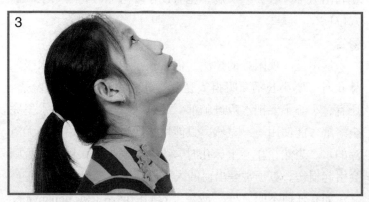

"商卡·普拉刹拉那"洁肠法
(Shankha Prakshalana)

这个叫"道悌法"（Dhauti）的部分里有几项洁身功法。它包括清洁牙齿（如刷牙）、舌头（用手指刮舌、刷舌和揉舌）、耳朵、头、眼，等等。但也许最独特的是清理胃脏、肠脏等等的功法了。这些功法的最重要的几项中，有一项叫作洁肠法（梵文是 SHANKHA PRAKSHALANA，音译是"商卡·普拉刹拉那"——"商卡"的意思是海螺，指海螺形的肠脏，而"普拉刹拉那"是彻底洗净的意思）。但是，事实上，这不仅仅是一种洁肠功法，它还洁净从口到肛门的整条进食与排泄通道。这种技术有较剧烈和彻底的做法，做起来也较困难和危险，因此，我们这里只讲差不多人人都可以做而又没有害处的较为简单的做法。

"商卡·普拉刹拉那"洁肠法：在什么时候练？

清早，冥想练习后，在进行任何饮食之前。穿宽松的衣服，因为你将要做一些瑜伽练习。

开始：准备一大瓶温水（可用温水瓶或有嘴有柄的大水罐等）。放入一点盐，让它略带咸味。

准备两个玻璃杯。

把两个玻璃杯斟满盐水，快速先后喝完。

喝了水之后，立即做下面五个瑜伽姿势，每个做6次，一个接一个做下去：

一、摩天式（Tadasana）（第263页）

二、风吹树式（Tiryaka Tadasana）（第246页）

三、腰旋转式（Kati chakrasana）（第126页）

四、眼镜蛇扭动式（(Tiryaka Bhujangasana)（第 140 页）

五、腹部按摩功（Udarakarshanasana）（第 122 页）

练习以上这些瑜伽姿势会使肌肉和内脏放松和伸展，好让水迅速通过身体。

当你已做完以上瑜伽姿势之后，迅速地先后再饮两玻璃杯的盐水。然后立即以同样顺序重做以上瑜伽姿势练习。

然后再饮两玻璃杯盐水。再做同样的瑜伽姿势。

这时你该想要解便了。上洗手间去试试，别逼着自己解便。

如果还不行，再喝两玻璃杯水，再做以上练习，再上洗手间试试。

照此做下去，直到解便为止（但是一般如果喝了 8 杯水还是无法解便，就不要再喝了，可来回走动或做些温和的运动，然后等待如厕）。

做完这个练习之后，还会排出大量尿。如果水喝得很多，那你可能还要解多次便。

解便之后，做仰卧放松功，静卧 15 ~ 20 分钟。放松，但试着不要让自己睡着。

起码在 45 分钟内不进食任何东西，而真的要吃，也一定只吃素食品。

益处

对于患便秘、胃酸过多、胃气胀、消化不良等等的人，这是一个有益的练习。对肾脏和泌尿系统也是很好的。在断食的开始阶段，这也是一个很有用处的练习。

警告

患胃溃疡或十二指肠溃疡的人除非得到医生同意，否则应避免练这个功法。患高血压的人只要不用盐水而只用温水，并且最多只能喝 6 杯水，就可以做这个练习。有些人做这个练习后感到疲劳。虽然这不是一个严重的问题，但在决定是否要做或什么时候做这个练习时，应把这个问题一并加以考虑。如果感觉头晕，就该停止这项练习。

"瓦尼萨尔·道悌" 法 （Vahnisar Dhauti）

这项功法有两种做法：简式和高级式。

简式

开始：

一、按雷电坐（Vajrasana）坐好。

二、两脚脚趾保持接触，两膝尽量宽地分开（图 1）。

三、稍向前弯身，两手放在两膝上，两肘伸直不弯曲。

四、张开口，伸出舌头（图 2）。

五、做快速的腹式呼吸。呼吸应以喘息方式来做，应浅而快。腹部应在吸气时向外扩张，呼气时向内收缩。换言之，腹部应该随着呼吸以快速节奏外张内缩地动作。

做 20～30 次。

高级式

开始：

一、按简式同样的姿势坐好。

二、彻底呼气，做收颔收束法（第 499 页）。

三、悬息不吸气，同时连续扩张和收缩腹部区域（图 3）。

四、当你无法悬息下去时就停止腹部动作。

这个练习的次数是一或两次悬息。

益处

有助于治好许多胃部和腹部的疾病。也增进食欲。

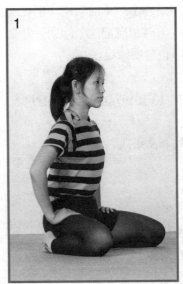

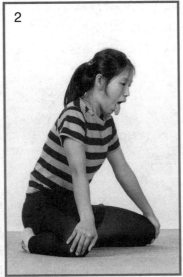

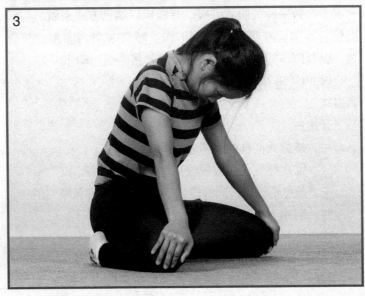

警告

进食后起码过 5 小时才能练这个功法。患有消化性溃疡或十二指肠溃疡、心脏病、高血压或低血压的人，不应练习此式。

"巴斯蒂"法（Basti，即瑜伽灌肠法）

在这项功法中，要把水吸到肠子里，保持短暂的一段时间，然后排出来。要做到这一点目前可能是不容易了。在古代，瑜伽师远离人口密集的城市，站在洁净的、流动的河水中，向前弯身，同时放开肛门的括约肌，做收腹收束法（Uddiyana bandha）和"瑙力"法（Nauli），就把水吸进肠子里了。过短短一会儿，就把水从肛门排出去。

但是，今天不容易找到洁净、流动的河水，此外，由于不愿引起河水污染，上述方法已不适合今天之用了。但是，基本技术还是适合的。如果一个人能够安排出一种设施，能让水吸进肛门里的话，那么他就可以做这个练习了。但是，本书的两位作者相信：如果使用现代灌肠法，即用一个像注射器般的容器，装满暖和的水，仔细地插入肛门开口，把水灌进去，那么就可以收到这种功法的主要益处之一。瑜伽灌肠法的主要目的之一是清除结肠中引起便秘和（或）污染血液的陈粪和气体，这个目的也可以用现代灌肠法来实现。然而，现代灌肠法也还有某些不足之处，诸如人会形成对它的依赖性。人们不应该把现代灌肠法养成一种习惯，因为这会扰乱肠道运动的自然节奏。这还会使这个区域的肌肉变得怠惰起来。

当然，现代灌肠法不能提供提肛契合法、收腹收束法和"瑙力"法的益处。

"卡帕尔·巴悌"法（Kapal Bhati）

"卡帕尔·巴悌"有三种类型。

一、空气风箱式：这和圣光调息（Kapalbhati Pranayama，见第 484 页）是一样的。

二、鼻窦风箱式：这种功法基本上和"涅悌"法（解说见前）是一样的，只是同时用两个鼻孔吸水。益处和涅悌法是一样的。

三、凉风箱式：作者们认为，对大多数人来说，这个练习是太难做了，因此我们没有把它收进本书。它主要是用口吸水，从鼻子排出。

特拉他卡法（Trataka，一点凝视法）

这第六种功法，即"六业"之一（Shatkarma），是一种冥想前预备功，而不是一种洁净功法。因此我们把它收入本书有关的部分（见本书第 531 页）。

瑜 伽 断 食 法

从不可追忆的远古时代起，瑜伽师们就已经实行断食法，这既是为了健康上的原因，也是为了心理上的和精神上的原因。因此，我们感到有必要在这里至少略提一下这个话题——尽管在这本书中我们并不准备深入讨论它。

有各种各样的断食法。绝对的断食法是完全不摄取任何固体或液体——连水也不喝。这太极端了，不宜推荐。

饮水断食法是指只摄取水，而不摄取任何固体、果汁、茶类等等。这种断食法也是相当激烈的，但是，如果做得小心谨慎而且只维持有限时间，例如两三天，那么，发生害处的机会就很小而益处却很大。断食超过四天，断食者应该采取的预防措施和遵守的方法就超过我们准备在本书中所讲的范围。

果汁断食法是指包括水和其他像新鲜果汁或蔬菜汁（或过滤过的蔬菜清汤）的液体食谱。如果做得不恰当或时间太长，这也是一种危险的断食法。

人们认为，光吃水果，或采用不含任何谷物的素食品食谱，也算一种断食法。

那么，断食法有些什么医疗益处呢？这问题的答案牵涉范围太广不便于在这里详尽讨论，但是，断食法有许多重要益处极易了解，无须多加解释。首先，通过断食（我们这里指饮水断食法或果汁断食法），人的身体就无须把能量消耗在消化等等上面。日复一日辛勤工作的消化系统也因此而得到极为需要与极应得到的休息。节省下来的能量就由身体用于自我治疗，或由心智用于创造性的工作，或进行更深入的冥想。

我们人类和大多数动物一样，在生病时，就自动地失去胃口。遗憾的是，我们许多人在生病的时候，还是一味强迫自己——或被好心的亲人所催迫——继续进食。但是，我们生病时吃东西，这吃进去的食物就会滋养细菌与病毒，或滋养令我们生病的不管什么东西，这样做是不能帮助我们的身体克服疾病的。因此，当人们生病失去胃口时，那就应该听取由自己身体发出的这个重要的信息，而停止进食。如果胃口不是较快好转的话，就应该做两三天只喝水或果汁的断食。

断食是一种有用的预防性医疗措施。凭着经常有间歇地断食——例如每月断食一次，每次两三天——或者每当感到昨天或上周吃得过饱，或感到自己的消化系统需要清洁一下，休息休息时（这种需要的征兆是便秘或身体一般地感到萎靡不振）便进行断食，人实际上就能够避免受到许多疾病的侵袭。首先，清除消化管道中积累起来的废物（这个过程会在饮水或果汁断食法中自动产生），会有助于防止疾病的发生。人体中通常用于消化食物的活力就能腾出来而自动地加强人体自然防卫力量，而这种自然防卫力量可能正受到某些细菌或病毒的袭击呢。这解放出来的能量还起着帮助身体治愈某种损伤等等的作用。因此，在某种意义上可以把断食看作是在一个更为微妙的层次上与疾病斗争的手段——即当疾病在肉身层次表现出来之前就予以防止。人们可以说，在疾病侵袭以前先自愿地断食，人就能够使自己免于受疾病逼迫而不得不断食了。

对于想改变自己习惯食谱的人们来说，断食也是有益的。某些食谱，特别是以肉类为中心的食谱，并不是有利于导致最佳健康状态的 *。但是改变人的食谱模式是不容易的——特别是当人试图从此较重浊、油腻而以肉食为中心的食谱转变为比较清淡轻便，以谷物、蔬菜和水果为中心的食谱时是如此。但是，在断食若干天之后，人的舌头和身体一般地对于食物的影响会变得更为敏感得多。一个刚刚结束断食的人会体验到自己对于味道、气味、食物组织纹理等等，以及食物对其身体的总效果都提高了敏感程度。因此，一个

---

* 请参看第570页第十八章"生活方式"第四节。

试图从以肉食为中心的食谱改为素食食谱的人，会更容易地领略素食饭菜的味道、气味等等——而素食饭菜是人们结束断食之后应该吃的唯一饭菜。人一旦在断食过后吃了几天素伙食，就不再感到有恢复以肉食为中心的食谱的任何需要了。

断食还有另一种显然易见的益处——减轻体重。但是，我们并不提倡人们为这个目的而断食。减轻体重的最好方法是经常运动，并转而采用一种以脂肪含量低的谷物、蔬菜、水果等等为中心的素食膳食。经常短暂的断食可以构成这个转变过程的一个部分，但是，光是为了减轻体重而断食不仅可能有危险，而且极少成功。为减轻体重的断食极少成功的原因在于，以此为断食动机的人往往在断食后整整一周里狼吞虎咽地吃同样肥腻的食物，终而又恢复原先的体重。

这里对怎样从事短暂的（二、三天）只饮水或果汁的断食方法作简明扼要的解释。

一、准备工作。在断食开始前一两天，先吃无肉而自然纤维含量高的膳食。例如，吃大量蔬菜、没有精细加工的谷物、或诸如苹果、桃子等等生果。

二、从早上开始断食（也就是说，早餐是第一顿不吃的饭）。做一些瑜伽姿势练习和瑜伽冥想。然后，可能的话，做道悌法（见第335页第四章洁肠法）。整天饮用大量流体——水或彻底过滤过的新鲜果汁或蔬菜汁（不要喝太多酸性果汁，如西红柿汁或浓橙汁等等）。如果果汁喝得太多，你也许会发生抽筋（痉挛）和腹泻——不用担心，但是，如果上厕所太频繁令你精疲力竭的话，大概就应停止喝果汁。与其采取以果汁为主的断食，不如就坚持以水为主，伴以小量果汁。如果你喜欢的话，可以吃少量蜜糖——而不是砂糖——来补充能量。

按各人不同的健康情况及体内含毒素多寡程度而定，不同的人在断食期间有相当不同的感受。大多数断食的人，特别是初试此法者都有一些共同的体验。譬如说，突然站起来时常感到头昏，或极感疲惫而只想躺下。这是不用担心的。毋宁说，应该把这看作好现象，说明身体正在进行自我清洁和自我医疗。你只需耐心静养，给身体一个机会做它需要做的事。就许多人来说，在断食期间，读书看报、听听音乐这一类事就是他们该做的最费力的工作了。试图在断食的头几天里做费力的工作可不是好主意，因为这期间，身体上有这么多的能量正用来做自我清理和自我医疗的工作。但是，如果你感到愿做的话，每天早上可以做一些不费力的瑜伽姿势练习，时间长短自行决定，在晚上或日间任何想做的时间都可以做。或者，也可以做像太极拳之类的其他轻柔运动，或在新鲜空气中短程的散步。

每天早上，你应该喝大量的水或果汁来进一步清理结肠。如果没有东西排出来，而你又愿意的话，可以做瑜伽灌肠法（或现代灌肠法，见第 339 页第四章巴斯蒂法的解释）。关键在于应尽可能清除掉有毒的陈粪物质。

还要记住，应该把断食看作一件非常积极的事情，人们应该对这件事抱着非常积极的态度而不应害怕它。许多人都有错觉，以为他们只要少吃一两顿饭就会饿坏身子。但是，实际上，这样的担心忧虑是毫无根据的。事实上，本书两位作者之一曾经在五个多月的期间只喝水和稀薄的蔬菜汁，而没有引致任何并发病症。这不是说，我们在劝说什么人来做这样的事或者甚至长期断食。关键在于，如果你两三天没有进固体食物，确实无需忧虑。你应该试试抱一种非常乐观的态度，方法是做大量的瑜伽语音冥想、阅读一些有启发教育意义的书籍，而一般来说，尽量保持愉快的心境。断食并不是一种自我惩罚的方法，因此，你不应该那样看待它。

三、结束断食的方法非常重要。结束断食的适当时间是早上（即早餐时候）。但是，在你吃早餐之前，应记住刷牙、刮舌或刷舌，以便让舌面上的味蕾除去覆盖物。这将有助于消化食物。时刻保持口腔高度清洁，这是一种好习惯。还有，早餐前30分钟，你应喝一或两玻璃杯温开水或果汁。结束短期断食的最好食物是煮熟或蒸熟的水果或蔬菜。不要把果菜一起吃，只是吃果或吃菜，二者只吃其一。吃很简单的饭餐。记住慢慢地、细细地咀嚼你的食物，不要吃得很多。记住，你的胃已经"缩小"了，因此，不要吃得太多。

起码头一天不要吃任何会阻塞消化道的食道。例如，不要吃一大盘子的白米饭，或奶制品，或土豆（洋芋）。更加不要吃任何肉类、鱼或蛋。如果你的胃很敏感，就吃蔬菜煮稀粥。目的在于用易于消化而粗糙物质含量高的食物来结束断食。这有助于把断食期间已释放到消化道中的毒素扫除或清理出去。你肯定不想要断食刚结束马上就便秘起来。这是最糟糕不过的了。大多数的人在开始吃东西之后30分钟就有想解大便的内急。他们当然应该解决这个内急。这是一个好征兆，说明消化道已经相当畅通无阻。如果一个人没有解大便的内急，他也无须担心。在那一天中，在不同的时间——不是一次他应该吃许多粗糙物质（即各种水果、蔬菜），以及像豆腐等柔软的食物。而在晚上，他可以吃一些蔬菜煮稀粥等。然后，第二天早上，他应该喝许多水或果汁，然后吃粗糙物质含量高的早餐。这就保证他不会患便秘。

关于断食的其他几点注意事项：在使用像抗生素这样一

类药物时，不要断食，断食期间千万不要饮酒或吸烟。也不要喝任何含有咖啡因的咖啡或茶。像人参茶或薄荷茶等自然草药茶类是可以喝的。还有，如果没有在这方面富有实践经验的人指导，就切勿断食超过4天。我们这里所说明的各种做法还不足以指导一个人做长期的断食。如果一个人做3~4天以上的长时间断食，他就得做不同的事项，而且还得按不同方式结束这次断食。

这里也应该说明一点，有些人极少需要断食。如果一个人胃口经常是好的，他又采用一种健康的素食膳食，食用大量有营养的种籽、坚果、谷物、蔬菜、水果、一些奶制品，等等，他又从来不曾感到患便秘、经常感到身体强壮，那么，他就无须断食，或无须经常断食*。

关于断食最后一点说明：有些人感到部分断食——即不吃一两餐饭——对身体有帮助。例如，如果他们昨晚吃得太饱，那么，第二天就不吃早饭，而在午餐或正餐时再开始吃东西。这就给他们的消化系统一次休息。如果人们这样做，他们就会逐渐学会怎样做更长时间的断食法了。

---

* 两作者会在将来的一本书中把断食问题扩展开来讨论。

第五章　结　语

虽然瑜伽姿势练习能对人体疾病产生医治效果，特别是瑜伽姿势练习具有维持身体最佳健康状态的效用，但这些练习显然不会使你的身体变得坚不可摧。

某个流派健身术的一些骗子可能试图利用世人求得永恒而完美的健康的愿望，但是，一位真正的瑜伽教师则不是这样的骗子。一位真正的瑜伽士对于自欺欺人是不感兴趣的。

因此，让我们在这里做到真正诚实无欺，你可能患上某种疾病，而由于某个原因，即使你从事瑜伽练习，这种疾病也是医治不好的；或者，你可能经常做瑜伽练习，然而你仍然会成为某种身体疾病的受害者。而且，你的身体毫无疑问在适当时日总会由于这样或那样的原因而最终毁灭的。

当然，对于怀着肉身不死的希望来练瑜伽的人们来说，上面这个消息可能使他们感到失望。但是，从真正瑜伽士的观点看，这种希望肉身不死的想法是徒然而毫无必要的空想。

　　真正的瑜伽士做瑜伽练习等等目的只在于求得尽可能良好的健康。但是，由于他们不怕死，他们并不梦想肉身不死——他们练瑜伽甚至不是为了获得极长的寿命。他们主要兴趣不如说在于享有意义深刻和富有成果的人生，而不仅是长寿。

第二篇

瑜伽松弛功

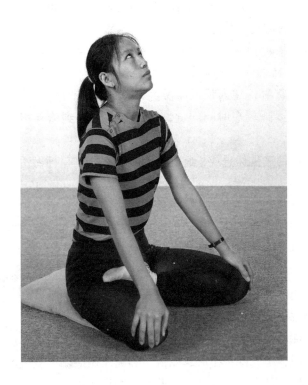

第六章　瑜伽休息术

（Yoga Nidra）

导　言

习瑜伽者有一种极好的休息放松功法，全世界各地的人都可以练习这种休息术。

如果你白天午间疲倦了，却没有时间睡一个长午觉，只要做 15 分钟这种瑜伽休息功法就能使你恢复精力。如果晚上就寝时，在入睡之前做这种休息放松功法，就会发现你只需要睡较短时间的觉，而起来时却感到清新爽快、精力充沛。

这种瑜伽休息放松练习有两种做法。第一种做法是由一个人领头（即读诱导词），而其余的人就聆听做练习。人们先得经过这第一步，才能够做第二种瑜伽休息术，即自己在心里默默自我诱导。待我们略加说明之后，大家就明白我们的意思了。

下面是一篇在夏威夷生命本质学院一个瑜伽休息术学习班上用的诱导词（经辑合）。诱导员对 30 名仰卧着准备好做瑜伽放松练习的学员读出诱导词。

你、你的朋友、同学或家人都可以遵照这篇诱导词，也就是说，把它朗读出来，轮流诱导大家做瑜伽休息练习，一个人读，其余的人都仰卧，照着他的说话去做。如果没有足够的地方可以躺下，练习者就可以坐在有直靠背的椅子上（当然，领做的人或诱导者就得把功法略略加以变更了）。如果你把诱导词录下来的话，那就很方便，随时都可以听。过一段时间，当你已经记住基本的步骤之后，无论是日间需要休息或夜间上床入睡之前，都可以自己在心里默念地做瑜伽休息术了。当然，日间应该怎么练瑜伽休息术，夜间临睡前应怎么练，两者是有些不同的。但我们要在介绍基本功法的诱导词之后，才来讨论这些问题。第一篇诱导词是详篇，第二篇是简篇*。

诱 导 词 详 篇

- 请仰卧，准备好做瑜伽休息术练习。
- 让全身成一条直线。头部和身子要成直线——脸面向上。两腿应相隔一英尺（0.305米）左右。两臂放在体侧，掌心向上。
- 一旦摆好了姿势，就停止身体的一切动作。
- 闭上双眼。
- 对自己的呼吸保持高度知觉。静观你自己的一呼一吸，一呼一吸，循环不已。
- 每吸一次气，心里默念"噢姆"（Aum），每呼一次气，用可以听到的声音诵念"噢姆"的语音。现在开始诵念"噢姆"。把"噢姆"延长到和呼气的过程一样长。要感觉到"噢姆"的吟诵声在你的双唇、脸面

---

*　本书作者录制的瑜伽音乐 CD 包含有"瑜伽休息术"，由中国国际电视总公司发行。

和颈项上回响——感觉到这和平、宁静的"噢嗨"吟诵声传遍你整个身体。

- 继续诵念"噢嗨"。继续诵念"噢嗨"。

- "噢——嗨——"。"噢——嗨——"。"噢——嗨——"。（诱导员也念"噢嗨"）

- （诱导员注意：如果有人还继续念"噢嗨"，就轻轻告诉他："你可以停止诵念'噢嗨'了。"）

- 在整个练习过程中，除非我叫你动，否则千万不要动。你必须保持绝对安静。

- 你不会睡着的。你会保持清醒和警觉。心里对自己说："我要保持清醒和警觉。我要保持清醒和警觉。"

- 注意我的声音。跟随我的声音。照着我的嘱咐做。

- 如果你跟不上我，不要着急。尽量跟上我的声音就行。

- 不要勉强费力地集中注意力。要放松。不要思考。不要着急。要放松。

- 注意自己全身。注意到你自己整个身子，在这里躺着，正在放松。

- 现在照我的嘱咐做。照我的嘱咐做。

- 我要念出你身上不同部位的名字。我提到的你身上每一个部分，你都要在心里默默重念这个部位的名字，注意这个部位，感到它在放松。我要快速地逐一念每个部分。让你的知觉在那个躯体部分上稍停一下。然后，让你的知觉随着我的声音转到另一部分上去。

- 不要停留在某一部分上。让你的知觉对每一部分松动地注意一会儿，然后让它转到下一个部分上去。

如果你赶不上我，不要着急——只管转到我提的下一个部分就行。

- 开头我要讲得慢点。然后，我要念得快点。
- 记住，不要打瞌睡。要保持警觉。

我现在要开始了。

- 感到我提到的你身上每一个部分都在极大地放松。
- 我提到你身上每个部分的名字，你都要在心里重复念这个名字，要感到这个部分在放松。
- 从你的右手开始。右手大拇指。食指。中指。无名指。小指。手掌。掌背。手腕。前臂。肘。上臂。肩膀。胳肢窝。腰的右侧。右髋。右大腿。右膝。右小腿胫骨。腿肚包肌肉。脚踝。脚跟。脚底。大脚趾。第二脚趾。第三脚趾。第四脚趾。小脚趾。
- 现在转到左手上来。左手大拇指。食指。中指。无名指。小指。左手掌心。掌背。左手腕。前臂。肘。上臂。肩膀。胳肢窝。腰部的左侧。左髋。左大腿。左膝。左胫骨。小腿腿肚包肌肉。左脚踝。左脚跟。左脚底。大脚趾。第二脚趾。第三脚趾。第四脚趾。小脚趾。
- 现在转到你的右脚。右脚。脚趾。大脚趾，第二脚趾。第三脚趾。第四脚趾。小脚趾。右脚底。脚跟。脚踝。小腿肚包肌肉。胫骨。右膝。大腿。右髋。腰的右侧。右胳肢窝。右肩。上臂。右肘。前臂。右腕。右掌背。掌心。右手大拇指。食指。中指。无名指。小指。
- 现在转到你的左脚。脚趾。大脚趾。第二脚趾。第三脚趾。第四脚趾。小脚趾。左脚底。脚跟。脚踝。小腿肚包肌肉。胫骨。左膝。大腿。左髋。腰的左侧。胳肢窝。左肩。左上臂。左肘。左前臂。左腕。左掌背。左掌心。左手大拇指。食指。中指。无名指。小指。

- （诱导员注意：比先前更快速地念每一个部分）

- 转到你的右手上。右手。大拇指。食指。中指。无名指。小指。掌心。掌背。右腕。前臂。右肘。右上臂。右肩。胳肢窝。腰的右侧。右髋。右大腿。右膝。右胫骨。小腿肚包肌肉。脚踝。右脚跟。脚底。大脚趾。第二脚趾。第三脚趾。第四脚趾。小脚趾。右脚底。脚跟。脚踝。小腿肚包肌肉。胫骨。右膝。右大腿。右髋。腰的右侧。胳肢窝。右肩膀。右上臂。右肘。右前臂。右腕。右掌背。右掌心。大拇指。食指。中指。无名指。小指。

- 现在转到你的左手。左手。大拇指。食指。中指。无名指。小指。掌心。掌背。左腕。左前臂。左肘。上臂。左肩。胳肢窝。腰的左侧。左髋。左大腿。左膝。左胫骨。小腿肚包肌肉。左脚踝。脚跟。脚底。大脚趾。第二脚趾。第三脚趾。第四脚趾。小脚趾。左脚底。左脚跟。脚踝。腿肚包。胫骨。左膝。左大腿。左髋。腰的左侧。胳肢窝。左肩膀。左上臂。左肘。前臂。左腕。左掌背。掌心。左手大拇指。食指。中指。无名指。小指。

- 你是醒着的。对自己说："我知道我在做瑜伽休息术练习。我是醒着的。我是醒着的。"

- 现在注意你身体的背部。注意你那贴着地面的后脑勺。

- 你的后脑勺正在放松。右肩胛骨正在放松。左肩胛骨也在放松。脊髓。右髋。左髋。右臀。左臀。右大腿的后边。左大腿的后边。右小腿肚包肌肉。左小腿肚包肌肉。右脚踝。左脚踝。右脚跟。左脚跟。右脚踝。左脚踝。右小腿肚包肌肉。左小腿肚包肌肉。右大腿的后边。左大腿的后边。右臀，左臀。右髋。左髋。脊髓。右肩胛骨。左肩胛骨。

- 后脑勺。右肩胛骨。左肩胛骨。脊髓。右髋。左髋。右臀。左臀。右大腿的后边。左大腿的后边。右小腿肚包肌肉。左小腿肚包肌肉。右脚踝。左脚踝。右脚跟。左脚跟。右脚踝。左脚踝。右小腿肚包肌肉。左小腿肚包肌肉。右大腿的后边。左大腿的后边。右臀。左臀。右髋。左髋。脊髓。右肩胛骨，左肩胛骨。后脑勺。

- 现在转到你的头顶。头顶。前额。右眼眉。左眼眉。两眉之间的眉心。右眼。左眼。右鼻孔。左鼻孔。右脸颊。左脸颊。右耳。左耳。上唇。下唇。下巴。喉头。胸部。上腹部。肚脐。下腹部。右骨盆。左骨盆。右边腹股沟。左边腹股沟。右大腿。左大腿。右膝。左膝。右脚脚趾。左脚脚趾。

- 再从下而上开始：

左脚脚趾。右脚脚趾。左膝。右膝。左大腿。右大腿。左边腹般沟。右边腹股沟。左边骨盆。右边骨盆。下腹部。肚脐。上腹部。胸部。喉头。下巴。下唇。上唇。左耳。右耳。左脸颊。右脸颊。左鼻孔。右鼻孔。左眼。右眼。两眉之间的眉心。左眼眉。右眼眉。前额。头顶。两眉。

- 你对自己说："我是醒着的。我是醒着的。我没有睡着。我没有睡着。我是醒着的。"

- 现在，感到身上所有各个内部器脏都在放松。

- 把注意力集中到舌头上。感到舌头完全放松。

- 现在注意你的牙齿。上腭。鼻子内部。脑子内部。喉部。现在轮到右肺。左肺。

- 现在注意心脏。你的心脏完全放松了。你的心脏完全放松了。

- 胃部。肝脏。双肾。整个腹部完全放松了。

- 再次感到每个部分都在放松。你的舌头。牙齿。上腭。鼻孔的内部。喉部。右肺。左肺。心脏。胃部。肝脏。肾脏。整个腹部区域。全都放松了。

- 对全身从头部到脚趾保持高度知觉。从头部到脚趾。注意你整个身躯。它完全放松了。

- 你的身体开始感到非常放松，松得感到很重。感到全身每一个部分都非常重。

- 你是醒着的，你知道你的身子很重。你感到右手、大拇指里有着一种沉甸甸的感觉。大拇指非常重。食指。中指。无名指。小指。掌心。掌背。手腕。前臂。肘部。上臂。肩膀。全都非常沉重。胳肢窝。腰的右侧。右髋。大腿。膝盖。胫骨。小腿肚包肌肉。脚踝。脚跟。脚底。大脚趾。第二脚趾。第三脚趾。第四脚趾。小脚趾。

- 现在注意你的左手。你的左手感到非常沉重。大拇指。食指。中指。无名指。小指。掌心。掌背。手腕。前臂。肘部。上臂。肩膀。胳肢窝。腰的左边。左髋。大腿。膝头。胫骨。小腿肚包肌肉。脚踝。脚跟。脚底。大脚趾。第二脚趾。第三脚趾。第四脚趾。小脚趾。

- 你整个身子感到非常沉重。

- 注意你身体每一个接触地面的部分。注意到联系你的躯体和地面的重力线。感到你身体接触地面的各部分几乎像粘紧在地面上或陷入地下的样子。

- 左脚跟。右脚跟。左小腿肚包肌肉。右小腿肚包肌肉。左大腿的后边。右大腿的后边。左臀。右臀。背部下半部。背部上半部。左臂和左肩。右臂和右肩。后脑勺。你的后脑勺挨着地面的部位非常沉重。

- 你的整个身体感到非常、非常沉重。后脑勺。头的两侧。头顶。你的整个头颅放得很松，松得感到很重。头皮。前额。眼眉。眼睑很重。眼球。脸颊。颧骨。鼻子。上唇。下唇。牙齿。舌头。上唇。下唇。下巴。脸面肌肉。两耳。颈项的两侧。颈项的前边。颈项的后边。

- 整个背部很重，很重。你的臀部、双腿直到两脚脚跟。注意全身从头到脚趾。从头到脚趾。你全身从头到脚趾都感到非常沉重。似乎感到整个身子都要陷入地下。你全身非常沉重。整个身子放得很松，松得感到非常、非常沉重。

- 你没有睡着。你是醒着的。对自己说："我知道我正在练瑜伽休息术。我没有睡着。我是有知觉的。我是醒着的。我是醒着的。"

- 你在听着我说话。

- 开始注意你身体中有一种轻盈感觉。你的身子感到很轻，比一片羽毛还轻。我提到你身体的每一个部分，你心里都默念那个部分的名字，感到那部分比一片羽毛还轻。

- 体会到你右手中的这种轻盈的感觉。大拇指。大拇指很轻。食指。中指。无名指。小指。掌心。掌背。手腕。前臂。肘部。上臂。肩膀。全都很轻。胳肢窝。腰的右侧。右髋。大腿。膝部。胫骨。小腿肚包肌肉。脚踝。脚跟。脚底。大脚趾。第二脚趾。第三脚趾。第四脚趾。小脚趾。

- 现在注意你的左手。你的左手感到很轻。大拇指。食指。中指。无名指。小指。掌心。掌背。手腕。前臂。肘部。上臂。肩膀。胳肢窝。腰的左侧。左髋。大腿。膝部。胫骨。小腿肚包肌肉。脚踝。脚跟。脚底。大脚趾。第二脚趾。第三脚趾。第四脚趾。小脚趾。

- 你的全身感到非常轻。

- 现在注意你贴着地面的背部。感到它非常轻。它轻得使你几乎是从地面上飘浮起来了。感到身上每一个挨着地面的部位都比一片羽毛还轻。

- 左脚跟。右脚跟。左小腿肚包的肌肉。右小腿肚包的肌肉。左大腿的后边。右大腿的后边。左臀。右臀。下背部。上背部。左臂和肩膀。右臂和肩膀。后脑勺。你后脑勺挨着地面的部位非常轻。

- 你的头部两侧。头顶。你的整个头颅感到很轻。头皮。前额。眼眉。眼睑非常轻。眼球。脸颊。颧骨。鼻子。上唇。下唇。牙齿。舌头。下巴。脸面肌肉。耳朵。颈项两侧。颈项前边。颈项后边。

- 整个背部感到很轻、很轻。你的臀部、两腿，直到两脚跟。注意你的全身，由头到脚趾。你的全身由头到脚趾感到很轻。你的身体仿佛要从地面飘浮起来似的。你整个身体像羽毛一样轻飘飘的。感到你的身体轻得像一片羽毛，充满精力。感到你的身体充满了精力。

- 你不是睡着的。你在听着我的声音。对自己说："我是醒着的。我并没睡着。我正在练瑜伽休息术。"

- 对自己的躯体躺在地上保持高度知觉。感到它非常轻。你的全身感到非常轻。但现在感到肚脐区域变得非常沉重。肚脐以下的地方非常、非常重。你的肚脐下边的那个（丹田）穴位感到非常沉重，而身体其余地方全都非常、非常轻。

- 现在试试体会到肚脐部分不仅仅很沉重，而且还有极热的感觉。它很重，很热。非常重，非常热。感到那个穴位上有一团很热的火焰。感到这火焰的热力一直蔓延到你挨着地面的脊柱的背面。现在，这热力传遍了你整个身体。你整个身体感到很热。想象你自己处身在酷热难当的沙漠之中。全身热得要冒汗。你全身非常之热。

- 现在感到全身非常之冷。你全身非常之冷。全身冰冷，想象你在严寒的冬夜处身户外，没有毡子，躺在雪地里，躺在酷寒的环境中。你整个身子非常冷。

- 现在开始感到肚脐下边那一点又再次变暖。那里的那团火焰正在越烧越旺，越来越暖、越热。你全身都是冰冷的，只有肚脐以下这一点越来越暖热。现在它越来越热了。现在它燃烧得像一团火。感到它正像一团火那样燃烧着。试着感到你肚脐以下的那点非常、非常热。

- 现在感到这团火的热力传到你的双腿，传到你的上身。现在这团火发散的温热从头上传到脚趾。这团火的温暖笼罩了你的全身。你全身非常温暖、非常舒适。

- 你是醒着的。对你自己说："我是醒着的。我是有知觉的。"

- 观看你的身子躺在地上，好像你是另外一个人在观看它。看着你的身子躺在地上。

- 现在高度注意我一一念出来的图画。随着我一一念出这下面的图画、图像，你也想象自己看到了它们每一幅。随着我念出这些图像，你一一在心里看到它们。

- 平湖如镜，清澈宁静。

- 一只美丽的白色天鹅浮过湖面。

- 洁白的雪花从天上轻轻地飘落。

- 美丽的金光灿烂的日出景象。

- 一位农民在犁田。

- 一匹马在拉车。

- 人们在公园里练太极拳。

- 一位气功师傅打坐冥想。

- 一头母牛安详地站着。

- 一只孔雀在跳舞，它在开屏。

- 海洋上浪花翻涌激荡。

- 孩子们在游戏。

- 清澈的蓝天。

- 头顶上团团白云飘浮而过。

- 高度注意你的脊柱。想象在你脊柱那里，有一条空心的长管子从你脊柱的基座直通头顶。想象你看到这条空心的管子。感觉到这条空心管子从脊柱基座直通头顶。

- 想象这条空心管子变得越来越粗大。这管子变得越来越粗大，现在它扩张到你整个身体的空间。这根管子伸延到你整个上身躯干了。现在这根管子一直往下伸展到你的双脚，因此，这根管子已经把你整个身子都包容起来了。

- 看到隆冬季节、严寒、雪花飞舞，松柏树巍然挺立。

- 略带红色的日落景象。

- 黑夜。

- 雨天。

- 一位画家在画画。

- 中国的万里长城。

- 山水画。

- 一位少女在骑自行车。

- 一位男青年带着许多书本。

- 一轮圆圆的秋月。

- 一朵美丽、芳香的花。

- 一只蜜蜂在采花蜜。

- 人们在打排球。

- 一只大象在沐浴。

- 一只猴子在树枝丛中荡来荡去。

- 许多人在骑自行车。

- 黄河。

- 河上一艘小艇。

- 孩子们在田野上玩耍。

- 一间屋子，烟囱上炊烟袅袅。

- 一支蜡烛的火焰。

- 雄鸡唱晓。

- 一只金色的蝴蝶。

- 你是醒着的。非常清醒地意识到你正在练瑜伽休息术。对你自己说："我是有知觉的。"对你的躯体躺在这地板上保持高度知觉。你不是在睡觉。你非常清醒。你是躺在这里的这个躯体的见证人。

- 对躺在这里的你这具躯体保持知觉。你的整个身体已经完全放松了，现在它已经充满了精力（元气）。感到你整个身体充满了精力。你的身体从头到脚趾充满了精力。你的力量已经全部恢复过来了。你的身体再次充满了精力。

- 现在高度注意你的呼吸。注意你的呼吸。每次吸气，心里对自己诵念"噢姆"（Aum）。每次呼气，也在心里对自己诵念"噢姆"。不要高声诵念。要在心里默念，每次呼气，都在心里默念"噢姆"。

- 现在每次呼气都用听得到的声音轻轻诵念"噢姆"。每次呼气都出声地诵念"噢姆"，但声音要很轻。

- "噢——姆——""噢—姆——"。"噢—姆——"
（诱导员诵念三次"噢姆"，延长的"噢姆"）。

- 现在对全身保持高度知觉。开始扭动你的手指，扭动你的脚趾。

- 两眼闭上，逐渐将身子转到一侧。慢慢地转到一侧。

- 你的身体现在已经彻底休息过了。彻底休息过了。你已经做完瑜伽休息术练习，你的身体也彻底体息过了，你的心是警醒的。

- 逐渐坐起来。你逐渐能坐起来。两眼闭上。逐渐坐起来。

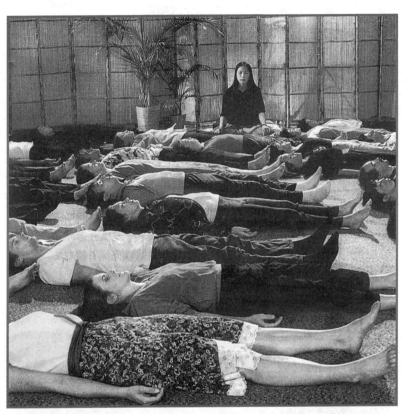

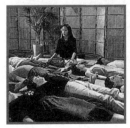
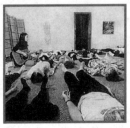
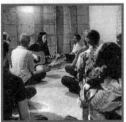

- 两眼保持闭着，每吸一次气，心里都对自己说"噢嗯"，每呼一次气，都诵念"噢嗯"。
- "噢——嗯——"。"噢——嗯——"。"噢——嗯——"。"噢——嗯——"（诱导员诵念四次"噢嗯"）。
- 两眼保持闭着或起码半闭着，站起来。现在站起来。
- 现在开始对自己的全身保持高度自觉。摇动你的右手。摇动你的右臂。你的右臂和右手。
- 现在摇动你的左手和左臂。
- 摇动你的两手和两臂。
- 用力地摇动两手和两臂。
- 现在用双手揉擦脸部。揉擦你的前额、你的双眼、你的鼻子。轻轻地揉擦你的脸面。轻轻地拍打你的头。用手指尖极轻地拍打你的头顶。揉擦脸部。拍打头部。
- 你的全身充满了精力。
- 睁开眼睛。
- 现在，用左腿站着，摇动你的右腿和右脚。
- 现在，用右腿站着，摇动你的左脚和左腿。
- 放松你的两腿。
- 瑜伽休息术练习现在已经完毕。

诱 导 词 简 篇

- 请仰卧，准备好做瑜伽休息术。
- 让全身伸直成一条直线。头部和身体要形成一条直线，脸部向上。两腿分开一英尺（0.305 米）左右。

两条臂膀靠体侧平放，掌心向上。

- 一旦摆好姿势，就停止身体的一切动作。

- 闭上双眼。

- 对自己的呼吸保持非常清醒的知觉。静观自己的一呼一吸，循环不已。

- 每次吸气，心里默念"噢嗨"（Aum）的声音。每次呼气，都用可以听得到的声音诵念"噢嗨"。现在开始诵念"噢嗨"。把"噢嗨"延长到和呼气过程一样长。要感觉到这"噢嗨"念诵声在自己双唇、脸面和颈项上回响——要感觉到这和平宁静的"噢嗨"吟诵声传遍你整个躯体。

- 继续诵念"噢嗨"。继续诵念"噢嗨"。

- "噢——嗨"。"噢——嗨"。"噢——嗨——"（诱导员也诵念"噢嗨"）。

- （诱导员注意：如果现在有人继续发出"噢嗨"声，就轻轻对他说："你可以停止诵念'噢嗨'了。"）

- 在整个练习过程中，除非我叫你做动作，否则千万不要动。你必须保持绝对安静。

- 你不会睡着的。你会保持清醒、警觉的。心里默默地说："我要保持清醒和警觉。我要保持清醒和警觉。"

- 注意听我的声音。注意跟随我的声音。照我的嘱咐做。

- 如果你跟不上我，别着急。尽量跟上我的声音就行了。

- 不要勉强费力地集中注意力。放松。不要思考。不要担心。放松。

- 对全身保持知觉。意识到全身躺在这里，正在松弛。

- 现在照我的嘱咐做。
- 我要讲出你身上各个部分。每当我提到你身上的各部分，你要在心里重念一次那部分的名字，对那个部位保持知觉，感觉到它在放松。我会一部分接一部分地快速念下去。让你的知觉在那个身体部分上停留一会儿。然后，让你的知觉随着我的声音转到另一个部分上。
- 不要老是停留在某一部分上。让你的知觉对每一个部分松动地停留一会儿，然后让它转向另一部分。如果你赶不上我，也别着急——只管注意我跟着念的部分就行。
- 开始的时候，我要念得慢些。然后，就快起来。
- 记住，不要瞌睡。保持警醒。
- 我现在开始了。
- 要感到我提到的你身体的每个部分都极大地放松。
- 我提到哪个部分的名字，你心里也默念这名字，感到这部分在放松。
- 从两脚开始：两个大脚趾正在放松。现在，两脚其余脚趾全都放得很松。两脚脚背、脚底、两脚踝、脚跟。两踝放得很松，小腿胫骨、腿肚包肌肉、膝盖、膝背窝（腘窝）、大腿前边肌肉、大腿后边肌肉、骨盆区域、臀部、腹部区域、整个胃部区域、肝脏、肾脏、肋骨、心脏。感觉到心脏在放松，心跳放慢。胸部在放松。两肩、上臂、两肘、前臂、手腕、双手、两个大拇指、两手的全部手指。
- 现在注意背部，感到背部在放松、休息。
- 后脑勺、头的两侧、头顶。头皮在放松。前额、眼

眉、眼皮、眼球、两边脸颊、颧骨、鼻子、上唇、下
唇、牙齿、舌头、上唇、下唇、下巴、脸部肌肉、两
个耳朵、颈的两侧、颈的前边、颈的背面。

- 现在放松的感觉从上而下传遍了整根脊柱。非常注意
脊柱，感到脊柱正在放松。

- 意识到全身感到放得很松。心里说："我知道我的全
身正感到放得很松。"

- 你的身体放得这么松。现在已开始在松里带有重的感
觉，很重的感觉。你全身感到很重。

- 我每提到你身上一个部分，你都感到那部分放得很
松，松得又感到很重、很重。

- 注意你身体接触地面的那些部分：两个脚跟、两个腿
肚包、大腿背面、臀部、背部、双肩、双臂、双手、
后脑勺。

- 注意你身体接触地面的每一个部分。非常注意那连接
着你身体和地面的重力线。感到你身体贴地的部分仿
佛粘紧在地上似的。非常沉重。非常沉重。

- 再从你的两个脚跟开始：两个脚跟都很沉重，腿肚包
的肌肉，沉重。大腿的下侧、臀部、背部、双肩、双
臂、双手、后脑勺。

- 再从你两脚开始。把注意力集中在两脚上。两只大脚
趾正变得非常沉重。现在所有其余脚趾、两脚的脚
背、两脚脚底，两个脚踝、脚跟、两脚踝、两小腿胫
骨、腿肚包肌肉、膝盖、膝背窝（腘窝）、大腿前面
肌肉、大腿后面的肌肉、骨盆区域、臀部、腹部区
域、胃部区域、肝脏、肾脏、肋骨、心脏、胸部、双
肩、两个上臂、两肘、前臂、手腕、两手、两只大拇

指、全部手指。

- 现在高度注意你贴着地面的背部。它感到非常沉重、非常沉重。现在，后脑勺、头的两侧、头顶。你的整个头颅放得很松，感到非常沉重。头皮、前额、眼眉、眼睑，非常沉重。两个眼球，两边脸颊、颧骨、鼻子、上唇、下唇、牙齿、舌头、上唇、下唇、下巴、脸面肌肉、两耳、颈的两侧、颈的前面、颈的背面。

- 你的整根脊柱、整根脊柱都感到非常沉重、非常沉重。放得很松。

- 注意全身，从头到脚趾，从头到脚趾。你全身感到非常沉重。你感到全身几乎是往地下沉下去。你全身很重、很重、很重。你全身都放松得很，它松得很重。

- 你没有睡觉。不要打瞌睡。保持警觉。听着我的声音，保持清醒。保持清醒。心里对自己说："我是清醒的。我是清醒的。我正在练瑜伽休息术。我是清醒的。我的身体正在休息。"

- 现在，我提到的你身体每一部分，你都感到它变得很轻。感到我提到的你身体每一部分比一根羽毛还要轻，比羽毛还要轻。

- 从你的双脚开始：两个大脚趾，两脚所有其他脚趾，两脚脚背、脚底、两脚踝、脚跟，都像羽毛那样非常轻。两脚踝、胫骨、腿肚包肌肉、膝盖、膝背窝（腘窝）、大腿前面肌肉、大腿背面肌肉、骨盆区域、臀部、腹部区域、胃部范围、肝脏、肾脏、肋骨、心脏、胸部、肩部、两只上臂、双肘、两只前臂、手腕、两手、大拇指、所有手指。

- 现在注意你的背部。背部现在很轻，它几乎是飘离了地面。你的后脑勺比一根羽毛还轻。头的两侧、头顶、整个头颅、头皮、前额、眼眉、眼睑、眼球、脸颊、颧骨、鼻子、上唇、下唇、牙齿、舌头、上唇、下唇、下巴、脸面肌肉、耳朵、颈项两侧、颈的前边、颈的后边、你的脊柱。

- 你全身从头到脚感到比羽毛还轻。从头到脚地注意你的全身，感到它比羽毛还轻。

- 要感觉到你全身从头到脚充满了（元）气，充满了精力。它比羽毛还要轻。它简直几乎从地上飘浮起来。

- 要感觉到你身体的各大部分比羽毛还轻，充满了（元）气。右腿、左腿、左右两腿、右臂、左臂、左右两臂、整个背部、整个前身、头部。全身从头到脚趾。你的全身从头到脚趾，比羽毛还轻，充满了（元）气，充满了精力。

- 你是醒着的。你是醒着的。你不是在打瞌睡。你是醒着的。

- 我要讲一些词语图画。我所描述的每一幅词语图画，你都要在心里看它。让你的心从一幅图画转向另一幅图画。不要停在任何过去了的图画上。

- 平湖如镜，清澈安宁。

- 一只美丽的白天鹅浮过湖面。

- 天上洁白的雪花轻轻地飘落着。

- 美丽的、金光灿烂的日出。

- 一个农民在田里犁地。

- 一匹马拉着车子。

- 公园里人们在打太极拳。

- 一位气功师傅打坐冥想。
- 一头母牛安详地站着。
- 一只孔雀在跳舞，它在开屏。
- 海洋上浪花激扬。
- 孩子们在嬉戏。
- 清澈的蓝天。
- 头上团团白云飘过。
- 你是醒着的。你没有打瞌睡。你是醒着的。
- 感到你的身体从头到脚趾变得很热、很热。你全身感到非常之热。你的身体感到热得要出汗。你是在一片沙漠里，一片很热、很热的沙漠里。太阳高悬头上。你是在中午时分处身炽热的沙漠，毫无遮蔽。你全身像火烧般热，炽热。
- 现在感到你的身体变得很冷。你的身体变得非常冷。在隆冬夜里，大雪纷飞，你在户外。身上没有御寒的衣服。你在雪地里。严寒彻骨，冰天雪地，冰天雪地。试感到全身发冷、冰冷冰冷。
- 现在开始感到肚脐下边的（丹田）穴位正在变暖。现在越来越暖。你全身都是冷的，只有肚脐下边这一点是在变暖，越来越热。现在，它像火一样燃烧。试试感觉到肚脐处这一点非常非常热。肚脐下边这点非常热，就像一团火。感觉这团火向双脚蔓延，向上身躯干蔓延。现在这团火的温暖、热力从头部传到脚趾，从头部传到脚趾。这团火的温暖从头部传到脚趾。
- 看到隆冬季节，严寒，雪花飞舞，松柏树巍然挺立。
- 略带红光的日落景象。
- 黑夜。

- 雨天。
- 一位画家在画画。
- 中国万里长城。
- 一幅山水画。
- 一个少女正在骑自行车。
- 一个男青年携带着许多书。
- 中秋的满月。
- 一朵美丽的、芳香的花。
- 一只蜜蜂正在采花蜜。
- 人们在打排球。
- 一只大象在沐浴。
- 一只猴子在树枝丛中荡来荡去。
- 许多人骑着自行车。
- 黄河。
- 河上一艘小艇。
- 孩子们在田野里玩耍。
- 一间屋子，烟囱上炊烟袅袅。
- 一支蜡烛的火焰。
- 雄鸡唱晓。一只金色的蝴蝶。
- 对躺在这里的你这具躯体保持高度知觉。看着你的身子躺在地面上，仿佛你是另外一个人在看着它。你醒了。你醒了。看着你的身子躺在地上。看着你的身子静静地躺在地上。
- 你的躯体完全放松，现在它完全充满了精力，感到你整个躯体充满了（元）气。你的全身由头到脚趾全都充满了精力。你全部力量已恢复。你的身体现在已经重新充满了精力。

- 现在高度注意你的呼吸。注意你的呼吸。每吸一次气，心里都对自己默念"噢唔"。每次呼气，心里也对自己默念"噢唔"。不要大声地说出来，只在心里默念。每呼一次气，在心里诵念"噢唔"。

- 现在每呼一次气，都用听得到的声音诵念"噢唔"，非常轻声地念。每呼一次气，都出声地诵念"噢唔"，但声音要非常轻。

- 噢——唔——。噢——唔——。噢——唔——（诱导员诵念三次"噢唔"，延长的"噢唔"）。

- 现在对全身保持高度知觉。开始扭动你的手指，扭动脚趾。

- 两眼闭上，逐渐转成侧身卧着。慢慢转成侧卧。

- 你已得到彻底休息。你已经完成了瑜伽休息术练习，现在你的身体已得到彻底休息，你的心是警觉的。

- 逐步坐起来。你逐渐就能坐起来。保持闭着两眼。逐渐坐起来。逐渐坐起来。

- 保持闭着两眼，每次吸气，对自己说"噢唔"，每次呼气都用可以听到的声音说"噢唔"。噢——唔——。噢——唔——。噢——唔——。噢——唔——（诱导员说四次"噢唔"）。

- 保持两眼闭上或起码部分闭上，站起来。现在站起来。

- 现在对自己的身体保持完全清醒知觉。摇动你的右手。摇动你的右臂。你的右臂和右手。

- 现在摇动你的左手和左臂。

- 摇动你的两手和两臂。

- 用力地摇动两手和两臂。

- 现在用两手揉脸。揉擦前额、双眼、鼻子。轻轻揉擦你的脸。轻轻拍打你的头。用指尖轻轻拍打你的头顶。揉脸，拍拍头顶。
- 你全身充满了精力。
- 现在，用左脚单腿站着，摇动右腿、右脚。摇动你的右腿、右脚。
- 现在，用右脚单腿站着，摇动左脚、左腿。
- 放松两脚。
- 现在睁开你的双眼。
- 瑜伽休息术练习现在做完了。

诱 导 员 朗 诵 要 领

关于诱导朗诵

如果你打算给别人朗诵瑜伽休息术的诱导词（或者把它录下来供自己用），那么，这里提示几点要领。

记住，正是要凭着你的语音来使练习者的心思不至于东想西想、散漫无归或免于入睡，因此，你必须连续不断地、并没有任何过长的停顿诵读下去。只有在"词语图画"或"形象"之间才有真正的停顿。但即使在图画之间，那里的停顿也不应该超过2~3秒钟。因此，你不要把诱导词讲得太慢了。

当然，你也不要讲得太快了，你一定要讲得清楚，好让练习者可以毫不费力地、容易地听懂你的话。你要让他们放松休息，而不是费力地去听懂你说的话。也不要把声音放得太低、太柔和，以致他们听得很费力，或把声音放得太大、太响亮，以致他们感到太刺耳，惹人反感。用温和而安静的语气讲，但记住，要带有权威性的语气来讲。你就是权威。还要记住，由于你就是权威，你也就是要负责任的人。

当你在诵读诱导词的时候，练习者指靠你做好这工作，关心他们。你应该非常认真。在做瑜伽休息术练习时，人们的心是处于一种敏感状态，因此，你要以这种认识去留心当时周围的情况。不要让任何突发事件破坏气氛。如果确有一些你控制不了的事情发生，就运用你的常识来加以纠正或安顿好当时的情况。

在这方面，让我们提一下一件不时可能发生的事：一个练习者会在练习过程中入睡——这是个问题哩——他（或她）会打起鼾来。如果发生了这种事，那你就继续主持这个练习课，要是还有一名可以帮帮忙的助手的话，就一起设法把这打鼾的人轻轻地弄醒。而既不惊扰他，也不引起问题，弄醒他的正确方法，是揉揉他的颅顶（即百会穴位）。按摩或揉擦这个穴位，这人就会醒过来，却不感到自己被人弄醒——而是觉得自己是自然而然醒过来的。因此，如果是由一名诱导员带领一大群人练瑜伽休息术，又有一名助手帮助诱导员来料理、解决可能发生的事，无论是有人打鼾或者是一面忽然脱钩的窗子开始要发出"砰"响地摆动。关于有人打鼾还有一点要说的，如果他们鼾声不是非常响，并不真正打搅别人，那就别惊扰他——顺其自然吧。还有，有时候一个人会开始打鼾，但很快就不会再打了。因此，有人开始打点鼾的话，不用匆匆忙忙地制止他。

关于结束瑜伽休息术方法的一点提示：可以有各种不同的做法。一个很好的方法是，在人们转成侧身卧姿之后，开始以轻柔的咏唱的方式出声地做瑜伽语音冥想。先只是咏唱一段时间，然后逐步请他们坐起来，一起咏唱。这就引导到整组的瑜伽语音冥想中去。

小　结

1979年，本书的两位作者一起访问了上海第三人民医院，我们高兴而惊奇地看到了人们用某种瑜伽体息术来治疗一些病人，当然，这种休息术的诱导词和前边瑜伽休息术的诱导词不是完全一模一样的。它比较短，病人们在整个练习过程中始终都保持坐着的姿势。因此，尽管传统的瑜伽休息术是仰卧着练习的，但也可以用坐姿来练。

现在我们要简短地谈谈因不同的目的、时间和环境而有所不同的瑜伽休息术练习法。一般来说，一个人练瑜伽休息术的时间要么是在白天，为了获得快速的休息以恢复精力，要么是在晚上上床就寝、入睡之前。这两种情况下的练法是有些不同的。

首先，由于日间练习的目的在于快速恢复精力，所以你实际上并不想入睡。如果你真的睡着了的话，就可能在醒过来时感到有点儿疲倦。因此，在白天练瑜伽休息术时，你必须在整个练习过程中不断地努力保持清醒才行。但在夜间，当你躺在床上闭目准备入睡时就可以尽量长久地练瑜伽休息术，直到自然而然地睡着为止。第二天早晨起来时，你会感到非常清醒，神采奕奕。大多数的人都不知道怎么正确的睡觉。他们总是怀着万千愁绪、心事重重地去睡觉。他们非常清醒地躺在床上——却又极为疲倦。练习瑜伽休息术对这样的人帮助极大。

为了快速松弛和恢复精力而练瑜伽休息术的人，不要用又大又软的枕头或躺在一张软床上。在地上铺上一张席子或毡子，或者躺在一张木床上就挺好（不要让身子躺在冷地板上着凉）。一个小枕头或一些柔软的东西就正好用，只要让后脑勺不感到太硬、太痛就行了。他也不应该在饱餐一顿之后就做练习。对于晚间临睡前做瑜伽休息术练习的人来说，这些要求显然都是可以接受的。但瑜伽师傅建议：千万不要饱餐一顿、肚子胀鼓鼓地就去睡觉，否则的话，就是睡较长的时间，醒来时也会感到疲倦。

　　如果你准备不用人诱导，自己来做瑜伽休息术的话，那你就专做瑜伽休息术中那些无须大量记忆和集中注意力的部分吧，比方说，诵念"噢唵"，放松身体各个不同部分，这些都是易于一个人自己做的，又比方说，那些用词语暗示的图画或形象也许就不容易做了。你得自行试试，看情况如何而定。

第三篇

超脱心灵功

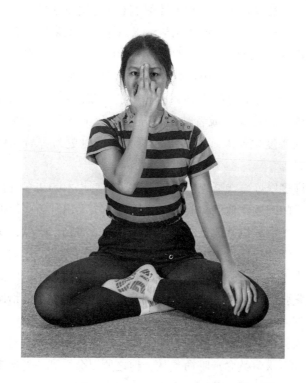

第七章　自　觉

导　言

如果一个人要内心有持久的和平安宁的话，那么，他的急务之一是要认识到，他并不是自己的意念或意念的内容。这时，也只有这时，他才能学会以超脱的态度来体验心意的内容和活动。这时，他才能把意念看作自己正在观看或体验着的某些内容——某些和他自我互相区别的对象。

一个培养起这样一种超脱态度的人就决不会，譬如说，受到噩梦的惊吓，或者被幻觉吓得神智不清了。这样一种超脱的态度也使人练习高级的冥想形式时更为容易和更有成效。

许多修炼瑜伽冥想前预备功和瑜伽冥想术的初学者都碰上同样的问题：他们体验到在自己的心头上出现一些使他们惊慌、迷惘或以其他某种方式影响自己的事物。当然，这是毫不足怪的；毕竟，大多数人总是受到自己心意的影响。真的，大多数人实际上都是受自己心意或意念的控制。因此就产生紧张、忧虑和其他问题。接着，这种内心混乱的情况又产生许多身体上的毛病。

人无论是受到心意内容的惊吓，还是感到不得不对心意的各种要求（欲念）唯命是从，他之所以会受到心意所带来的深刻影响，其主要原因之一是，这个人把自我和心意等同为一。他感到他自我即是他的心意。如果他的心意需要某种事物，他就感到是他需要那种东西。如果心意充满迷惘糊涂的想法，他就以为是他自己迷惘胡涂。每当心意（意念）出现了恐怖、古怪的形象或荒诞的欲念，他就被吓得六神无主了。但是，如果一个人练这些功法，就能逐步做到，在感知这些心中的景象和欲念的同时不为所动。

有许多心理练习帮助人认识到自己不是心意，而是心意的一个有知觉的、安静从容的见证者；那么，现在让我们看看几种这类练习吧。

功法一　观察心灵的内容

● 请看一盏亮着的电灯或普通照明灯，或者一支蜡烛，或者这本书里的插图之一，或者附近墙上的一幅图画。无论你选择要看的事物是什么，都要非常专注地凝视它。不要让你双眼离开这个事物。现在，对你自己说："我自觉到我正在看着这个＿＿＿＿＿＿＿。"然后，闭上双眼，注视那出现在自己心思上的物品。现在对你自己说："我自觉到我正在看着自己心思上的＿＿＿＿＿＿＿。"

● 起初，你是看着自己心意之外的物品，即在环境中的物品。然后在闭起双眼之后，你看着的是那物品在你意念上留下的印象。但是，不论你是看着墙上的物品还是看着该物品在你心意上留下的印象，你实际上还是和它分开而互相区别的。当你看着那出现在你心意上的物品，这物品也许显得比它在周围环境中出现时离你更近一些——但你，即自我，仍然是处于看着它的地位上。换句话说，你是自觉，或看者。你看着的物品是被看者。那呈现形象的心意也是被看者。你，即看者，正在看着它。

功法二　沉默见证人

一、按一种舒适的瑜伽姿势坐好或按仰卧放松功躺下。双眼完全闭起。

二、不要控制你的呼吸，只是非常留心地观察着它。对你自己说："我自觉到自己在呼吸。"吸气时，对自己说："我自觉到自己正在吸气。"呼气时，对自己说："我自觉到自己正在呼气。"要体会到呼吸正在自动地进行着，而你正在观察着它——丝毫不做任何努力。

三、接着，自觉到你的心意的存在。不要试图控制它或指引它。就像你坐在一家电影院里观看银幕上的活动画面那样，看着你的心意的内容在自己面前流动过去。你心意上可能出现一些好的、愉快的思想或感觉以及一些坏的、不愉快的思想或感觉。对此两者都不要卷进去。只是作为一个沉默、不为所动的见证人观察下去。当出现"坏的"或不愉快的思想、感觉时，你就对自己说："我正自觉到我体验着坏的思想和感觉。"当"好的"或愉快的思想、感觉出现时，你也对自己说："我正自觉到我体验着好的思想和感觉。"

四、默念下列词语："我是沉默见证人，静观心意素材流过。我是沉默见证人，对于我这些心意的活动，我远远超脱，不为所动。"对于心意在瑜伽冥想中或在其他场合上所感到的心神不定，以及所出现荒诞、恐怖形象的那些人来说，这种瑜伽冥想功法是极为有用的。它能帮助一个人重新认识到真正的自我并不是他的心意。

功法三　连续的自觉

● 这个功法是沉默见证功法的一种延续。在你的一切日常活动中，试试对你的身或心正在从事或体验着的事物保持自觉。例如，当你早上起来时，对自己说："我自觉到我现在醒了。"当你刷牙时，心里对自己说："我自觉到自己正在刷牙。"整天从早到晚，在进食、谈话、学习和工作等等时候，都继续运用这种见证功法。

● 当你体验到某些思想感情，如愤怒、恐惧、伤感等等的时候，或者当你察觉到物质本性三态（愚昧无知、激情和善良）＊中有这一种或那一种状态正在对你的身心起作用的时候，心里默念："我自觉到我正体验着愤怒"或"我自觉到激情状态正在活跃地起作用。"

● 尽量经常、频密地做这个练习，直到它成为你的第二天性为止。

● 通过这样子练习下去，你就会越来越清楚地自觉到：你是身心各种感觉和活动的超脱的见证者。这样一来，你的意识就保持清醒、明晰。你受到肉体痛苦或困扰的程度就会少得多，你对享受肉身感官刺激的眷恋执着也会少得多。你也会更少地受到各种积极和消极思想感情活动的影响。

功法四　观察梦境（清晰梦）

你可以把功法三做进一步的发展——你甚至可以在睡眠

＊ 请参阅第九章"克服愚昧无知、激情和善良三态影响"的重要性。

中做它！几千年来一直为瑜伽师所修习的这个功法，其练法如下。

● 一、每天晚上你上床躺着准备入睡时，试静观自己的身体是怎样入睡的。心里对自己说："我自觉到我的身体正在入睡。"

● 二、随着你入睡程度越来越深，你也许会开始做梦。在这种状态中，你会是半睡半醒的样子。观看这些梦境吧。在开始做梦时心里对自己说："我自觉到自己正在做梦。"

● 三、经常做这个练习，终而即使在深度睡眠中你也能自觉到自己在做梦。这一点所带来的次要的益处之一就是，当你在做梦时，也不会陷于认为梦境是真实的这么一种幻觉里。你会知道，做梦时自己也不过是在做梦而已。于是，如果你在梦中体验到所谓"梦魇"的话，就一点也不受其困扰。但这只是一种次要的益处罢了。起码对于习瑜伽者来说，最大的益处是，他能够借此体验到他自己只是心意素材流的观看者而已。换言之，这是帮助他认识到他不是自己的心意的另一种方法。

功法五　控制你的心灵

这个功法只须做一次或两次，来帮助练习者认识到，心意只是他的所有物，而不是他自己。

● 一、开始时凝神注视附近某个形象或物体。它可以是这本书中的某一形象，或者是周围环境中的形象。

● 二、闭上双眼，看那出现在你心意上的该物体的形象。试图把那形象保留在你意念中，尽量长久地看着它。如果它开始飘移开去，试试使它稳定不动。如果它开始模糊消失，就把它重现出来。

通过做这个练习，你会发现，控制心意（意念）是很困难的。你想把某一事物保留在心上，这样做是很困难的。还有，从以前的经验你也知道，你不愿把某事物留在心上，但把它排除出去也是很困难的。你可以试图去控制自己的心意这一事实，加上控制心意如此难以成功的又一事实，都进一步证明了你，即自我，并不是心意。

第四篇

瑜伽冥想及有关功法

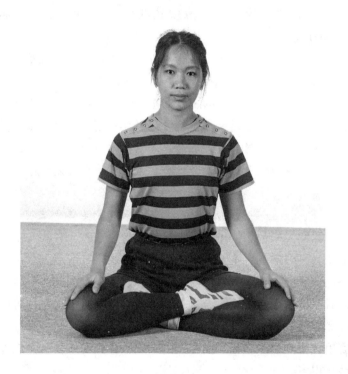

第八章 瑜伽冥想的目的

瑜伽冥想术的目的在于获致内心和平与安宁。然而实际上远不止此。瑜伽冥想术的目的是达致无限的精神之爱、欢乐、幸福和智慧。在《薄伽梵歌》一书中，克尔史那（Krsna）说：

> 当一个人由于修炼瑜伽而使其心意完全脱离物质性的心理活动时，这么一种瑜伽修炼的至善阶段就叫作入定或三昧境界（Samadhi）。在这种欢乐状态中，人就处身在无限的超然幸福里，并通过各种超然的感官而自得其乐。确定这种状态之后，人就再也不会离开真理，而一旦获得这种成就，他就会认为：没有什么能够比这收益更大的了。
>
> ——《薄伽梵歌》第六章第二十至二十三颂

我们大家都想快乐幸福。这是极为自然的。有些人错误地认为，习瑜伽者不要或不关心幸福或快乐。习瑜伽者是要幸福快乐的。在这方面，习瑜伽者和别人完全无异。但习瑜伽者在谋求幸福上更为合乎科学得多。他分析过，幸福可以在哪里找到，在哪里找不到；或者更确切地说，他分析过，哪里找得到多少幸福，而在别的某处，找到的幸福又是怎样地多得多。

习瑜伽者的结论是，大多数人在追求幸福中到头来反而落得痛苦不幸。

瑜伽师说，原因在于愚昧无知。如果不说是大多数人，确实有许多人试图寻求幸福的方法全是尽量多地谋求感官上的快乐感受。但是，就算是那些极为富裕、因而物质感官享受设施应有尽有的人们也还是痛苦不幸的。事实上，这样的富人往往比那些不那么富裕的人还要痛苦不幸些。

瑜伽师根据他对别人的这些观察心得，以及科学地观察自己从感官享受中得到或没有得到的那些真正而又持久的幸福快乐究竟有多少分量，他就合乎逻辑地判断：从令人愉快的感官经验中获得的幸福分量极为有限。这种幸福极为浅薄，瞬息消逝。

正如对于一个在沙漠中受着酷热煎熬而濒临死亡边缘的人来说，一两滴水无法解除他的干渴一样，同样地，从感官享受中获得的极度有限的幸福是不可能令人感到满足的。

而且瑜伽师还观察到，为了争取这一点点分量极为有限的所谓幸福——实际上根本不是什么真正的幸福——人们还得经历如此多的忧患、哀伤等等。换言之，不仅感官享受不能令人满足，而且，如果人们把实现这样的感官享受认作自己的人生目标的话，他就会受到忧虑、愤怒、懊恼失意等等的百般折磨。这样一名享乐主义者是在为了这么微小的一点东西而付出巨大代价。他从自己感官享受中获得的细微分量的幸福完全是得不偿失——真的，为追求这种幸福所引起的痛苦不幸已经把这丁点幸福给抵消了。

享乐主义者总是时刻忧心忡忡。他的忧虑起码有五种直接原因。第一，他害怕得不到自己想得到的东西。为了从事感官享乐，他需要获得感官享乐的各种对象（事物）。无论他得到了多少，他的欲望总是永远无法满足，即总是感到空虚，因此，他总是要求更多的东西，得寸进尺。换言之，他总是担心所得不够。他还老是担心自己会得不到所追求的新"事物"。

享乐主义者忧心忡忡的第二个原因是追求意中物却屡次失败不可得，这就引起懊恼失意与愤懑心情。

享乐主义者忧心忡忡的第三个原因是他害怕失去他已拥有的感官享乐的事物。这还包括（但不只限于）他对自己死亡的下意识的恐惧，因为在死亡时他所拥有和眷恋执着的一切都会失去。这样一个享乐主义者总是时刻都充满极度惊惶恐惧的心情。

享乐主义者忧心忡忡的第四个原因是他知道，尽管他成功地获得了人生中的各种感官享乐，却还是得不到满足。这使他感到自己的生命是虚度了，缺乏人生的目的——可是，他还不愿意承认这一点，或者对此采取什么措施，于是，他继续试图说服自己和他人相信：自己是幸福的。

享乐主义者老是忧心忡忡的第五个原因是他失去某些原已拥有的东西。人的一生自始至终总有一些他拥有的事物不断地被盗、遗失、损坏等等。因此，眷恋着这样一些所有物的人就接二连三地体验到恶劣、痛苦的心情。

忧虑自然还表现为以下各种情形，或直接引起这些情形：愤怒、懊恼失意、嫉妒、混乱迷惘、说谎、欺骗、偷盗等等，有时甚至还引起狂暴的行为。

这种忧虑及有关的各种情绪（愤怒、嫉妒、恐惧等）也会带来种种身体问题和疾病。从消化功能失调到高血压及心脏病等许多疾病和不适，其根源都可以追溯到一个人潜在的忧虑、紧张、愤怒、恐惧等等上面。

此外，人们还认为，这种内心的痛苦和混乱正是使人们转向诸如毒品和酒精一类摧残身心的事物的主要原因。自杀差不多总是内心痛苦的结果，这当然是毋庸置疑的。因此，瑜伽师清楚地认识到：要在物质感官享乐中寻求幸福和满足的企图不会导致幸福，而只会导致内部与外部、精神与肉体的痛苦。

一个有智慧的人不去参与那痛苦的源泉，这痛苦之源是由于与物质感知接触而形成的。昆悌（Kunti）的儿子啊，这样的欢乐有始也有终，因此，智者不以此为乐。

——《薄伽梵歌》第五章第二十二颂

获取真快乐的秘诀

瑜伽师结论说，为了得到真正的幸福快乐，人就必须摆脱种种物质欲望，并从而摆脱一切与物质欲望相联系的愤怒、忧虑等等。

如果一个人在放弃目前这具躯体以前，就能够按捺得住种种物质感官的怂恿，并且能遏制住欲望与愤怒的力量的话，他就成为一个瑜伽师，而且在现世中也得到幸福。

——《薄伽梵歌》第五章第二十三颂

并不是瑜伽师对幸福快乐不感兴趣。他是感兴趣的。但他明白，真正的幸福是在内里的——真正的幸福是品尝到内心和平、智慧和精神之爱的蜜露。

当一个人内心幸福，内心积极活跃，内心欢欣鼓舞、一片光明，那么实际上他就是完美至善的神异术士了。

——《薄伽梵歌》第五章第二十四颂

物质欲望藏寓在心性中。因此，要征服种种物质欲望，即欲念，人们就必须征服心意。人们必须成为心意的主人，而不是成为心意的奴隶。由于心意是各种感官的君主，要征服心意或要成为心意的控制者，就是要成为一切感官的主人。一个成了心意的主人的人，梵文就叫"戈斯瓦米"（go-swami）。

凡是想认识瑜伽或修炼瑜伽有所成就的人，都应该理解梵语词"戈斯瓦米"及其反义词"戈达斯"（godas）。梵语词"戈"（go）的意思是感官（包括心意和藏寓在心性中的各种欲念），"达斯"（das）的意思是奴仆。因此，"戈达斯"的意思是各种感官的奴仆。"斯瓦米"（swami）的意思是主人。因此，"戈斯瓦米"的意思是各种感官的主人。

做一名习瑜伽者就是要做一名戈斯瓦米。一个"戈达斯"决不是什么瑜伽师，哪怕他自封为瑜伽师也罢。

当一个人摒弃了一切物质欲望，他既不为物质享乐而奔忙，也不从事于追求成果的活动时，就可以说已经达到瑜伽境界。

——《薄伽梵歌》第六章第四颂

当习瑜伽者通过修炼瑜伽来制约自己的内心活动，并进入了超然存在的境界（Transcendence）——彻底清除了一切物质欲念——就可以说，他已到达了瑜伽的境界。

——《薄伽梵歌》第六章第十八颂

这样一个戈斯瓦米，即心意与各感官的控制者，也称为一名王瑜伽师（raja、yogi）。梵语"拉扎"（raja）的意思是国王、君主。心意是各种感官的君王。如果你控制了心意，那你也就控制了所有其他的感官。如果你控制了心意这一个君王，那么你也就成了君王，即心意和各感官的君王了。

要成为一名王瑜伽师或戈斯瓦米，也就是要实现入定（Samadhi）境界——而这就是获得解脱。这就是一切瑜伽师的结论。

而实现的途径就是瑜伽冥想。

一切真实无讹的瑜伽冥想术的最终目的都在于把人引导到解脱的境界。一名习瑜伽者通过瑜伽冥想来制服心意，并超脱物质欲念，感受到和原始之始（The Original Cause）直接沟通。这给他以人所能有的最高幸福。

瑜伽冥想自然也对人的身体健康产生非常积极的影响。就连一名初学的瑜伽冥想者由于内心更为平静，也会感到自己少一点紧张、怒气等等。这顺次又意味着他较少可能患上那许多由紧张与忧虑引起的疾病。在某个意义上说，由于人的免疫系统是和人的心态紧密相连的，可以说，瑜伽冥想是最强有力的预防性医药。

瑜伽冥想练习者也更能做到放弃那些对其健康极有摧残力的坏习惯，如饮酒、吸烟、吸毒、不正当的性行为等等。这样的瑜伽冥想练习者搞出最为残害身体的行为——自杀——的可能性就更小了。

习瑜伽者深信，瑜伽冥想是确保身体与精神两方面都健康的关键方法。

第九章 如何从物质困态中获得解脱

克服愚昧无知、激情和善良三态影响的重要性

为了更多地认识克服物质欲念的瑜伽冥想方法，你就必须很好地掌握古代瑜伽关于物质自然界三种状态的传统概念，即愚昧无知、激情和善良（尽管你可能不赞同这些概念）。

根据瑜伽师们的说法，自我，即人，由于受到自然界三种状态的蒙蔽，所以是受控制、受支配的。如果一个人处于愚昧无知状态的影响、支配下，就会希望获得某一特定类型的感官享受。例如，他可能想睡眠或被麻醉。另一方面，如果一个人处于激情状态的影响支配下，他可能要做性的享乐。而如果他是处于善良状态的影响支配下，他可能要享受在公园或农村度过和平宁静的一天。因此，在所有这些情况下，人的欲念的性质是由物质自然界中哪一种影响、支配着他的状态（愚昧无知、激情或善良）来决定的。

按瑜伽师的看法，只要一个人仍然是受到物质自然界的三种状态即愚昧无知、激情和善良的支配，他就不是自由的——还没有从物质欲念的羁绊中解脱出来。要从物质欲念中解脱出来，他就必须超脱自然界这三种状态的影响。

按瑜伽师们的看法，每一个人都被愚昧无知、激情和善

良所蒙蔽着。可是，在任何特定时刻这三者中总有一种占着主要地位。例如，一天的某一时刻，一个人有可能受愚昧无知状态的影响多于受激情或善良状态的影响。而在另一个时刻，他就更多地处于激情状态的影响下。因此，虽然这三者经常总是有点活跃，但在特定时刻，总有一种或另一种状态是主要的状态。克尔史那在《薄伽梵歌》里说：

> 婆罗多族的儿子啊，有时候，激情状态盛极一时，就把善良状态克制下去了；有时候，善良状态比激情状态更强大；而另一些时候，愚昧无知的状态又占统治地位，压倒了善良和激情状态。这么一来，物质自然界这三种状态之间总存在着谋求最高统治地位的竞争。

> ——《薄伽梵歌》，第十四章第十颂

《薄伽梵歌》一书也曾透彻地描述过自然界这三种状态的特点。据说，愚昧无知（梵文 tamas，音译塔玛斯）是最低下和最坏的。

> 婆罗多族的儿子啊，愚昧无知引起了一切生灵的幻觉妄想。这种状态的结果是疯狂、懒惰和睡眠，这些结果束缚住受制约的自我。

> ——《薄伽梵歌》，第十四章第八颂

> 俱卢（Kuru）族的儿子啊，当愚昧无知状态有了增长时，疯狂、幻觉妄想、怠惰和黑暗就都表现出来了。

> ——《薄伽梵歌》，第十四章第十三颂

人们认为，处于激情状态的影响下是一种比处于愚昧无知状态影响下更高的境界。然而《薄伽梵歌》说得清楚，处于激情状态影响下确实是不足取的：

> 昆悌（Kunti）的儿子啊，激情状态是从无限制的欲念和渴望中产生出来的，正是由于这个原因，人们才被

限制在追求物质成果的活动中啊。

————《薄伽梵歌》，第十四章第七颂

婆罗多族的首长啊，当激情状态有了增长时，重大执着、不可控制的欲念、追求和紧张的努力的种种征象也就都表现出来、发展起来了。

————《薄伽梵歌》，第十四章第十二颂

处于善良状态的影响下比处于愚昧无知和激情这两种状态的影响下无限优越。《薄伽梵歌》把这点说得很清楚：

当智慧的光照亮了人体的所有门户时，人就能体验到善良状态的各种表现了。

————《薄伽梵歌》，第十四章第十一颂

无罪的人啊，善良状态由于比其他状态更纯洁，是光辉四射的，它把人从一切罪恶报应中解脱出来。处于这种状态的人们培育、发展智慧，但是他们却受到幸福这一概念的制约。

————《薄伽梵歌》，第十四章第六颂

从《薄伽梵歌》这一则论述来看，人们可能奇怪，瑜伽师为什么要超越善良状态，或为什么认为有必要超越这种状态。答案可以在克尔史那的这段论述的最后一句话里找到。

处于善良状态的人仍然只是对自己的幸福感兴趣。换言之，虽然他的欲念，譬如说，要比处于愚昧无知或激情状态的人的欲念更纯洁些、更微妙些，但他仍然是以私己为中心的。换言之，他终极与基本的关心只在于自己的幸福——获得启发的幸福——即处于善良状态。换言之，当愚昧无知状态或激情状态而不是善良状态开始影响他的身心时，从而剥夺了他从善良状态所获得的幸福时，这样的人就会感到非常难过和沮丧。他还没有超脱所有这三者的影响——对于这三种影响的自然活动，他不能够保持作为一个不受影响的、超脱的见证人的地位 *。他还没有达到对整体做出爱心服务的那个台阶的高度上——因此，他并没有真正获得解脱。

> （只有）当这个被禁锢在肉体中的生灵能够超越这三种状态时，他才能从出生、死亡、衰老和此三者的痛苦中解脱，而在今生也能享受甘露。
>
> ——《薄伽梵歌》，第十四章第二十颂

只有对自身幸福不感兴趣的人才能够真正幸福，这个见解，在愚昧无知的人看来，似乎是怪论，令人糊涂——但是，对于有智慧的人来说，则是合乎逻辑和容易理解的。

在《薄伽梵歌》中，阿尔朱那（Arjuna）问克尔史那说：

> 我亲爱的老师，从哪些征象可以知道一个人已超脱了愚昧无知、激情和善良三种状态呢？这样的人有些什么行为呢？他又是怎样超脱自然界这三种状态的呢？
>
> ——《薄伽梵歌》，第十四章第二十一颂

克尔史那回答说：

> 当一个人面对着启发（善良状态的影响）、眷恋执着（激情状态的影响）和幻觉（愚昧无知状态的影响）时，并不憎恨它们，而当它们消失时，也不想望它们；当一个人像一个毫无关系者那样稳坐着，处于自然界三态物质反应范围之外，他知道只有这些状态在起作用，而自己则保持坚定不移，不为所动；当他对欢乐与痛苦一样看待，对一块泥土、一颗石头、一锭黄金都投以相同的眼光；他是明智的，把赞扬和诋毁同等对待；他宠

---

* 在原版《瑜伽——气功与冥想》中详细讲述了如何成为心意中各种活动的沉默而超脱的见证者（请参看该书第三篇"超脱心灵功"，功法三）。

辱不惊，对所谓私敌、所谓挚友一视同仁，他放弃一切
仅仅旨在为他谋取私利的活动——据说，这样一个人就
超越了物质自然界的三种状态了。

——《薄伽梵歌》，第十四章第二十二至二十五颂

实现瑜伽至善境界的人就是这样的人。当愚昧无知、激
情或善良状态在他的身心上发挥着作用时，他意识到这种情
况，但却体会到自己超脱这种影响或不为所动。这样的一个
人既不对这些影响唯命是从（即不会对自己的欲念心意唯命
是从），也不因为这些影响正在发挥作用而感到憎恶。他是
作为一个超脱的见证人来体验这一切的。如果说，他既不
把注意力放在这些影响的命令要求上，也不对这些影响唯
命是从，那么，他又注意什么，听命于什么事物呢？回答
是他把注意力放在自己对整体的服务上，因为他受到精神
之爱的力量的鼓舞或推动，而这种力量是超越愚昧无知、
激情或善良等状态而与它们迥然不同的。这样一个解脱了
的瑜伽士可以比喻为一个专心致志地做自己的工作而对天
气不太在意的人。可能是阳光普照的晴天（这可以比拟为善
良状态），或者云霾密布的阴天（这可以比拟为激情状态），
或者是雨天（这可以比拟为愚昧无知状态）。虽然他知道：
"啊，今天有太阳！"或者"啊，今天下雨啊！"但他仍然埋
头做自己的工作。

如何达到解脱之道

瑜伽师的看法，从物质自然界三种状态的影响下获得解
脱是一个循序渐进的过程。例如，如果一个原先主要是处于
愚昧无知状态的人从事瑜伽练习和采取瑜伽生活方式，他就

逐渐愈来愈多地处于激情状态下，还多少处于善良状态下。然后，随着他继续练习下去，他就会逐渐地、愈来愈多地处于善良状态的影响下，而愈少处于激情状态的影响下，甚至更少处于愚昧无知状态的影响下了。然后，他还逐步超越善良状态的影响。这样一种状态就叫作纯化了的善良状态，或超然状态。或入定（Samadhi）。

因此，一切习瑜伽者的当务之急是力图从愚昧无知和激情状态的影响下解脱出来。实现这一点的办法是愈来愈多地转而处于善良状态的影响之下。循此以往，习瑜伽者就逐步连善良状态的影响也超越了。

一个人要超越所有这三种状态，就必须首先基本上坚守住善良状态，而不是依附愚昧无知或激情状态，原因在于善良状态正是摆脱这三种状态的出发点。在获得解脱之后，无论愚昧无知、激情或善良三者哪一种活跃起来，人就始终不为所动。

因此所有瑜伽冥想练习的目的都是要使人从物质自然界的这三种状态的统治下解脱出来——先从解脱愚昧无知和激情状态开始，最后，连善良状态也解脱了。

有各种各样的瑜伽冥想体系，目的都在于使人摆脱愚昧无知、激情和善良而获得自由。

这些瑜伽冥想体系中最著名者之一叫八支分法瑜伽（Astanga yoga）；这种瑜伽，《薄伽梵歌》（Bhagavad‐gita）、《史利玛德·薄伽瓦塔姆》（Srimad Bhagavatam）等等古籍中已有所介绍描述，而在钵颠阇利（Pata njali）所著《瑜伽经》（Yoga Sutra）中也有进一步的阐述。另一种著名而又在练法上和八支分法瑜伽极为接近的瑜伽是哈他瑜伽（Hatha yoga）。和这两者紧密相连的有咀多罗瑜伽（Tantra Yoga）。实际上，从练习的具体情况看，这三种瑜伽在方法学上极为相似 *。

此外，还有实践瑜伽（Karma yoga，业瑜伽），即无私活动的瑜伽。和实践瑜伽关系密切、又为诸如《薄伽梵歌》等古代瑜伽文献称为一切瑜伽体系中的顶峰的是向整体奉献服务的瑜伽（Bhakti yoga，音译巴克悌瑜伽，或称爱心服务瑜伽）。有一种瑜伽体系既是上述大多数体系的组成部分，然而它本身也自成一种体系的，那就是语音冥想瑜伽。瑜伽文献把语音冥想瑜伽描述为现代最佳、最有实用价值的瑜伽体系。然后，上述各体系之下又有不多几种较小的瑜伽体系（或确切地说，是其附属的体系），但是，没有必要在此讨论这些小体系了。

作为某些瑜伽体系，特别是八支分法瑜伽、哈他瑜伽、咀多罗瑜伽等的组成部分，是各式各样生理性和微妙生理性的练习方法，诸如各种坐姿或姿势（asana，音译阿萨那）、收束法（bandha，音译班达）和契合法（mudra，音译木德拉）、呼吸功法、提升生命之气等。其他冥想体系的练习过程可能要用上这些方法，但也不一定都用上。

一切瑜伽冥想体系中最主要的特点，是把注意力集中到某一特定对象之上的深思方法。在那些特别着重于呼吸功法、姿势、收束法、提升生命之气等等功法的体系中，习瑜伽者注意力集中的对象不是始终不变的。换言之，这样一种瑜伽体系的修习者根据他所做的某一特定练习，或根据自己某一阶段的意识而把注意力集中到不同的对象事物上。例如，如果他的意识是处于可称为第一阶段的状态时，他就把注意力集中到某一对象事物上。然后，如果说，他的意识处于第二

---

* 有时候学者们争论哈他瑜伽、咀多罗瑜伽或八支分法瑜伽是由些什么内容构成的，我们这儿不准备做这方面的讨论。

阶段，他就把注意力集中在一个新的对象事物上。换言之，他在其意识的每一个新阶段，都转移自己注意力的焦点。

　　另一方面，那些并不依赖诸如呼吸功法、收束法等等这样的生理和微妙生理练习方法的瑜伽冥想体系，无论练习者的生理或心理状态如何，都总是保持其冥想对象（一个或多个）始终不变。换言之，并不是在其修习某一阶段，他们冥想某一特定对象，然后，当他们又有所进展时，就改变其冥想的对象事物，把他们的注意力集中到别的某些事物之上。

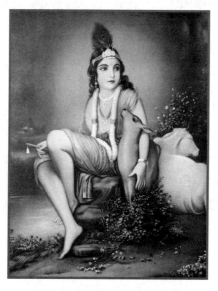

薄伽梵的著名古代画像

习瑜伽者修炼瑜伽冥想术时经常

使用这幅薄伽梵的古代画像*

---

　　* 原始之始（薄伽梵）人格性一面的高清彩照可在我们的网站下载：http://www.huilanyujia.com/bhagavan/

瑜伽语音冥想（Yoga Sound Meditation）就是在各个不同阶段冥想注意对象（一个或多个）始终不变的瑜伽的范例。从他修炼瑜伽语音冥想的开始起，习瑜伽者就把注意力集中在瑜伽语音的吟诵之上。无论他是个初学者，其意识仍受愚昧无知与激情的蒙蔽，或者他已处身善良状态，或甚而达到最高阶段，他始终不改变其冥想注意集中的一个或多个对象。

瑜伽语音冥想体系比较容易，并且和那些较难的、要改变冥想对象的瑜伽体系一样有效。瑜伽师向人们极力推荐修习这种体系。真的，连那些修习较难体系的人们也在自己的练习中运用瑜伽语音冥想体系。

我们将在第十章介绍瑜伽语音冥想体系。在第五篇中，我们要介绍构成诸如哈他瑜伽、八支分法（王）瑜伽、咀多罗瑜伽等较复杂体系的基础方法。

当然，想修炼冥想的人并不是非要懂得这些功法不可——他可以只练瑜伽语音冥想。但即使你不愿修炼较困难的瑜伽冥想术，还是会发现：瑜伽师们所使用的一些功法基本上可用于增进身体的健康。换言之，我们可以修习瑜伽语音冥想，而且为了增进身体健康，还可以选做一些本书后面章节中教导的功法。

第十章　瑜伽语音冥想

导　言

瑜伽语音冥想是瑜伽中最伟大的赠予。瑜伽所有的技法，个个珍贵无比，因其在身、心、灵上，都给了直接或间接上的帮助。然而在所有这些技法中最了不起，也最非凡至极的一种，当属瑜伽语音冥想。原因何在？因为世上每一个人，都真正能借着瑜伽语音冥想，实现对自我的认知，不但能，而且还是容易做到的。

在本书所教的各种瑜伽练习中，当属瑜伽冥想最为重要。

在所有的瑜伽冥想体系中，没有哪一种比得上瑜伽语音冥想的功效那么直接、久经时间考验或广为人们使用。瑜伽语音冥想不仅最简便易行，而且还是最有效的。没有资格的限定也没有任何先决条件的要求，任何人都可学习瑜伽语音冥想，然后马上就能感受到效益。

一个人无须练习任何别的瑜伽冥想预备功或瑜伽冥想功法，而只凭经常修炼瑜伽语音冥想，就可以从瑜伽冥想的初级阶段达到最高阶段（入定）。换言之，一个人要想修习瑜伽语音冥想获得成功，他不须成为昆达利尼瑜伽的实行者，也无须精通甚或修炼瑜伽姿势或是契合法、收束法、调息术等冥想前预备技法。

瑜伽语音冥想不仅效果显著，而且简便易行。无论年

龄、性别、职业、教育状况等等如何，人人都可以练习。这
些状况完全是无关紧要的。五岁小儿或九十岁老翁都可以练
习它。无论是学生或农民、家庭主妇或工人练起来都是容易
的。

从无法记忆的远古时代起，习瑜伽者就一直修习着瑜伽
语音冥想术了。这些专门的吟诵语音是由无数世代师徒辗转
授受传下来的。

瑜伽语音冥想又称曼特拉（Mantra）冥想。梵语词"曼
特拉"可以分为两部分，即"曼"（man）和"特拉"（tra）。
"曼"的意思是"心意或心性"。"特拉"的意思是"引开
去"。因此，"曼特拉"的意思是能把人的心意从其种种世
俗的思想、忧虑、欲念、精神负担等等引离开去的一组特殊
语音。一个人经过练习瑜伽语音冥想，就能逐渐超越愚昧无
知和激情等品质，而处身在善良品质的高度上。从这个层
次，瑜伽冥想更往深处发展，并逐渐演变为完美的禅，而最
终步入高境界的入定状态*。

达到冥想最高境界——入定的秘诀

钵颠阇利在其所著《八支分法瑜伽经》中把执持、禅和
入定描述为瑜伽冥想术的三个阶段。在执持阶段，冥想者的

---

* 瑜伽语音冥想不同于由婆罗门僧侣执行的韦陀曼特拉仪式。若要韦陀曼
特拉产生效力，需要在发音、节律、语调上有专门的技术，还要配合专门的时
间、地点和环境等。另一方面，要让瑜伽语音冥想的习练有效，则没有任何硬
性严格的规定需要遵守，而且是人人能练。如想更多地了解两者的差异，请登
录 www.huilanyujia.com。

心意总是倾向于从冥想注意的对象事物上游离开去。在禅阶段，冥想者的心意专注一点地保持在冥想对象事物上。这种心专一点状态的最高的完美境界就叫入定。

那些不理解真正的瑜伽冥想是什么的人会认为，一个人从执持进到禅，再而最终进到入定状态是因为他们的注意能力有了增强。但是，情况并不是这样的。

注意力对一个冥想中的人的推动作用是有限的。心意的本性是，它总是冀求一些新鲜的东西。试图凭借注意力使心意保持专注在某一对象事物上，是违反心意的能力的。这样做是困难而徒然的。这实际上也是违反瑜伽冥想术的原则的。在瑜伽冥想术中，人要经常地设法把他的心意集中在某一对象事物上，如果心意要离开这事物，他就设法逮住它，把它带回来。但这是做得极为柔和的。这并不是人们通带理解的"强行集中注意"这个说法的意思。然而即使是这样的"松动"的注意本身，对于获致瑜伽冥想术的成功来说，也是不够的。

人对某个对象事物所做的冥想要能够成功地从执持阶段发展到禅的阶段，然后最终地进入入定境界，惟一的途径是：那受到注意力集中的对象事物能够对人的意识永远地产生愈来愈大的满足和吸引的作用。换言之，冥想对象本身必须是永远新鲜的。它必须是无限的。它的深度和吸引人的各种特点必须是永无穷尽的。如果不是这样的话，那么它就不可能永远对心意产生一种新鲜感了。心意就会对这个对象事物感到厌倦。于是，它又会游离开去。到别处寻求满足了。

人总是要求得到满足。人总要求得到幸福快乐。因此，他的心意也就从一种事物跳到另一种事物上去寻求满足。一旦心意从一个事物中吸取了一切，一旦这事物变得陈旧了，那么，心意就会找寻一个新鲜的对象、一个新鲜的事物。向一个对象用力集中注意，或甚至做松动的注意，之所以如此困难，原因就在此。心意总是很快地对一个事物产生厌倦，然后又到另一个地方去寻求满足。

一般说来，人总是在感官享受中寻求满足。但是，感官享受的本性总是：它不会给人以深刻的满足。对于心意来说，感官对象事物并不是永远新鲜的。因此，心意总是时刻都在寻求感官享受的一些新源泉、新对象。人为什么老是寻找某种"新"事物，原因就在此。这可能是一首新歌，一部新影片、一件新衬衣、一件新玩具，等等。但是当这个事物不再"新"的时候，心意在这对象中找到的吸引力就告消失。

当一个人第一次听到一首歌，确实马上爱上它——它对这人的心意是这样的有吸引力。但是，头一个月把它放来听许多遍，尽量从这光盘里取得欢乐，此后，他的心意对这光盘就厌倦了，就再也不放来听了。由于这首歌失去了对心意的吸引力，心意就去寻求享乐的"新"源泉。因此，这么一来，心意总是到处蹦跳，一个接一个地寻求感官享受的源泉。

但是，瑜伽语音的情况与此相反，开始时人的心意往往并不很受瑜伽语音的吸引，但往后随着心意变得纯洁起来，每当人作为有意识的心意观察者，就逐渐地从瑜伽语音中体会到一种深刻的满足，从而人和他的心意两者都日益受到瑜伽语音的吸引。这是瑜伽语音的独特性质。对于心意，瑜伽语音的吸引力会逐渐不断增长，而不是不断地减弱。

因此，比方说，一个人练瑜伽语音冥想时间愈长，他受到瑜伽语音的吸引愈大；而练得愈少，吸引力也就愈少。这就是说，在瑜伽语音冥想的始初阶段，人的心意总是相当频繁地从瑜伽语音游离到其他事物上面。这就是执持（Dharana）阶段。在这个阶段，练习者应在心意游离开去时试图逮住它，轻柔地把它带回瑜伽语音上来。但是，随着人的心意通过瑜伽语音冥想而变得更加纯洁的时候，他就会更加自发地受到瑜伽语音的吸引。随着他的心意更加纯化，就会在瑜伽语音中发现日益增加的深度和满足。他不再感到这瑜伽语音只是一种人为注意的浅薄事物。这样的人就开始在这单一的冥想对象中（即瑜伽语音中）发现深刻和具有重要意义的丰富内涵。换言之，人的意识开始自然和自发地移向瑜伽语音。而当人的意识专注一点地集中到瑜伽语音上时，这就叫作禅（Dhyana）。这种专注的最高状态就叫入定（Samadhi）。

换句话说，随着人练习瑜伽语音冥想，他的心意就逐渐变得纯洁起来。而当这样的情况发生时，人自己，即心意的观察者，就开始直接体会到与瑜伽语音结合。当心意进一步得到纯化时，人就进入禅境。当心意彻底纯化——清澈透明时，人，即纯粹的意识，就和瑜伽语音完善结合（入定）。

瑜伽语音的效果确实显著。然而遗憾的是，有一些西方人出于傲慢以及也许是某种偏见的原因，颇为轻视这种古老、久经时间考验的冥想术体系。例如，有些心理学家甚至企图用自己的词语来代替传统的瑜伽语音。他们不是教授治疗者如何练习瑜伽语音冥想，而是教他们冥想数字"一"或由某个心理学家所选择的其他一些词语。可这种做法没有成功。譬如说，接受治疗者在反复诵念数字"一"时，也许往往会进入一种温和的放松状态，但是，这种自行炮制出来的"冥想"从来都无助于帮助人实现真正的制感，更不用说什么执持、禅（静虑）或入定了。此外，人们还发现修习这种自行炮制的"冥想"术的人很快就对教给他们诵念的这些语音感到厌倦。瑜伽士感兴趣的是运用几千年来确实证明有效的那些技法，而不是胡搞一套什么"新的"冥想术体系以求一时间名声大噪、哗众取宠。

如何练习瑜伽语音冥想

在学习如何练习瑜伽语音冥想时，听着瑜伽语音比光在书本上读着要有效得多。因此随书赠送 DVD 光盘一张，让你可以聆听本章所教的瑜伽语音。也欢迎你上网探访我们特别为你设计的网站，以便让你易于习练瑜伽语音冥想，并能乐在其中（www.huilanyujia.com/Meditation）*。

此外，你可以用智能手机或平板电脑扫描本章中的二维码，跟随本篇所介绍的一些冥想技法的视频来练习。

在你开始之前，这里有一些重要的提示：首先，别担心自己的嗓音是好听或难听，或音调不准而经常跑调。瑜伽语音的精神力量，不要求您有百分百的音准度，或是要有职业水准的曼妙歌声。一颗认真赤诚的心才是最重要的。

其次，你也不必为自己能否把瑜伽语音反复诵念得很完美准确而担心。瑜伽师已经肯定，即使语音诵念得不太完美准确，仍然会有好的效果。

再次，在你聆听并复述瑜伽语音时，要尽可能地把注意力集中在这语音上。追随已达自我认知境界的瑜伽师，试着

---

* 作者的《冥想悠韵形神健》DVD 套装和瑜伽语音冥想音乐 CD 在各大商店的音像区均有出售。欢迎登录 www.huilanyujia.com，了解详情。

将你的心思和意念休憩在这瑜伽语音中，这就是练习瑜伽语音冥想的真义。

1. 噢姆 （Aum 或 Om）

这则瑜伽语音是"噢姆（Aum）"。在反复诵念时，这语音常常要延长来念："噢噢噢姆姆姆（AAAUUUMMM）。"习瑜伽者往往最先练习这一则瑜伽语音，以图引致调养心神的宁静、和平与制感（Pratyahara，即收撤感官）。在高级修炼阶段，意守"噢姆"的冥想得到的结果是入定（Samadhi）——最常见的是非人格入定，即融会进梵光（见第 429 页）之中。

做法：

（1）按一种舒适的瑜伽坐姿坐定。做瑜伽呼吸（吸气颇深长，但不是深长到觉得两肩和颈部吃力）。高度注意自己的呼吸。每次吸气，都在心里对自己说："我自觉到自己正在吸气。"每次呼气，都对自己说："我自觉到自己正在呼气。"做这个呼吸练习约 5 次（即 5 次完全的呼吸），然后不停顿地接着做（2）部分的练习。

（2）继续做完全呼吸，但是每次呼气，以感到舒适为限，用最深沉的、可以听见的声音念语音"噢姆（Aum）"。你应念得响亮到足以让自己双耳听得到。这语音应念得与呼气过程一样长：噢噢噢姆姆姆（记住，你的呼气不应该是匆忙的。应该是逐渐、稳定而前后一致的。"噢姆"语音应该是延长诵念出来的，而不该是短促地冲口而出）。把注意力集中在语音上面。如果你的心意游荡到某些别的思想上，别感到不安——只要轻柔地把它引回语音上来。做这个吟诵练习约 10 次，然后不停顿地进入（3）部分的练习。

（3）继续每次呼气都以两耳可闻的声音吟诵"噢嗨"语音，但现在加上每次吸气时心里诵念"噢嗨"。于是，每次吸气全程都在心里对自己念"噢嗨"语音，每次呼气也出声可闻地念"噢嗨"。

（4）当你每次吸气心里默念"噢嗨"的时候，感到你通过每一个毛孔吸入数十亿个"噢嗨"音节。想象这几十亿个音节进入你整个身心的最深处，带来和平、安宁和无畏心情。每一次吸气，感到你身体每一个细胞都充满了这种和平、安静和力量。每次呼气，感到无数的"噢嗨"音节把这种和平传播到整个环境——整个宇宙——以至一切生灵上去。

做（4）部分练习最少 50 次 *。

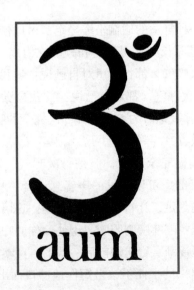

---

* 如何计算圈数请翻阅第 421 页。

这个练习最多可以做到多少次并无限制。

注意：在每天这样练一个星期之后，你就可以不做阶段
（1）和（2）而直接从阶段（3）开始这个练习。如果你哪天
只练这一回冥想，就至少做一百次。如果你是和其他瑜伽冥
想技法配合练习的话，次数就可以少一点。

2. 噢姆·哈瑞·噢姆 （Aum Hari Aum）

这则瑜伽语音是"噢姆·哈瑞·噢姆"。
许多瑜伽师受到这则瑜伽语音的吸引强于
受"噢姆"的吸引，因为它不仅帮助人
实现非人格入定，而且还帮助人实现人
格入定。

做法：

- 开始时，按一种舒适的瑜伽坐姿安静地坐好。
- 百分之九十地闭上双眼。
- 相当深长地呼吸。
- 高度注意每次吸气和呼气。
- 每次呼气，用可以听见的声音念诵"噢姆·哈瑞·噢姆"。
- 非常专注地听这语音。
- 每次吸气，心里对自己默念瑜伽语音"噢姆·哈瑞·
  噢姆"。
- 继续做这个练习至少 50 次。
- 如果你的心意游离开去，不注意语音，就把它轻柔地
引回来。既不要强行集中注意力，也不要让你的心意毫无控
制地东游西荡，散漫无归。

3. 哈里波尔·尼太–戈尔（Haribol Nitai–Gaur）

这则瑜伽语音是"哈里波尔·尼太–戈尔"。它也可以用相反的顺序念，即"尼太–戈尔·哈里波尔"（Nitai –Gaur Haribol）。这则瑜伽语音的每个组成部分向来具有以下的含义：

哈里（Hari）：壮美、吸引。

波尔（Bol）：冥想语音、说话、曼特拉（mantra）。

尼太（Nitai，梵文 nitya）：永恒、长存。

戈尔（Gaur）：金色的、光辉灿烂的、清净或纯洁的。

经常做这则瑜伽语音冥想的习瑜伽者，他的心会逐渐得到洁净而纯化，有时候也许会流下爱和幸福的眼泪或表现出其他的征象 *。

做法

● 按简易坐或其他任何一种舒适的姿势坐好。两眼部分地闭合。呼吸颇为深长。每次呼气，用可听见的声音反复诵念：

哈里波尔·尼太–戈尔

尼太–戈尔·哈里波尔

———————

* 当一些瑜伽师念"尼太–戈尔（Nitai–Gaur）"的时候，他们也是指 15 世纪两位著名的印度瑜伽师尼提亚南达·普拉布（Nityananda Prabhu，即尼太，Nitai）和柴坦尼亚·瓦哈普拉布（Chaitanya Mahaprabhu，由于他金色的面容，所以也称戈朗伽，Gauranga）。这两位瑜伽师以巨大影响教导世人：瑜伽语音冥想是最高级和最简易的瑜伽冥想方法。

- 念诵当中，专心凝神倾听着语音。
- 每次吸气，就在心中默念同样的瑜伽语音。
- 于是，每次呼气全程都出声诵念瑜伽语音"哈里波尔·尼太–戈尔、尼太–戈尔·哈里波尔"，而每次吸气全程，也在心里默念这则语音。
- 在诵念时，试试保持心意专注在瑜伽语音上，但是不要把这变成一种紧张的注意。换言之，当你的心游移他处时，只须把它引回语音上即可。
- 建议：至少做 50 次。最多则不限。

4. 玛丹那–莫汉那（Madana-Mohana）

　　这则瑜伽语音是"玛丹那–莫汉那"。据权威瑜伽文献，原始之始其实并不是"虚无"的，而是充满了精神的爱、真、善、美等吸引人的特点，以至罗曼蒂克之爱的人格象征丘比特（Cupid，即玛丹那）本身也要受到原始之始的吸引。

做法

- 按任何一种瑜伽坐姿安坐。两眼完全闭合。
- 继续正常地呼吸。不要试图控制你的呼吸，只是高度地注意到你的呼吸。
- 每次呼气，出声地反复吟诵瑜伽语音"玛丹那–莫汉那"。一面反复诵念，一面非常专注地聆听这瑜伽语音。
- 每次吸气，心里再反复诵念这瑜伽语音"玛丹那–莫汉那"。

● 起码做 50 次。最多次数不限。

记住：当心意游移他处时，别感到不安或懊恼。只要轻柔和缓、不急不躁地把它引回瑜伽语音上。

5. 玛丹那–莫汉那·木哇利·哈瑞波尔
（Madana–Mohana Murari Haribol）

这则瑜伽语音是"玛丹那–莫汉那·木哇利·哈瑞波尔"。基本上可以说，这则语音代表了精神之爱和真、善、美及其能直入人心的迷人特性。

做法

● 开始时，按一种舒适的姿势静坐。双眼可全闭或微睁。
● 每次缓慢地呼气，反复诵念整则瑜伽语音："玛丹那–莫汉那·木哇利·哈瑞波尔。"
● 每次吸气，心里默念同一则瑜伽语音："玛丹那–莫汉那·木哇利·哈瑞波尔。"
● 至少做 50 次。最多次数不限。
● 注意：习瑜伽者往往在练习吟诵这一则瑜伽语音时并不和呼吸同步配合，而且往往配上自选的某种旋律来咏唱。

6. 戈帕拉·戈文达·哇玛·玛丹那–莫汉那
（Gopala Govinda Rama Madana–Mohana）

这一则瑜伽语音是"戈帕拉·戈文达·哇玛·玛丹那–莫汉那"。想实现人格入定的瑜伽士对这则瑜伽语音冥想特别喜爱。

做法

- 按一种舒适的姿势打坐。
- 双眼全闭或微微张开。
- 呼吸由适度转为深长，要做得缓慢而有层次。呼气的长度应与吸气长度大致相等。
- 每次吸气的全过程中，心里都对自己默默地诵念这整则语音组合："戈帕拉·戈文达·哇玛·玛丹那–莫汉那。"
- 每次呼气的全过程中，再次重复诵念同一则瑜伽语音——但是，要出声地诵念。
- 最少反复做 50 次。

瑜伽语音冥想术的其他练习方法

正如我们前面已经提过的那样，上述各项诵念瑜伽语音的技法，都要求把语音的诵念和呼吸同步配合一起做。这些瑜伽语音冥想技法也要求按正式瑜伽坐姿、闭目等规格进行练习。但是，瑜伽师们并不让自己的瑜伽语音冥想修炼仅仅局限于这些技法。以下简略介绍大家都可以做的瑜伽语音冥想术的几种变体。

一、不用和呼吸同步配合的练习

瑜伽语音冥想也可以无须和呼吸同步配合着练习。人们只须把心意专注到语音的吟诵上面，而对呼吸则任其自然，不加留意。有时则呼气与诵念一部分语音同时进行，有时吸气和（默）念另一部分语音同时进行。有时在呼气时兼做出声地诵念整则语音。有时让吸气短而深，而在延长的呼气过程中吟诵整则语音等等。做法可以因人而异。

二、不须严格按瑜伽姿势做

甚至可以在站立、行走、跑步、躺下等时候练习瑜伽语音冥想术。这当然意味着，你可以睁开眼睛或闭上眼睛来练习。

三、注目凝视的冥想

许多习瑜伽者在练习瑜伽语音冥想时两眼全神贯注地凝视一幅原始之始人格特征（薄伽梵）的图像。

四、咏唱瑜伽语音的冥想

瑜伽语音冥想的最流行的方法之一是咏唱瑜伽语音。所有瑜伽语音都可以用咏唱的形式来反复诵念，配上旋律、节奏、鼓掌打拍子、乐器伴奏等等，或不配上，都可以。并没有什么严格规条限定要配上哪种旋律或乐器，或限定这些瑜伽语音必须用什么汉语声调来唱诵。还有，听别人咏唱瑜伽语音冥想也能引导习瑜伽者入定。

五、群组的瑜伽语音冥想

和咏唱瑜伽语音冥想关联着的是群组瑜伽语音冥想。瑜伽语音冥想最独特的特点之一是可以和其他练习者一起练习。人们通常以为瑜伽冥想只是一种个人的孤独的练习，但是，无数世代以来，习瑜伽者除了个别地练习瑜伽语音冥想之外，也以群组的方式练习。这样的瑜伽士往往集合为或大或小一组人或一群人——无论他们是熟人、朋友或家人——作为三五好友齐聚一堂的形式来反复诵念他们的瑜伽语音。据说，这种群组形式的瑜伽语音冥想比个人的瑜伽语音冥想甚至更为有力和有效。总之，它确实有助于习瑜伽者实现全神贯注在瑜伽语音之上的目的。

这样的集会通常是不拘谨和气氛轻松的。一个人大声反复朗诵瑜伽语音，而其他人则留心地倾听。在他念了一次语音之后，其他人就用同样的音调反复诵念，等等。换言之，一个人领唱，其他人就跟着唱。

通常这种群组进行的瑜伽语音诵念是配上某种旋律来咏唱的，而且往往有乐器伴奏，但也并非总是如此。显然瑜伽语音和呼吸模式之间并没有同步配合。在这样的群组冥想会上，人们通常不太讲究自己的姿势，他们有时坐着，有时有些人站着，有些人则随着音乐摇摆，甚或击掌打拍子、舞蹈，等等。

这种舞蹈也没有什么严格的姿势，如果习瑜伽者喜欢的话，他就站起来，把身体从一边摇晃或摆动到另一边——往往是闭上眼睛的。在这样载歌载舞的过程中，习瑜伽者有时候会体验到内心有一阵阵极乐或兴奋的冲动感觉，因而可能自发地上下蹦跳、轻快滑步、旋转身躯、欢笑，等等。有时候，习瑜伽者会围成一个圆圈，大家舞蹈或晃动起来。有时候，乐手们在人圈的中央，组成圈子的人们就围着乐手团团转地舞蹈、滑步，当然，个别习瑜伽者即使在单人独处时也可以这样一边咏唱瑜伽语音，一边舞蹈、轻快滑步和蹦跳。

这样合着瑜伽语音轻歌曼舞自动地使身体得到运动，而且使深呼吸自动发生。但远不止这点，一个人还会在全身都体验到一种生机勃勃的感觉。当然也就消除了紧张和烦忧，人就体会到一种内心的幸福快乐。往往伴随这些歌舞而自发产生的欢笑也有极大的医疗效果。西方医学界的权威人士，诸如畅销书《欢笑处方》（The Laughter Prescription）的作者彼得博士（Dr.Peter），也愈加肯定欢笑的医疗价值。

　　显然不应把这样的群组瑜伽语音冥想当作沉闷、非常拘谨的事情看待，而应该把它当作亲友间一次热闹高兴、轻松愉快的聚会。有孩子的妇女也喜欢这样的群组冥想会，因为孩子在身边做群组冥想也极容易。带孩子的妇女通常总是感到难以找到时间来练单独的冥想。而天性喜欢和朋友们聚会好好玩一下的青年人当然会感到这种冥想形式特别有吸引力。它是一种纯正、有益的选择，可以代替跟朋友们聚会饮酒、赌钱、听黄色音乐跳舞等等不良活动。

　　这对于每个参与的人来说，是有益的开心事。人们常说，习瑜伽者用不着饮用或吸食有害健康和降低意识水平的致醉剂，诸如酒精或其他毒品等来达到松弛和开心的目的，因为他们从瑜伽歌舞中获得的松弛休息与享乐要多得多了。

　　凡是参加或甚至只是观看这种瑜伽歌舞的人都会明白何以从远古以来，这一直成为最流行的一种瑜伽冥想形式了。这样的人也决不会有那种错误的想法，以为瑜伽是一件枯燥呆板、阴郁沉闷的事情，或者认为习瑜伽者是不喜欢开心快乐的。

　　关于群组冥想的最后一点说明：当人们在群组冥想集会上使用"噢嗨"这个瑜伽语音时，通常总是大家一起同时念诵——没有人当领诵者。实际上，当各种各样的人不按什么先后顺序、也不做任何同步配合，一起出声反复诵念瑜伽语音"噢嗨"的时候，周围整个气氛中就回响着"噢嗨"这个语音，效果是很难描述的——它洪亮有力而令人非常舒畅。

虽然没有规例限定人们要怎样参加群组瑜伽语音冥想，但开始时大家先反复咏唱这个"噢嗨"语音几分钟，然后，按照旋律或就着器乐来诵唱其他瑜伽语音等等，这样的安排就很好了〔不用说，"噢嗨"语音是极少配上旋律或器乐来唱的，然而像簧风琴、印度悉他（Sitar）琴之类弹奏出低音乐声的乐器或别的一些弦乐器均可用于伴奏〕。

还有几点关于群组瑜伽语音冥想的说明：首先，瑜伽师并不挑选一个嗓音动听的人来做瑜伽语音的领唱人，而是挑选一个有诚心和有优良精神品质、修养造诣的人来担任。人们还可以轮流当领唱人。其次还要记住：瑜伽师常常小心谨慎，不让自己的群组冥想集会骚扰他人（例如邻居）[*]。

修习瑜伽语音冥想的目的

人们修习瑜伽语音冥想的目的是要和自己念出来的瑜伽语音融会一致。这就叫作禅（dhyana）。这种一致性的至善境界就是入定状态（Samadhi）。上述技法只是瑜伽师总体目的的部分内容罢了。他力图把自己融会到瑜伽语音中去。他试图使其瑜伽语音变为自己生活每一个方面的组成部分。他的呼吸、进食、散步等等全都与他的瑜伽语音冥想联系起来，也就是他把瑜伽语音引入到自己日常生活的每个角落中去。

---

　　[*] 如果希望与其他学员一起练习群组瑜伽语音冥想，可登录我们的网站，获取邻近地区活动安排。

这样做，他就逐步实现恒久性的冥想（禅，dhyana）。他的瑜伽语音成为他的意识的组成部分。他的冥想（禅）不再只限于早上某个时刻闭目打坐了。不如说，他的冥想（禅）已经和他的生活紧密不可分离了。他生活的每一方面都和他的冥想密不可分，他的冥想也和他生活的每一方面密不可分了。

最终的情况是，这样的一个人时刻都处于入定状态中，一心一意专注在原始之始之上，无论是坐着、站着、睡着或在工作中都是这样。

进步的各个阶段

瑜伽语音冥想术的起始阶段叫作循规阶段，也叫作"清理"阶段。

在这个阶段，人遵循某些规定来练习反复诵念瑜伽语音。例如，他每天独自念一定的次数，每月参加一定次数的群组冥想，等等。

在这个阶段，习瑜伽者可能并不感到这瑜伽语音有多大吸引力。他多少有点机械地做他的瑜伽语音冥想——他对这语音实际上体会不到什么真正韵味。这个阶段可能延续或长或短的一段时间。

习瑜伽者迟早会逐渐进入另一个阶段——自发瑜伽语音冥想的阶段。在这个阶段，习瑜伽者继续用循规方式来练习他的瑜伽语音冥想，但是他开始感到有一种自发的内在吸引力，把他引向反复念诵瑜伽语音。换言之，他每日做冥想等等不只是因为他感到自己应该这样做，而是因为他真正想这样做。他已经自动地受到反复诵念瑜伽语音的吸引。

在这个自发地受到瑜伽语音吸引的阶段，可以说，真正的冥想或禅（dhyana）开始了。

有关强化瑜伽语音冥想术修习的一些建议

瑜伽语音的效力不在于专注的能力

幸好，认为冥想就是专心一意地把精神高度集中在某个对象上，这其实并非冥想的真意，而是种广泛又普遍的误解，尤其是针对瑜伽语音冥想的时候的练习。虽然，有些冥想前的预备技法，如原版《瑜伽气功与冥想》中所教的一点凝视法或是意守某个气轮或丹田等确实需要如此专心一意才会有效，但瑜伽语音冥想的习练却并非如此，丝毫无须特意降服心意或与其角力。

想要知道如何才能有效地进行瑜伽语音冥想的修习，就得明白练习的目的究竟是什么。瑜伽语音冥想对人有益的原因，在于能够逐步净化心意思维中，无可计数的污染，如嫉妒、贪婪、私欲、愤怒等等。这些污染阻绝了人们对自身真实本质的探寻和领悟，以及体验到内心深处所渴望的安宁与快乐。换言之，瑜伽语音冥想不仅是一种净化，也是一种能满足内心的精神食粮。

瑜伽语音是全然纯洁又具净化作用的。瑜伽文献和达到自我认知的瑜伽导师做了以下的瑜伽总结：

　　"瑜伽语音和原始之始并无分别，也就是说，瑜伽语音和原始之始在圆满、纯净和不朽之处，是完美的等同。瑜伽语音不是物质属性的声韵振动，没有任何物质污秽的玷污。"

——《葩德玛菩冉纳》

　　这超然语音的净化效力来自语音本身，而不在个人的专注力上。就像你在清澈透明的湖中游泳，无论你是否把注意力集中在湖水，只要你在湖中游泳，就能洁净。

　　让瑜伽语音随时陪伴，让它进入你的耳朵、心思、意念，停留在唇舌之上，心意就能慢慢受到净化。想要成功地修习瑜伽语音冥想，经常聆听瑜伽语音或是经常诵念瑜伽语音就行了。做到这一点，瑜伽语音本身就会慢慢助你达成预定目标。

　　要是你准备修习瑜伽语音冥想，应知道修炼得越多又有规律，那效果就越大；同时也应该定下自己每日所应念诵瑜伽语音次数的多寡或最低圈数。关于记下自己诵念次数的简易方法，请参阅下一章节所记述的办法。你应以每一次出声的念诵作为计算单位。心里反复默念的次数是不用计算的，因为在日间整天、甚至晚间睡觉时，这些默念的语音会（或应该）逐渐在你心头上时隐时现。还有，群组冥想会出声反复诵念，以及在白天自发出声诵念，通常都不计算次数。

　　换言之，一个修习者应给自己定出某一个最起码的时间，在这段时间内可以独自一人使用念珠计数法来练习瑜伽语音冥想。他可以是在步行中、可以是在打坐中、也许还可以是在乘公共汽车中，等等。主要是，他应该把自己的心意，专注一点地集中到练习上，而无须关心其他事。

关于瑜伽冥想计数的些许提示

瑜伽语音冥想和稍后要讨论的一些呼吸技法及瑜伽冥想练习，都需要数息。但是，怎样才能做到不让数息分散注意力呢？古代的瑜伽师傅设计了一种简单而有效的工具。他们用一串穿在绳上的念珠。每两颗珠子之间都打上一个结子，以方便用手指掐数。这些串了绳子的珠子就叫念珠，梵语叫"玛拉"（mala）或叫"扎帕"念珠（Japabeads）。你可以看到在玛拉的末端是一颗较大的珠子，叫作首珠（见插图A）

为了方便你练习这个技法，我们专门发行了《冥想悠韵形神健》DVD套装，其中有一串25颗的珠串，还有详细的视频示范如何操作。你也可以在我们的网店里购买到玛拉。

当你用玛拉练习时，每颗珠表示念一则瑜伽语音。修习者一面念瑜伽语音，一面用手指掐数念珠。当你念完一则，就用手指掐数下一颗念珠，同时再念一则。你手掐口读地念这则瑜伽语音。总之，当你感到手指已掐完25颗珠子了（换言之，就是你掐到首珠这里了），就算是一圈。

为了记下你用念珠掐完各圈（即25次）的总数，你可以用各种方法。瑜伽师最常用的是一串计数珠。计数珠比较小，数量也较少。每颗珠都可以从串绳的一端抹到另一端。每当完成了一圈时，你就将一颗计数珠从串绳一端抹到另一端（见插图B）。这一小串计

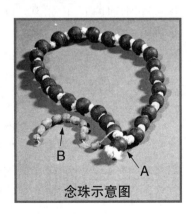

念珠示意图

数珠可以接在大念珠串上靠近首珠的某个地方。

习瑜伽者常常规定自己每天念若干圈数。因此，如果一个人决定每天念 10 圈，那么，当 10 颗"计数珠"全都抹了下来，他就知道自己做完了。如果一个人决定每天做 20 圈，那就在他把 10 颗计数珠全抹下来以后，每念完一圈就再把一颗计数珠推上去，这样一颗接一颗推上去。如果他决定念 30 圈，则把计数珠全推上去之后，他再一颗接一颗地把它们全抹下来。

许多习瑜伽者使用超过 25 颗珠的珠串来计算自己念瑜伽语音的次数。50 颗或 100 颗一串的念珠就正好用。这样就可以少跟计数珠打交道，搞乱的机会也少——特别是当他决心每天念 1000 次以上的时候，更是这样（大多数习瑜伽者都念这个数字）。

当然，除非修习者有自己的瑜伽老师给他规定每人最少练习次数，否则每个瑜伽语音修习者都应该自行规定每天实际可行的最少次数。随着时日前进，修习者试着逐渐提高这个最少次数。例如，开始，他主要的瑜伽语音练习是每天用 25 颗珠子的念珠做 10 圈。他应力求不低于这个数量，他应试试逐渐增加到，比如说，11 圈。一个月以后，他应试试增加到每天最少 12 圈。然后，又加到每天 13 圈，等等。当他到达了经常修习计划的某一可行数字，就可以一直按此数下去，不再增加了（认真的习瑜伽者通常每日至少要做 1000~3000 次）。

修习者还须时时记住：最少次数仅仅是他决心不少做的次数，却不是最多的次数。如果他有时间，那他随时都应超过这最少次数——而绝不应少于此数。这叫作自律，如果要修炼瑜伽成功，自律是绝对必要的。

我们还应记得，虽然完成自己定下的最低圈数很重要，但更重要的是全心投入诵念的瑜伽语音上，而不是只在乎圈数的多寡。有的人更喜欢以时间来计数，譬如每天诵念30分钟或是1小时的瑜伽语音，而不是完成既定的圈数。

大多数修习瑜伽语音冥想术的人都在清晨做完固定圈数。然后，在整个白天有机会就尽量多地做。然后，在黄昏沐浴后可以再做若干次（也可不做），晚上就寝前也可做（也可不做）。每人须按自己的情况自行安排修习计划。但最好的时间则是日出之前和日出之际。

我应该选择哪一则瑜伽语音作为每天的修炼

有人可能有疑问：他们是否应该每日把所有这些瑜伽语音冥想技法通通都加以练习呢，还是应该在这些瑜伽语音中选一则每天固定练习？这方面并没有什么严格规定。但是，我们建议一个修习者应以一则瑜伽语音作为主要的冥想对象——尽管他也应该经常地练习其他瑜伽语音的冥想。而其他的瑜伽语音冥想，他可以计算念诵的次数，也可以不计。

本书各则瑜伽语音之中，最适于人们用作主要冥想对象的有以下三首："哈里波尔·尼太–戈尔"（此则应以循环方式反复诵念，如："哈里波尔·尼太–戈尔/尼太–戈尔·哈波尔/哈里波尔·尼太–戈尔"）。"玛丹那–莫汉那·木哇利·哈里波尔"和（或）"戈帕拉·戈文达·哇玛·玛丹那–莫汉那"。当然，如果喜欢的话，还可以选用其他几则。

如果一个习瑜伽者选用了以上三则瑜伽语音中的两则作为自己主要的冥想对象（两则之中，又以一则为主，另一则为辅），那么，他每天早上就可以按下面的计划进行冥想练习：首先，念"噢唔·哈瑞·噢唔"几分钟（不计次数）；第二，哈里波尔·尼太–戈尔/尼太–戈尔·哈里波尔（50次）；第三，"玛丹那–莫汉那·木哇利·哈里波尔"（200 次），或者如果他喜欢的话，就念"戈帕拉·戈文达·哇玛·玛丹那–莫汉那"（200 次）。

然后，在晚间，他可以再把以上这些瑜伽语音每则念若干次。如果他愿意的话，还可以做其他一些瑜伽语音，如"噢嗨""玛丹那–莫汉那"，等等。

一位采用了以上例为典型的修习计划的习瑜伽者，已经选好了"玛丹那–莫汉那·木哇利·哈里波尔"或"戈帕拉·戈文达·哇玛·玛丹那–莫汉那"作为他主要的冥想对象。然而，由于他也极为重视"哈里波尔·尼太–戈尔"这则语音，那么，这则语音也可以算是一则主要的冥想对象。

其他的提示和建议

瑜伽语音冥想的修习者应该注意不要把瑜伽语音念得太慢或太快。如果念得太慢，他的心意，就可能会左右游移。如果念得太快，他就不能够认真地倾听这则语音。有时候，当习瑜伽者感到自己念得太慢了，就应该加快；如果感到太快了，就应放慢。

关于步行的瑜伽语音冥想，有些习瑜伽者实际上宁愿在练瑜伽语音冥想时采取步行的做法。本书的两位作者发现步行和打坐结合的瑜伽语音冥想效果很好。例如，人们可以完全闭目打坐或双眼微闭地打坐 20 分钟左右，然后起立步行 20 分钟左右，然后再打坐 20 分钟，等等。

如果一个人决定练步行的瑜伽语音冥想的话，就要记住，应该选一个不太拥挤、吵闹或受到污染的地区。例如，清早时在公园里散步就是做步行瑜伽语音冥想的最好方法。这样，修习者可以走一阵坐一阵，循环做下去。主要的一点是，他应该把注意力集中在瑜伽语音上。

步行瑜伽语音冥想术不应该和有时称为步行的"气功"冥想混淆在一起。气功冥想中的步行本身是很有意造作的，而样子也显得如此。练步行气功的人看上去好像是以慢动作活动着，并且把注意力集中在步行上。步行瑜伽语音冥想却不是这种情况。在步行瑜伽语音冥想中，修习者始终把注意力集中在瑜伽语音上。步行只是使他的身子处于有事可做的一种舒适状态，好让心意自由自在地专注在瑜伽语音的冥想上。换言之，由于很难长久盘腿打坐而身子不感到发麻难受，因此，就干脆以步行来代替打坐。一个练步行瑜伽语音冥想的人，外表上和任何普通散步的人颇难加以区别——除了他可能显出正在自言自语这一点以外。这一点当然会引起人们怀疑他是否精神健全，但是，习瑜伽者对于人们的误解必须忍耐，而且手机日益普遍，人们当街自言自语早已是见怪不怪了，所以我们无需担心路人的异样眼光。当然，如果习瑜伽者的心意，还是会受到这些事情的困扰，那他就不应该在这些地方练冥想了。

在练了一段时间瑜伽语音冥想之后，修习者可能开始在睡眠中也会反复诵念瑜伽语音。他也许甚至会大声诵念出来，别人也可能听得到。这就是说明瑜伽语音已开始成为习瑜伽者意识的一个自然部分的征象。

修习瑜伽语音冥想不应怀有获取异常体验的意图或渴望。例如，他们不应该刻意追求与提升生命之气技术（见第十七章）有关的那些形形色色的征候。练瑜伽语音冥想的人的进步是微妙而稳定的。修炼者开始逐步地体会到自己心意得到了纯化。于是，他开始逐步增长精神上的顿悟能力，即智慧，他的内心也变得更柔和、更敏感。他对物质感官享受的倾慕心开始逐步减少了，从而就感到更有能力控制自己的感官。这些都是他有进步的一些表现。

习练瑜伽语音冥想应该就像人们喜爱观赏日出日落般出于自然天性。当我们在享受朝阳初升和夕阳落沉之美景时，我们只会沉浸在那美景之中，通常都不会这样问自己："如此的美景有什么存在意义?"也绝不会一本正经地坐在那儿只想找出答案来。我们要用同样的心态，而不是以推敲思考的方式来体验和认识瑜伽语音冥想的奇妙。

这是给有心戒除抽烟习惯的人的一点特别说明：经常修炼数着念珠的瑜伽语音冥想对戒烟有很大帮助。凭着把触觉（即用双唇和舌头诵念语音，用手指拨数念珠）和听觉运用到冥想活动之中，人就能更容易地忍受以至克制住想抽根烟的那种欲望。这是因为各种感官和心意，获得另一种可替换的活动———一种本身带来内在满足的活动。这并不是说，身体上的烟瘾已经没有了，从而脱瘾症象也已消失了。然而，戒烟之所以这么困难，其中有一项原因是：吸烟者的两手和嘴巴原来是习惯于拈着一根香烟抽吸等动作的，现在却又不知道怎么处置它们。拨数念珠，同时反复诵念瑜伽语音，就给两手和嘴巴提供一种可替换的活动，从而也给心意，提供一种可替换的活动。

第十一章　如何达到最高形式的入定

了解自我的本质

要达到最高境界的入定，必须先领悟自我真正的本质。

瑜伽文献中清楚地说明，自我的本质不是物质的躯体、也不是心意（在《蕙兰瑜伽2：释压、定心、幸福冥思》中，介绍了认知这个真理的各种方法）。当人明白了这一点时，就自然会产生下一个问题："如果我不是这个躯体或心意，那我是什么？我是谁，我的本质究竟何在？"

按瑜伽师的观点，宇宙间有两种基本要素存在：一种是物质，另一种是生命力。瑜伽师明白，一个人，即一个自我，在本质上是生命——即短暂寄寓在物质躯体内的一颗称为生灵（Atma，音译阿特玛）的生命微粒*。

古代瑜伽文献说：

"寄居在物质体内的灵质体（生灵），是光灿明亮的；是独立的个体，不同于肉眼所见的身体，也有别于不可见的心智之躯。对于不断变化的肉体，生灵永远是其固定的基础，就像天空永远是物质转变的一个

---

* 更多瑜伽对自我的观点请参阅第 379 页。

不变背景。"

——《史利玛德·薄伽瓦塔姆》第十二章第五节第八颂

为了阐明身体、心意与自我（或称阿特玛）之间的区别，瑜伽师把物质躯体与心意比作阿特玛所"穿着"的衣服。我们可以把粗糙的物质躯体看成是外衣，而心意则是内衣。

按瑜伽之教导，肉体会死亡，但寄寓在肉体中的阿特玛或生灵不会死亡。

"我是永恒的阿特玛。虽然我的身体会死亡，但我永不被灭。"

这是瑜伽师的理解。

瑜伽文献和达到了自我认知境界的瑜伽宗师们向我们揭示，个体阿特玛或生灵的数量有无限多，而且全都衍生于原始之始。原始之始是万因之因，一切能量的源头。原始之始和衍自于原始之始的一切能量（也包括所有的阿特玛）一律被称为绝对真理。

"阿特玛"是原始之始的不可分割的组成部分，就像一缕阳光的分子颗粒是太阳的不可分割的组成部分一样。

——古代瑜伽文献

我们真正的本质就是，我们每一个人都是原始之始的永恒的一部分，正因为此，除非与原始之始相联结，否则我们无法真正地满足或快乐。

那么，我们如何能与原始之始连接上呢？经常练习瑜伽语音冥想，能让我们逐步地认知到我们与原始之始的永恒的联结。这种与原始之始的爱的联结就是瑜伽中最高境界的入定，或是完美的瑜伽境界。

两种主要的入定

瑜伽文献和达到自我认知的瑜伽师认为有两种主要的入定（入定就是禅的最终完美境界）。部分或不完整的入定形式叫做非人格的入定，或者叫作认识原始之始的非人格特点。这就是指认识"白光海洋"，即梵光（此即梵悦认识Brahmananda realization）。

完整或完美的入定形式叫作有人格性的入定，即认识原始之始的人格形象。这就是指认识心中大灵"帕拉玛阿特玛"（Paramatma）（这种认识非属完整）和认识薄伽梵（梵文 Bhagavan）两者。

非人格入定，即融入白光之中，确实无法加以描述，因为在这种融入状态中，体验者作为个体存在的自觉（意识）已经消失。本书两作者之一在年仅 20 岁左右时，经常体验到这种非人格入定，然而他只能描述导向发生这种状态和至此为止的种种事态以及他开始恢复个体意识之后发生的种种事态。但他说，瑜伽师把这种体验比喻为"一滴露珠汇进光辉海洋"的说法是准确贴切的。商羯华师把这种经验称作"成为一切"，而许多佛教徒则把它称作"归于虚无"。当然啦，"成为一切"和"归于虚无"只不过是试图描述同一经验的两种不同方法罢了。

人格入定不同于非人格入定的地方在于修炼者个人并不失去其个体存在的自觉——尽管他的确超越了一切以其躯体、名字等等为依据的错误自我本质鉴定。正如罗摩奴阇师（Ramanujacharya）（12 世纪）、史利·克尔史那和毗耶萨德夫（Vyasadev）（吠陀经典的编纂者）这样一些伟大的瑜伽

士和瑜伽导师所说的那样，如果一个人还没有认识自己的
"斯瓦鲁普"（Swarup），即内在精神形体，那么，当他进入
梵，亦即光海之中时，就不能保持自己个体精神存在的自
觉——也就是说，当他超越其肉体存在时，就干脆融入泯忘
境界，即"虚无"之中。在这种情况下，人无法感觉、行动
等等。在这种融入状态中过了一段时间之后，人就恢复其躯
体知觉，从而也就恢复其个体存在的自觉。

可是，一个认识了自己的"斯瓦鲁普"，即精神形体的
人，即使在融入梵之中以后，还充分自觉到自己的个体精神
存在，并能在精神领域中感觉、动作。据《薄伽梵歌》
（Bhagavad-gita）这样的权威瑜伽文献说，非人格的梵只是
原始之始人格特点散发出来的光辉罢了；当一个人修成一位
至善的瑜伽师时，他就会进入（在某种意义上说，是穿过）
梵光，去和原始之始人格特点在精神之爱中会合。伟大的柴
坦尼亚（Chaitanya）（15世纪）把这种情况描述为"一致性
与差别性同时并存"（梵文是"Achintyabedhaabhedatattva"）。
这种一致性就是超然的实质和爱的一致性。爱之中个体的爱
者仍然作为个体而存在，然而他们又是一体（一致）的。罗
摩奴阇师还把这样一位瑜伽士比喻为"一个翠绿的小鸟飞入
绿林中生活"。商羯华师把一个实现非人格入定的瑜伽士比
喻为一滴水融进海洋之中，而罗摩奴阇师则把一个实现了人
格入定的瑜伽士比喻为在这片海洋中作为一个个体而活着的
一条鲨鱼。

有许多喻伽师就像罗摩奴阇师那样，无须首先实现非人
格入定，然后才实现最高境界的人格入定。而另一方面，也
有许多其他的瑜伽士首先实现非人格入定，然后，在他们人
生的稍后时期才实现人格入定。这样的瑜伽士就会直接体会

到，原先他们有过的那种非人格体验，即"虚无"，其实一点也不是"虚无"的。他们看到，梵，即光海，虽然不包含一切暂时的和物质性的事物，却是充满精神实质、精神形体、精神的爱和精神活动的。这种最高境界的入定正是史利·克尔史那在《薄伽梵歌》中所讲到的这一点：

> 在那种（入定的）欢乐状态中，瑜伽师通过各种超然的感官自得自乐。

> ——《薄伽梵歌》第六章第二十一颂

钵颠阇利在其著作《瑜伽经》（Yoga Sutra）中称为瑜伽最终境界的，正是这种入定。

> 现在，对于认识了自我的个体来说，物质本性的三种状态（愚昧无知、激情和善良）已经变得毫无意义了，而不受这三种状态的运动所影响，或与这三种状态的运动背道而驰的活动（或创造性的行为）就叫作自由，这种自由是建立在人的真正本质（身份）上的，或称超然的欢乐（这是瑜伽的最后阶段）。

> ——经文第三十四章

根据《薄伽梵歌》《史利玛德·薄伽瓦塔姆》及其他权威瑜伽文献和瑜伽大师的教导，与物质本性三种状态背道而驰的活动就是对绝列整体（The Absolute Whole）的无私爱心服务。

有许多人相信，而且还宣讲，钵颠阇利在《瑜伽经》中所阐发的王瑜伽（八支分法）体系最终归结为非人格入定，从而亦即归结为一种"虚无主义"，即寂灭论哲学。但实际上，钵颠阇利在上述经文中清楚地说明，一致性，即梵语"凯瓦利亚姆"（Kaivalyam），并不是指个体小我，亦即自我的消灭，而毋宁说，是指小自我认识到自己的、相对于原始之始或最高自我的本来地位，以及在这种解脱状态下小自我的活动。

当然，即使是在从事着修炼的瑜伽师和学者们中，上述真理也并非人人尽知。大多数人对于瑜伽都抱有一种有局限性的——的确也是错误的——观念，以为瑜伽是寂灭论性质的。许多人在想到瑜伽冥想时，就以为这是一种转变为虚无——即精神上自杀的方法——亦即成为乌有的办法。因此，他们以为瑜伽冥想是人在世上懊丧失意乃至自寻短见时才应修炼的事情。当这种人开始修炼瑜伽冥想时，就非常努力谋求成为"虚无"（或像商羯华师所说的那样"成为一切"），以便逃避一切痛苦烦忧。

人们这种普遍缺乏认识的状态，部分原因在于非人格入定是一种寂灭体验这么一个事实，而许多实现这种境界的瑜伽士却不继续前进去实现人格入定。许多世纪以来，瑜伽冥想技法一直都是随同商羯华师理论与佛理一起向世人传授的，这两种基本上属于寂灭论性质的哲学影响广远，这就是以为瑜伽冥想目的在于寂灭的人之所以如此众多的主要原因了。

不同的禅修何样的入定

以下是古老的瑜伽禅冥想方法/练习。

一、意守瑜伽语音的冥想。我们已经解释过这种冥想了。

二、同时意守瑜伽语音和瑜伽文献上所谓"梵光"（Brahmajyoti，即原始之始的非人格特点，或称"无限的白光海洋"）的冥想。这种冥想似乎是和高级气功冥想一样的。

这种冥想通常是在提升生命之气，即昆达利尼蛇瑜伽练习（见第十七章）达到顶峰时发生的。练习时，习瑜伽者把生命之气固定在颅顶梵穴轮（百会穴）上并保持着沉浸在自己瑜伽语音的状态中，而并不试图做点什么，或到什么地方去。最终，他的脑穴（百会穴）开始打开一点点，习瑜伽者就体会到瞥见几次连续发生的令人感到舒慰的"白光"。过了一会儿，当（如果）生命之气冲出脑穴的时候，练习者就皈依这不可抗拒的"白光海洋"，把它视为和自己的瑜伽语音毫无区别、密不可分。这位习瑜伽者就失去一切个体存在的自觉，而暂时融进那白光海洋之中。这种经验就叫作"梵悦认识"（Brahmananda realization）。

修习梵悦认知，或欲想认识原始之始的非人格特点的师生们缺一种理解。虽然梵悦或非人格入定的体验是真实和可达到的（却很难达成），但它并非最高形式的入定，因为它不包含薄伽梵认知，即认知原始之始的人格特点。

遗憾的是，由于这种形式的入定不是完美也不完整，所以那些暂时融会其中的人常会得出一些错误的结论。这种形式的入定事实上有可能干扰到一个人达到真正的自我认知。

因此，最伟大的瑜伽圣哲不推荐人们花费时间达到梵悦认知，而是建议人们意守瑜伽语音本身，或是同时意守瑜伽语音和原始之始的人格特点。认识到原始之始的人格特点，才能产生精神的智慧和我们都在寻找的深层的安宁与幸福。

三、同时意守瑜伽语音和瑜伽文献上所谓"心中大灵"（Paramatma，帕拉玛阿特玛，即原始之始的人格形象方面的局部或不完全的表现）的冥想。根据瑜伽文献，修习成功这一种瑜伽冥想术的人在每个人的心上以及在每一颗原子上都看得到"大灵"。这种形式的禅牵涉面太深太广，不便于我们在此做出解释。

　　四、同时意守瑜伽语音和薄伽梵（Bhagavan，即原始之始人格形象）的冥想。习瑜伽者凝视一幅外在的原始之始人格特点视觉图像（见图），同时练习出声的或默念的瑜伽语音冥想 *。或者习瑜伽者意守自己心中的这个人格特点的图像（即默想），同时出声或默默反复诵念

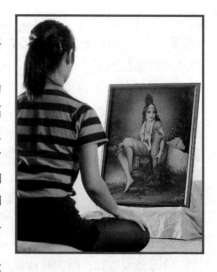

瑜伽语音。这种方法叫作萨丹那·巴克悌瑜伽（Sadhana Bhakti Yoga）。

　　在这样的冥想过程中，习瑜伽者把这图像（例如，那幅画或心中的形象）视作与其瑜伽语音同为一体。他把瑜伽语音视为所见图像的声音代表，又把图像视为瑜伽语音的形象代表。这种禅的方法和上述第二种冥想方法不同，它完全不依靠机械地提升生命之气（见原版《瑜伽气功与冥想》第十五章）的练习。这种类型的瑜伽禅修炼者并不努力去达成或依附某种特定的体验。这种类型的禅最终结果是完美的入定，并使修炼者确立自己在智慧、爱与行动（即爱心服务瑜伽 Bhakti Yoga）高度上的根基。

　　根据诸如《薄伽梵歌》（Bhagavad-gita）、《史利玛德·

---

　　* 原始之始（薄伽梵）人格性一面的高清彩照可在我们的网站下载：http://www.huilanyujia.com/bhagavan/。

薄伽瓦塔姆》（Srimad–Bhagavatam）、《吉祥主住奥义书》（Sri Isopanishad）等古代瑜伽文献，这是最高级形式的禅（Dhyana）或入定（Samadhi）。

以上四种基本类型的真正瑜伽冥想当然还可以用种种方法来练。例如，在第一、三和四类型禅定中，修炼者可以把生命之气固定在某一个气轮之上（详见原版的《瑜伽气功与冥想》），或可以不固定在任何一个点上。变体的做法很多。

由于这个话题很深广而难以仅凭读书和自学来理解，我们专门安排了培训课程，进行这方面的详细讲解，让这方面的专家来为你解惑答疑。请登录网站查知培训活动的详情。

第十二章 达到瑜伽的完美境界

完美的本质/特征

瑜伽冥想术的最终目的并不是结束人的个体存在或活动，也不是结束或取消人的幸福或欢乐。确切地说，瑜伽冥想的最终目的在于使人的存在变得纯洁起来，从而让他不再在欲念丛生、受各种感官奴役的境地上活动，反之，却是要让他在为绝对整体做爱心活动的高度上活动。据最伟大的瑜伽师和瑜伽文献说法，这才是真正的自由、真正的幸福。

达到至善境界的瑜伽师认识到自己是整体不可分割的组成部分。他不再把自己视为居于宇宙的中心，而一切人、一切事物都是围绕着他转动的。因此，他不再感到一切人、一切事物都是供他剥削、利用或者统治的了。他认识到自己的天职是从事为整体而做的爱心服务；他认识到，只有当他参与这样的爱心服务，他才是真正处于大同（和谐）境界，即瑜伽境界。

就像鱼儿自然而然地受到水的吸引、亲人自然而然受到为亲人而做的爱心服务的吸引那样，所以，瑜伽师也自然而然地、自发地受到为整体而做的爱心服务的吸引。他把一切生灵看作自己的亲人，并作为亲人来爱，并且为了一切人的物质与精神上的福利而不知疲倦地工作。这样的瑜伽师认为这样的爱心服务本身就是目的。从事这样的爱心服务就是他的超然的欢乐，这种欢乐是能令人得到彻底满足的。

这种无私的爱心活动没有任何企图取得物质或精神上收益的动机。这样的瑜伽师绝不希冀因为自己的行为而获得任何酬报、承认或荣誉。他也不是出于谋求某种宗教上的解脱或得救、摆脱苦海或罪恶的欲念而行动的。根据瑜伽文献，这样的瑜伽师甚至并不谋求任何一种天堂般的景况，而是愿意生活在哪怕是地狱般的景况里。换言之，这样一名瑜伽师已经超越了柴坦尼亚（Sri Krishna Chaitanya）所说的"两个诱惑的女巫"，即：（一）谋求物质感官享受的欲念（梵文叫 bhukti，音译布克悌）；（二）谋求解脱的欲念（梵文叫 mukti，音译木克悌）。这样一名至善的瑜伽师可以说已达到了叫作巴克悌（梵文 bhakti，意思是精神之爱）的最高阶段。

在这种至善状态下，瑜伽师完全沉浸在对整体的爱心服务中——为所有的人谋求物质和精神的福利，以致忘记了自己的利益。这种由于受到精神之爱的感召，而忘记自己的利益的情况当然就是真正的解脱了。在这种情况下，人甚至还能超越自己死亡的恐惧。

有时候，这样的瑜伽师眼里爱的泪水夺眶而出，有时候，他像个疯人似地欢笑、手舞足蹈。谁能够理解这样一个欣喜若狂的人的行为呢？显然，只有另一个道行已臻至善的瑜伽师才能理解，再没有别的人了。

这就是我们评价自己练瑜伽冥想进步情况时应采取的尺度。我们是否仅仅关心自己的感官享受或使自己变得纯洁起来，以至于对他人物质与精神上的福利毫不关心、置之脑后呢？

如果不是引致人心的真正变化，我们在瑜伽修炼上的一切所谓进步全属无用。哪怕我们能够保持自己身体健康到完美程度，还活得很长久，或者拥有一些所谓的超自然力量，哪怕我们能够在体内完善地操纵生命之气，或者暂时融入"梵光之海"境界，但是如果我们不改铁石心肠和以私己为中心，那么所有这一切就都是毫无意义的了。

所以说，这就是我们评价自己的进步时应持的尺度。我们是不是变得心肠更柔和些，从而对他人的物质与精神上的幸福更为敏感、关心一些呢？

当然，我们不应该试图模仿或不自然地培养这样一种灵域上的智慧或爱心。例如，我们不应该试图为了从自己眼中挤出几滴眼泪的目的，而去培养多愁善感心和所谓的爱心。毋宁说，我们应该诚心诚意地、以一种妥善安排的方式来修炼我们的瑜伽冥想技法。而在内心深处，我们应希望有一天会发生从物欲转为精神之爱的人心变化。

我们诚挚地相信，如果我们在练习瑜伽冥想技法时时刻牢记伟大的柴坦尼亚的教言，就一定会实现瑜伽的至善境界。我们再次引用柴坦尼亚的话：

> 人们应该怀着一种谦恭的心情来反复诵念瑜伽语音，感到自己比街上一根稻草还要卑微，比一棵树更能容忍，清除了一切虚假的威信感，随时准备向别人致以全部敬意。怀着这样的心情，一个人就能反复诵念和经常沉浸在瑜伽语音之中。

第五篇

瑜伽冥想前的预备功

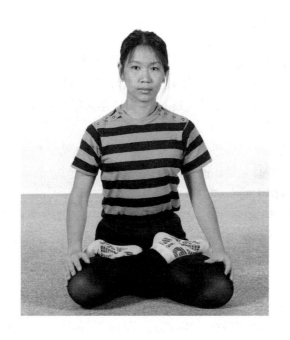

第十三章 瑜伽姿势、收束法、契合法、调息术和提升生命之气的作用

导 言

瑜伽冥想前预备功有许多种，主要是由八支分法（Astanga）瑜伽师（也称王瑜伽师，Raja yogi）、哈他（Hatha）瑜伽师或密宗呾多罗（Tantra，即昆达利尼 Kun-dalini）瑜伽师所使用。

这些瑜伽冥想术中，有一些可能因为所属体系不同而在做法上略有差异，而且所有这些功法也不一定全都为这些瑜伽师所用上的。

这些瑜伽冥想法基本上可以分为以下几类。

一、坐法和姿势（Asana，音译"阿萨那"，即锻炼身体的各种练习和姿势）；

二、调息（Pranayama，音译"普拉那雅玛"，是目的在于控制"普拉那"，即"生命之气"的呼吸功法）；

三、收束法（Bandha，音译"班达"）和契合法（Mudra，音译"木德拉"，指对器脏、神经和生命之气加以控制的各种功法）；

四、昆达利尼瑜伽（Kundalini yoga，是提升生命之气的高级功法）。

关于姿势的说明：哈他瑜伽师认为，所有的姿势都是瑜伽冥想前预备功。当然，连各种洁净身体的功法，例如"涅悌"法（Neti，即净鼻法），他们也是这样看待的。而八支分法瑜伽师（即王瑜伽师）则主要把各种坐法姿势看作是瑜伽冥想前预备功。在本书的这个部分，我们将集中注意力来讨论瑜伽冥想坐姿、调息、收束法和契合法。

在瑜伽语音冥想体系中，某人练瑜伽姿势可能是因为它有保健和强身的作用，并能释放浅层的紧张与压力，这样，他在做瑜伽语音冥想时，即能轻易达到专心一意的状态。

同样地，一些人练收束法、契合法和调息术，或其他能培养或操控生命之气的技法，是因为感到这些练习可以直接或间接地为瑜伽语音冥想修炼提供帮助。和瑜伽姿势一样，收束法、契合法和调息术（呼吸和生命之气的培养和操控技法）都是为瑜伽语音冥想服务的。如果你觉得任何一种技法，能直接或间接地帮你将心思投入瑜伽语音冥想中，你不妨修炼这些技法。但是如果你不需要靠这些技法就能达到心思专一地沉浸在瑜伽语音冥想上，就不需要把这些技法作为冥想前预备功。

姿势、调息、收束法、契合法（以及昆达利尼功法）常常是混合起来使用的。实际上，要把它们截然划分也的确困难。读者开始看实际功法部分时，就会理解这点。但是，在我们讲这些功法之前，让我们先考察瑜伽师对于人的构成的看法以及微妙神经系统，即瑜伽经络（Nadi）系统的情况吧。

瑜伽师论人的构成和瑜伽经络系统

为了深化您对本书这部分即将论述的瑜伽冥想前预备功和瑜伽冥想术的理解，先从瑜伽师的观点来理解"人"之所以为人的看法会有所帮助。

如第十一章所述，按瑜伽师的观点，宇宙间有两种基本要素来自于原始之始：一种是物质，另一种是生命，即生命力。他们认为，一个人，即一个自我，在本质上是生命力。这颗生命微粒，或称自我（Atma，音译"阿特玛"），处于心脏区域，通过一个巨大而肉眼不可见的经络网或渠道网（这经络或渠道梵文叫 nadi，河流的意思），把他的影响力遍布整个躯体。

瑜伽师们所描述的这个微妙、细致的渠道系统与中国气功师傅和针灸专家所描述的经络系统是几乎完全等同、一致的。这个经络系统在很多方面和人生理上的神经系统互相呼应，但并不完全等同、一致。

据瑜伽师的看法，一个人，即生命微粒，受到各种不同的微妙、细致的物质之气所笼罩或污染。古代瑜伽文献中有一本名叫《木恩达卡奥义书》（Mundaka Upanishad）的书，对此有如下论述：

> 生命微粒，即自我，在大小上像原子一样，可以用完善的智力感知到。这原子般的自我浮游在五种气之中，处于心脏部位，并将其影响散布到被肉身禁锢的生灵的整个躯体上。当自我得到洁净，清除了五种物质之气的污染时，其精神影响就表现出来了。

——《木恩达卡奥义书》3:1:9

瑜伽冥想术目的在于使自我，即阿特玛，能够从各种物质之气的影响下解脱出来。

而较为简单的瑜伽冥想方法，以瑜伽语音冥想术来说吧，要实现这个目的就完全用不着做这种控制呼吸、生命之气或经络的尝试。但八支分法瑜伽、哈他瑜伽和昆达利尼瑜伽体系却要利用直接操纵呼吸、生命之气和经络通道的功法。

为了操纵或调理经络系统，一个人显然首先必须对这个系统有清楚的图画般的认识。因此，让我们首先简明扼要地说明这个经络系统，人们如果决定做这些练习的话，就要和这个系统打交道的。

中经（梵文 Sushumna，音译"苏舒姆那"）。这是所有其他经络通道的君主。这条中经从你脊柱的基座直通头顶。它是直而空心的，就像根管子。你应把它的上下端都看成是张开的（但是，在不洁净的情况下，中经的底部实际上是封闭的，这是因为有一条所谓睡着的昆达利尼蛇堵塞住那个进口）。知道了这根中经，就等于知道所有其他无数多的经络通道，因为中经就是经络系统这整株树的主干。这中经就是你将要把生命之气通过它提升起来的那根管子。瑜伽师们相信，生命之气在中经苏舒姆那管道的流通是与善良状态的影响程度相联系的。如果生命之气在中经里流通了，那么，善良状态的影响就强于愚昧无知和激情这两种状态了。当然，这是所有瑜伽练习的第一个目的。

左经（梵文 Ida，音译"伊达"）和**右经**（梵文 Pingala，音译"宾伽拉"）。中经的左、右两边有两条较小的渠道叫左经和右经。左经也叫作月亮经（The Lunar channel），右经也叫作太阳经（The solar channel）。最重要的经络通道首推中经，其次就是这两条左右经了。左经从左鼻孔起端开始，右经从右鼻孔起端开始。这两条通道接着通往两眉之间中点靠后的眉心轮（梵文 ajna chakra）那里。这左、右经从此又沿着中经互相交错而下（两者在各气轮处相交），最后终于向内和向上弯曲地通入中经底部开口（见插图）。

以上这些就是瑜伽师所使用的主要的通道了——特别是中经。本书这部分所讲的大多数功法都是使用这三条通道的。

但是，瑜伽师也提到过其他重要的通道，他们中有些人有时也要用上这些其他通道，因此，我们也要在此对它们做简要的论述，主要是供学者们研究之用。

前经（FrontChannel）。瑜伽师们观想这条通道是在躯干的前边，据说，它从肚脐通到喉头的中心（靠近喉核）。本书有少数几项功法要用这条前经。

气管经（Windpipe Channel）。有些瑜伽师认为这是前经的延续。它从喉部中央开始通向所谓位于头颅中心、与两太阳穴等高、而比眉心轮还略高的一个未知之点那里。

上行经（Arohan，音译"阿罗汗经"）和**下行经**（Awarohan，音译"阿瓦罗汗经"）。据说，上行经是从脊根气轮向上前方通过耻骨升到肚脐。从那里它和前经相连，一直上通喉头中心。据说，从那里它又直接贯通头颅而达到太阴轮（精滴轮，Bindu Chakra）。下行经（阿瓦罗汗经）又从这上行经结束的地方，即太阴轮，开始。它从太阴轮向下，通过中经，在脊根气轮结束。

第二条上行经（也称阿罗汗经）。据说，它和上述第一条上行经走的路线是一样的，但当它到达喉轮，就直通位于后腭根部的"甘露"气轮（Lalana chakra）。然后它通向眉

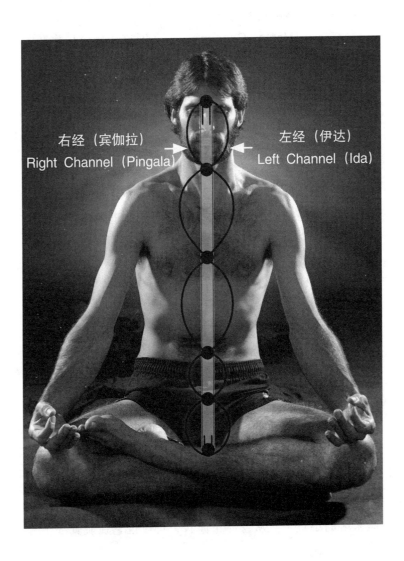

右经（宾伽拉）
Right Channel（Pingala）

左经（伊达）
Left Channel（Ida）

心（两眉之间的中点）。从这儿，它通过颅骨到达梵穴轮（Sahasrara），然后到太阴轮。

甘露经（Nectar Channel）。这条通道从喉轮开始直接向上通往后腭根部的甘露气轮。它至此结束。

眉心经（Ajnas Channel）。这条通道从两眉之间的中点通向头的背面。

两条外经（Outside Channels）。据说，这两条通道从两眉中点的后方开始向下通往两个鼻孔。然后一条通过一个鼻孔，另一条通过另一个鼻孔。据说，这两条通道按呼吸情况而定在体外延续一段距离。有些瑜伽师为了便于做观想功法的目的，想象这两条通道一直向下伸延并进入脊根气轮。

气轮（Chakra，音译"察克拉"）。沿着中经，从基座到顶端，分布着不同的经络交汇点，叫作气轮。每个气轮就像一个车轮一样，有许多轮辐向四面八方伸出。你应该认识的主要气轮从下而上看，有这些：

一、**脊根气轮（梵文 Muladhara Chakra）**。脊根气轮位于中经基座。它是能量（梵文 Shakti，音译"沙克悌"）所在之处，昆达利尼蛇就是这能量的象征。就男性来说，这个气轮在身体上的触发点据说是在生殖器和肛门之间的会阴穴位那里。就女性来说，它的位置在子宫和阴道相交处、于宫颈那里。

二、**力源气轮（梵文 Svakhisthana Chakra）**。这气轮有时叫作"生命之气的发源地"。它和生殖器官和排泄器官相联系。在人身体上，这个气轮的触发点是尾骨，即脊柱基座末端的小骨头。从身体正面看，可以说它在耻骨那个部位。

三、**脐轮（梵文 Manipuraka Chakra）**。据说，它是身

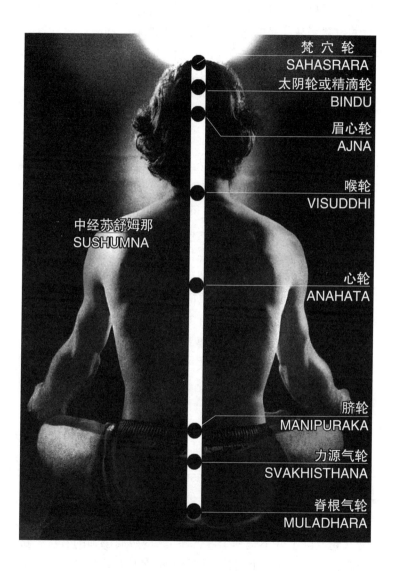

梵穴轮
SAHASRARA

太阴轮或精滴轮
BINDU

眉心轮
AJNA

喉轮
VISUDDHI

中经苏舒姆那
SUSHUMNA

心轮
ANAHATA

脐轮
MANIPURAKA

力源气轮
SVAKHISTHANA

脊根气轮
MULADHARA

447

体元气、健康和体力的中心。它也被认为是热和火的中心。它的位置是在肚脐的部位，但是，在练调息和昆达利尼瑜伽时通常总是体会到它在身躯的背面，而不是在正（前）面。

四、心轮（梵文 Anahata Chakra）。这个气轮，人们感觉到它的人体位置是在胸腔内，与心脏同一高度的脊柱中。

五、喉轮（梵文 Visuddhi Chakra）。它被认为是洁净作用的中心。在人体上，它的位置在喉核背后的脊柱部位。

六、眉心轮（梵文 Ajna Chakra，又称第三眼气轮或慧眼轮）。正如脐轮是身体元气的中心那样，这眉心轮据说是智力和直觉的中心。因而也被称为慧眼轮。它在人体上的位置可以想象在脊柱的最高末端，直接在两眉之间的中点，即眉心的后方。印度或其他亚洲国家的人们有时在两眉之间添上一个装饰圆点，这个圆点象征着第三眼气轮。

七、太阴轮（梵文 Bindu Chakra）。对昆达利尼瑜伽修习者来说，这个气轮非常重要。它在人体上的触发点是印度教婆罗门僧侣和一些蒙古人头上传统地留着长绺头发（梵文叫 Sikha）的地方——换言之，它的位置就在头颅后边的最高部位。梵文名称中"Bindu"（音译"宾都"），意思实际上是"一滴精液"。这个气轮梵文叫"Bindu Chakra"（"精滴轮"的意思），是因为它和性能量有直接的联系。

八、梵穴轮（梵文 Sahasrara Chakra，或称最高意识轮）。这个最高意识轮在人体上的触发点是头颅的最高顶——具体说，是脑穴部位，相当于中国的百会穴位。但是梵穴轮实际上并不是一个"气轮"。按照瑜伽师的看法，毋宁说，它是通向一个超越一切物质的名称与形体的领域的通道。造诣高深的瑜伽师去世时通常总是一心通过这个穴位离开自己的躯壳的。古代瑜伽文献《史利玛德·薄伽瓦塔姆》（Srimad Bhagavatam）讲述了这点：

> 人应该凭借科学智慧的力量，确立绝对认识，从而能够消除一切物质欲念。然后，人应该用这样的方法舍弃这具物质躯体：用自己的脚跟堵住肛门开口，把生命之气沿着这六个基本位置（气轮）逐一往上提升。

> 冥想着的奉献者应该把生命之气慢慢地从肚脐提升到心脏，继而从心脏提升到胸廓，从胸廓又提升到上腭根部。他应运用智力探索出那些正确的位置。

> 然后，这位爱心服务瑜伽师（Bhakti-yogi）应该把生命之气提升到两眉之间的眉心处，然后，堵住生命之气的七个出口，他应抱定返回根源的目的。如果他完全摆脱一切物质享受的欲念，他就会达到颅顶而舍弃自己的物质躯壳，到了最高者那里去。

> ——《史利玛德·薄伽瓦塔姆》2:2:19 ～21

由于中经贯通脊柱上下，高级的八支分法和昆达利尼瑜伽功法差不多总是把注意力集中到身体的背部。最初你要把注意力集中到身体的背面去，以便想象或意守各个气轮，可能感到困难，但是，只要有决心、肯努力，是能够做到的。

第十四章 瑜伽冥想姿势（阿萨那）

导　言

下面是一些瑜伽师们在做提升生命之气练习时，更常用到的瑜伽姿势。但是，高级的瑜伽师有时候也用仰卧放松功（Shavasana）的姿势（见第 321 页）。

有一些坐姿较其他坐姿容易。例如，简易坐（Sukhasana）应该是大多数人练起来都相当容易的。这里有几点提示：

* 背部时刻都要伸直。

* 始终要确保背部和双腿都舒适。不要做任何会引起膝盖疼痛或不适的姿势或动作。如果你的两腿僵硬不灵，试做一会儿几个瑜伽练习姿势，来慢慢使它松动些。适合于这个目的的练习姿势有单腿交换伸展式、双腿背部伸展式、束角式、英雄式、半莲花膝部练习、全蝴蝶式（Full Butterfly）、鸭行式、敬礼式和动物放松功。

* 有些人会感到，采用坐姿或在臀下后方垫上一个小蒲团（让脊柱根部稍稍垫高），那么按冥想坐姿打坐就容易些。我们要把这叫作"加稳坐垫"。它有助于防止人向后斜倾（见图）。但是，在这样使用着加稳垫的时候，遇到那些要求用脚跟顶住会阴部位的姿势，

就要小心，不要因此减少应有的压力。在做下颌收束法时，最好也不要用加稳垫。

* 那些过分疲劳或生病而不能坐着的人，可试试用仰卧放松功的姿势进行冥想练习。而那些做提升生命之气的练习已经颇为熟练的人，也可以用仰卧放松功的姿势做冥想练习——特别是如果他们打算接连做三个钟头冥想练习而丝毫不动的话。用仰卧放松功的姿势做冥想，习瑜伽者的主要问题是防止入睡。

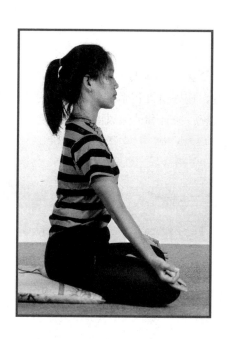

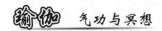

简易坐（Sukhasana）

简易坐是初学者最理想和最适合的瑜伽冥想姿势。

功法

- 坐在地上，两腿向前伸直（图1）。
- 弯起右小腿，把右脚放在左大腿之下（图2）。
- 弯起左小腿，把左脚放在右大腿之下。
- 把双手放在两膝之上。
- 你的头、颈和躯干都应该保持在一条直线上，而毫无弯曲之处（图3）。

保健效益

传统冥想姿势所具有的大多数益处，简易坐也都具有，只是程度略逊，这些益处包括加强两髋、两膝、两踝，补养和加强神经系统，减轻和消除风湿和关节炎。

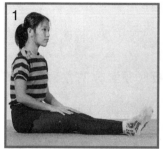

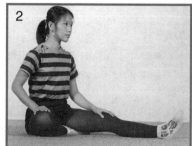

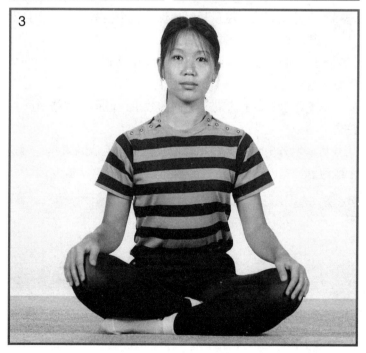

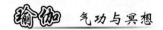

半莲花坐（Ardha Padmasana）

功法

- 坐下，两腿向前伸直（图1）。
- 弯起右小腿并让右脚脚板底顶紧你的左大腿内侧（图2）。
- 弯起左小腿并把左脚放在你的右大腿上面。
- 使你的头、颈和躯干保持在一条直线上（图3）。
- 以舒适为限，尽量长时地保持这个姿势，然后变换两腿的位置，继续再做下去。
- 这个姿势能使你渐渐适应于做莲花坐。

保健效益

半莲花坐有着和莲花坐相同的效果，但程度较差一点。

警告

凡是患有坐骨神经痛和荐椎（骶骨）毛病的人不宜做这个练习。

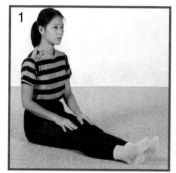

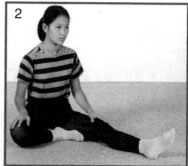

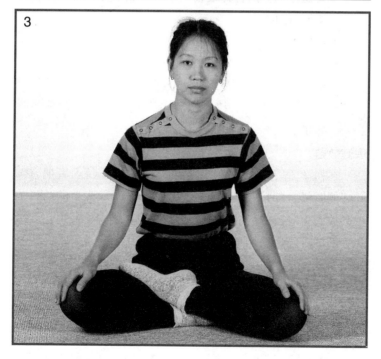

莲花坐 *（Padmasana）

请先阅读警告事项，然后再开始练习此式。

功法

- 先做坐一下的姿势，两腿向前面伸直（图1）。
- 用双手抓着你的左脚，把它放在右大腿上面，脚跟放在肚脐区域下方，左脚板底朝天（图2）。
- 用双手抓着你的右脚，把它扳过左小腿上方，放在左大腿之上。把右脚跟放在肚脐区域下方，右脚板底也朝天（图3）。
- 脊柱要保持伸直。
- 以舒适为限，尽量长时保持这个姿势。
- 交换两腿位置，并重复这个练习。
- 每次打坐之后，按摩两膝、大腿、两踝和两小腿腿肚子。

保健效益

在初学阶段这个姿势是难做的，但是，当练习者把它掌握好的时候，却是一个很有松弛作用的练习。盘着的两腿减少并放慢下半身的血液循环，从而增加上半身、特别是胸膛和脑部区域的血液循环。这个姿势有利于直身端坐。这就使呼吸系统毫不受阻，从而极为有利于引发畅顺的呼吸。因此，莲花坐对于患哮喘和支气管炎的人有益处。

它使神经系统充满活力，强壮脊柱和腹部脏器。莲花坐

---

　　* 应能舒适练习半莲花坐（见第454页）之后，方可开始做此式。半莲花坐的警告事项同样适用于此式。

还附带地兴奋消化系统，逐渐放松两踝、两膝，使大腿结实，使两髋、两腿变柔软。它还有助于预防及治疗风湿症。

重要的一点是，尽管流向下半身的血流减少了，却和普通坐在椅子上的坐姿不同，不会发生充血现象。

莲花坐有助于身心的沉稳内敛和灵敏又朝气蓬勃。因此，它有益于患有神经和情绪等问题的人们。

从瑜伽的角度看，这个姿势极为适宜于做呼吸练习和冥想。它导致生命之气普拉那从脊根气轮沿中经上升。它之所以产生一种更为和平宁静而警醒的安然心态状态，就是这个原因。它之所以对控制性冲动和维持禁欲修行有用，也就是这个原因。

警告

不要勉强双腿或膝盖做到这个姿势。两膝不应有任何疼痛感。如果双腿无法轻松摆放到这个姿势的体位，或者无法舒服地坐着，就不应练习这个莲花坐。做这个姿势时，也不要硬把膝盖推到地上，否则可能会造成损伤。一旦两膝或两腿开始感到难受，就要立即收回姿势。练至善坐（见第459页）也会得到差不多相同的益处，而且还要容易得多。

每次打坐之后，要按摩两膝和两踝。

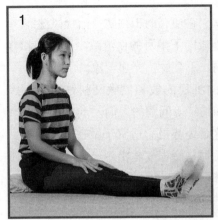

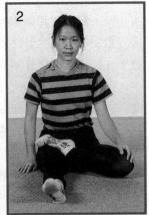

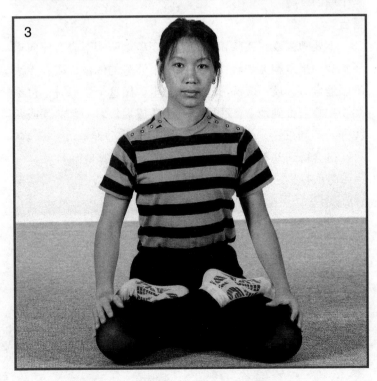

至善坐 （Siddhasana）

习瑜伽者认为这是一切姿势中最为重要的姿势。按瑜伽哲学说，人身上有七万二千条经络（梵文 nadi，是经络、渠道的意思），而"生命之气"（梵文 Prana）就在这些经络中流通。这个姿势有助于清理这些经络，使之畅通无阻。

功法

- 开始做这个姿势时，先坐在地上，两腿向前伸展（图 1）。
- 弯曲左小腿，用两手捉住左脚，把脚跟紧紧顶住会阴部位 *，左脚板底紧靠右大腿（图 2）。
- 然后弯曲右小腿，把右脚放在左脚踝之上。
- 把右脚跟靠近耻骨，而脚板底或几只脚趾则放在左腿的大腿与小腿之间（图 3）。
- 背、颈和头都要保持挺直。
- 闭上双眼，开始内视。
- 眼光内视时设想双目凝视鼻尖处，这样做往往有很大帮助。
- 保持这个姿势若干分钟，或尽可能长久。
- 然后放开双脚，休息一会儿。
- 两腿交换位置，重做这个练习。

可替换的做法：

初学者有一个更易做这姿势的方法：可以不把右脚板底或右脚的几只脚趾放在左大腿和左小腿腿肚子之间，把右脚

---

* 对女性来说，将脚跟置于阴部大阴唇内可能做起来会感到容易些。

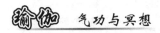

直接放在地板上（图4）。

保健效益

　　这至善坐由于具有镇定安神的效果，就成为瑜伽修炼者最常用的姿势之一。它有助于做好冥想的准备。虽然身体以坐姿休息着，盘起来的双腿和伸直的背部有助于使心神保持敏锐而警醒。因此，这个姿势极宜于用来做呼吸练习和冥想练习。

　　在生理上，至善坐对脊柱下半段和腹部器官有补养、增强的作用。它也帮助防止和消除两膝和两踝的僵硬、强直。

　　至善坐和莲花坐一样减少并放慢身体下半部的血流量。在莲花坐中说到的，由于血液流通状况改变而产生的各种好处，也适用于至善坐。至善坐也和莲花坐一样迫使普拉那息（生命之气）向上运行，产生有利于冥想的那种镇定安神而又使人警醒的效果。但是在某个意义上它比莲花坐更胜一筹，因为它对会阴施加了压力，所以就更为有力地把性冲力引导向上。它在提升生命之气的练习以及在坚持禁欲修行中都极有用处。

警告

　　患有坐骨神经痛或骶骨感染的人不应做这个姿势。

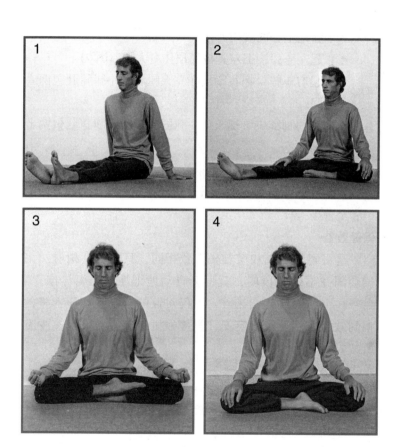

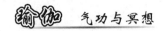

吉祥坐 （Swastikasana）

功法

- 坐在地上，两脚向前伸直（图 1）。
- 弯起左小腿，把左脚板底顶住右大腿（图 2）。
- 弯起右小腿，把右脚放在左大腿和左小腿腿肚包两者之间。
- 两脚的脚趾应该楔入另一腿的大腿和小腿腿肚包两者之间。
- 两手放在两大腿之间的空位处或放在两膝之上（图 3）。

注意：这一姿势除了会阴不受顶住之外，其余各方面完全和至善坐一样。

保健效益

这一姿势效果和至善坐大致相同，只是程度稍逊。由于会阴并不受到顶住，就不会自动地把性冲力引导向上、沿脊柱上升。这就意味着它不仅对性的控制没有至善坐的相同效果，而且像镇定安神、警醒机敏等等益处也多少有所减弱。

警告

患有坐骨神经痛或骶骨（即荐骨）感染的人不应练习这个姿势。

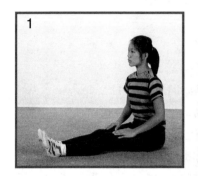

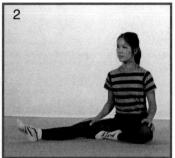

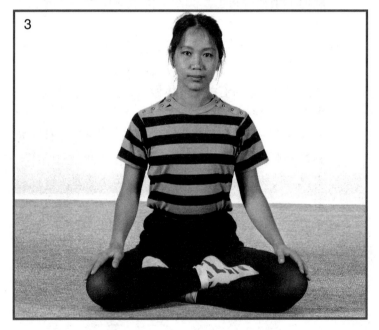

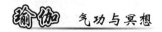

悉达斯瓦鲁普坐（Siddhaswarupasana）

功法

- 坐下，两腿向前伸直。
- 两手放在两髋侧旁，掌心向下（图 1）。
- 用两手帮助将身子抬高，把左脚放在臀部下方，让左脚跟向上对着肛门部位（图 2）。
- 收缩肛门括约肌（或称提肛契合法），当肛门收紧时，就向下坐在脚跟上。脚跟应紧紧顶住收缩了的肛门（图 3）。
- 把右脚收回到会阴部位，继续保持把全身重量主要放在左脚跟上的坐姿。双手应放在双膝之上（图 4）。
- 注意：这个练习有一个变体做法，就是将右脚放在左大腿上面（图 5）。
- 这是一个效力宏大的瑜伽冥想坐姿，只要它不使人感到过于不适，就可以尽量长久地打坐下去。对一些人来说，较易于坐在左脚或右脚上，就不必要换腿。

保健效益

　　这个姿势有时候为修炼昆达利尼瑜伽的练习者所使用，因为它把生命之气向上提升。至善坐的大部分益处，它也兼而有之，对预防痔疮的发生及（或）控制其症状特别有效。

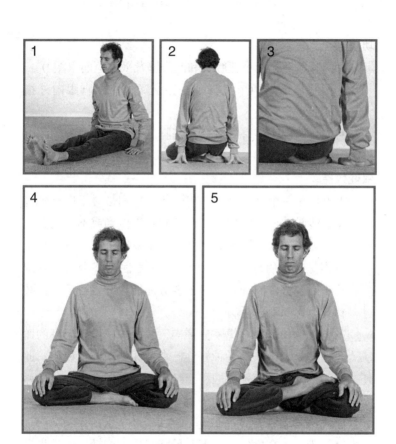

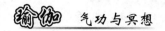

雷电坐 （Vajrasana）

功法

- 两膝跪地，两小腿胫骨和两脚脚背平放地面 （图1）。
- 两膝靠拢。两个大脚趾互相交叉，使两脚跟向外指 （图2）。
- 伸直背部，将臀部放落在两脚内侧，在两个分离的脚跟之间 （图3）。

保健效益

雷电坐是一个极优良的冥想姿势，特别是对于患有坐骨神经痛、骶骨感染或类似病患而感到难以做到或不可能做到其他冥想姿势的人们更是如此。雷电坐有助于使心态和平宁静。特别是在饭后练5或10分钟，它是促进整个消化系统功能的极好姿势。同样，练这个姿势还能治好胃溃疡、胃酸过多和其他胃部不适毛病。

雷电坐也和其他冥想姿势一样，减少并放慢下半身的血液流通。这一点带来的各种好处已在莲花坐中有了说明。此外，它还按摩连通生殖器的神经纤维，并对睾丸因血流过盛而胀大的男人有益。它有助于防止疝气发作，而且由于它对骨盆肌肉有伸张作用，所以是一种非常有帮助的产前练习。它也有助于把生命之气普拉那和性能量向上调动，但效果逊于至善坐或莲花坐。因此，它对冥想和禁欲修行（即性控制）两者都有利。

警告

若膝盖受过伤，请别练习此式。

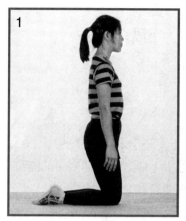

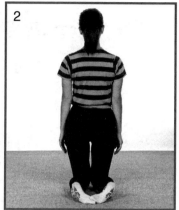

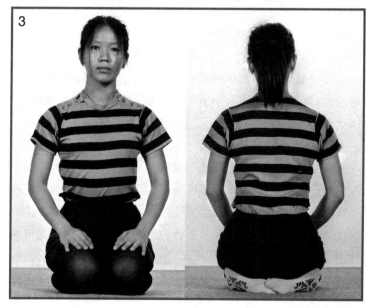

第十五章　调息法

导　言

梵语词 Pranayama（普拉那雅玛，即调息）中，Prana（普拉那）既指呼吸的气息，也指生命之气，即生命的能量。但是，它并不是和生命微粒（即自我）等同为一的。毋宁说，普拉那与心意是把自我和物质粗身（即肉体）联系起来的两条基本纽带。生命微粒（即生灵、人或自我）是被心意所包裹着，并飘浮在物质性的五气（即普拉那）之中；生命微粒通过经络系统把自己的影响遍布到全身*。

普拉那这条纽带的一端连着心意，而另一端则连着呼吸。通过这样的联系方式，心意、普拉那和呼吸三者互相影响。因此，人凭着控制三者之一，也就能控制住其余两者了。

普拉那雅玛这个词中，Yama（雅玛）的意思是控制。在练普拉那雅玛调息法时，习瑜伽者试图通过控制普拉那来控制自己的心意——而为了控制普拉那，他就首先学习控制呼吸的方法。因此，和其他试图控制心意的瑜伽功法，例如瑜伽语音冥想，作比较来看，普拉那雅玛调息法是较为机械性而又侧重身体方面的。

据说，普拉那雅玛本身能够产生一种安宁平静的心境。

---

* 我们可以在将来的著作中对这种联系的性质加以更为详尽的说明。

　　按八支分法瑜伽师的说法，这种调息术能帮助人实现一种叫作"制感"（Pratyahara，普拉悌亚哈拉）的境界——也就是把各种感觉器官和心意从这世界收撤回来。所以，钵颠阇利（Patanj ali）结论说："它还能帮助人的意念获得'执持'（dharana，使心集中）的本领。""执持"就是瑜伽冥想的起始阶段。换言之，习瑜伽者通过普拉那雅玛调息使生命之气在中经流通。这样做的结果是增强了善良状态的影响，而愚昧无知和激情这两种状态的影响则几乎完全停止。

　　要练习普拉那雅玛调息法，没有必要先把一切有关普拉那的知识全都掌握好，但是，这种知识可能有些帮助，也有些趣味。

　　据说，人体内的生命之气可以分为以下五种主要部分。

　　一、普拉那（Prana）。这普拉那与总体的生命之气普拉那并不是同一个词。确切地说，它具体地指与神经网、肌肉群有联系的普拉那，它能使肺部、语言发言器官以及各器官本身活动旺盛起来。凭借这种普拉那的力量，人的吸气过程才能自动进行。

　　二、阿帕那（Apana）。这阿帕那位置在肚脐区域之下。其作用是专向双肾、大肠、生殖器官和肛门提供能量。正是凭着这种阿帕那的力量，普拉那才被排出直肠以及口、鼻。换言之，阿帕那是自然下行的。

　　三、萨玛那（Samana）。萨玛那位于肚脐和心脏之间。它调节身体的平衡度。它给整个消化系统以动力，并控制这个系统。

　　四、乌达那（Udana）。它影响和控制身体自喉部以上的一切部分，例如，眼、耳、鼻等等。据说实际上所有的感官以至脑子的活动都是由乌达那激发起来的。乌达那是自然上行的。

五、瓦雅那（Vayana）。 人们相信，瓦雅那遍布人的全身，激发四肢的活动，调节和控制人身的整体运动；并和其他普拉那分类共同协作。瓦雅那的作用也在于收缩和扩张。

这就是瑜伽师们开列出来的生命之气的五种基本的分类。

除了以上五种基本分类之外，瑜伽师们认为还有其他五种分类，它们是和诸如饥饿、打嗝儿、打呵欠等较次要的事情相联系的。

据说，这些生命之气的五种分类又是受所谓"普拉那瓦由"（Pranavayu，意译为"息风"）所控制的。各种"息风"与其所属的各种生命之气分类同名。例如，乌达那息风控制乌达那一类的生命之气（称乌达那普拉那）。据说，"瓦由"（息风）是从呼吸过程本身所产生出来的。因此，正是通过这些息风，人们才能够用调息术来控制和影响人体中的生命之气普拉那。

调息的目的既在身体方面，也在精神方面。据瑜伽师说，人身体上的疾病主要是由于体内生命之气流通发生了紊乱或障碍引起的。于是，通过练调息术，整个经络系统中生命之气的畅通无阻就得到了保证。这就使人的身体保持了健康。

至于精神上的进修，人们把调息视为练习瑜伽冥想术的一种前奏或预备阶段。

根据瑜伽师的说法，大气里的空气在鼻孔流通是直接和生命之气（普拉那）在经络中的流通相联系的。左鼻孔是和左经相联系，右鼻孔是和右经相联系的。而大气中的空气在左、右鼻孔中流通，也和生命之气普拉那分别在左、右经流通相应。换言之，通常空气不是在左鼻孔中，就是在右鼻孔中流通得更畅顺一些。因此，当空气在左鼻孔中流通得更畅顺时，瑜伽师就说，这种情况会影响左经中的生命之气流通得比右经更畅顺或更旺盛。反之，也是这样。

瑜伽师试图让大气的空气在两个鼻孔都流通得同样畅顺、左右相等、均匀。他们这样做是为了让生命之气在左、右经中也流通的同样畅顺、均衡。

瑜伽师用平衡左、右经中生命之气的流动的方法，促使生命之气进入并通过中经（苏舒姆那）。当生命之气在中经流通的时候，这经络通道之王就逐渐得到洁净而纯化起来。这样的洁净、纯化过程是需要经过一定时日修炼才能实现的，但随着这通道愈来愈纯化，瑜伽师就愈能从事心专一处的冥想（即 dhyana，中文译名是静虑或禅）。最后他实现入定境界（Samadhi）。换言之，生命之气在中经流通使人更稳固地处于善良状态中。这又顺次使人更容易做到制感（是一种入定状态）。据古老的《哈他瑜伽导论》（Hatha Yoga Pradipika）说，当生命之气在中经中畅顺地流通时，人的感官和意念就自动地从世界撤回来——换言之，这样的人就自动地实现制感状态。于是，这种超脱状态使人的心思和平宁静而不受干扰。

当生命之气（普拉那）在中经（苏舒姆那）里畅顺流通时，心意就产生一种稳定感。
——《哈他瑜伽导论》第四十二节经文（第十九页）

当一个人心意稳定时，就能容易地把注意力集中到冥想的对象事物上。

因此，调息的目的首先是洁净左、右经。这又导致生命之气（普拉那）在中经流通。

当人正确地控制生命之气，使左、右经清除了各种不洁杂质的时候，生命之气就会向中经（苏舒姆那）的进口冲刺，从而容易地进入中经。

——《哈他瑜伽导论》第四十一节经文（第十九页）

当然，一旦生命之气普拉那进入中经，并在中经流通时，这并不意味着，对瑜伽师来说，一切都变得轻松容易了。这时候，又必须彻底洁净、纯化中经。这绝不是一项微小或轻易的工作。我们可以把中经比喻为一条紧密地塞满了坚实污垢的发锈管子。要让生命之气在中经开始畅通无阻地流动起来，就必须冲走这些坚实的污垢。当生命之气在中经流通起来时，哈他瑜伽和八支分法瑜伽修炼者真正的工作才开始。他这时必须把生命之气在中经里提升起来，逐步洁净它，清除一切障碍。

瑜伽修炼者在试图洁净左、右经，以及清理中经的过程中，要修炼"吸纳"（梵文 puraka，音译"普拉卡"）、"呼吐"（梵文 recaka，音译"勒察卡"）和"悬息"（梵文 Kumbhaka，音译"库姆巴卡"）。粗浅地解释，"吸纳"是指吸气，"呼吐"是指呼气，而"悬息"的意思是蓄气不呼或闭气不吸。但是，人们在研究调息过程中发现，这是一个要操纵体内生命之气，使之同时向相反方向运行的过程。

例如，阿帕那气息是自然下行的，而普拉那气息是自然上行的。在调息术中，阿帕那气息被迫向上运行，普拉那气息被迫向下运行。当这两股气息流通汇合时，两者就中和了。这就产生一种平衡状态。这种平衡状态，梵文也称作普拉卡（Puraka，意为圆满）。

同样，当呼出的气息融进那吸入的气息时，这就叫"勒察卡"，即呼吐。当这两股气息，即吸入的气息和呼出的气息，完全停止时，这就叫作"库姆巴卡"，即悬息。这些做法目的在于产生制感，即一种入定般的状态，在这种状态中就可以进行冥想（dharana，执持）。

在开始时，人控制自己呼吸的过程是人为的——它不是自发地进行的。但是过一段时间之后，练习控制呼吸的人在连续进行的呼吸过程中体会到一种自然、自发的停顿。换言之，在吸气之后，他可能体会到自己无须做出任何蓄气不呼的努力，也不会立刻或自动地出现呼气的过程。他还会体会到呼气之后，没有自动的吸气，也没有任何需要吸气的感觉。呼与吸之间有着自然的停顿，或"空虚"。据钵颠阇利的《瑜伽经》说，呼与吸之间的这种停顿或空隔，以及修习者在这种停顿中所感到的精力旺盛的兴趣就是调息术的真谛。

坐姿稳定之后，呼出和吸入气息的连续过程中出现的停顿就叫做调息（Pranayama）。

> 连续过程在吸入气息和呼出气息相接处产生停顿，调息就是随着停顿而出现的一种静止状态。已发现，这静止状态在间隔和时间延续性上是有可以计量的长度的；它可以变得延长和细微难察。
>
> ——《瑜伽经》经文第四十九至五十则

换言之，呼吸是一个连续不断的过程。身体在吸气之后，就会自然和自发地进行呼气。根据钵颠阇利这样的瑜伽师的说法，调息就是意守这连续过程中的停顿的冥想。

积极意守这些停顿以及意守微细、延长了的呼与吸过程，结果是使人的心意和感官不再移向感官对象事物（这就达到了制感）。在这种超脱、入神般的状态下，习瑜伽者就可以很从容地进入执持了。

关于练习调息法、收束法与契合法的忠告

* 由于身体状况因人而异，所以不可能为每种情况提供警告事项。因此，我们的警告事项并非涵盖万全。若有因瑜伽呼吸、收束法和契合法的练习而引起不良反应的健康问题，请务必先咨询医生。

* 如有高血压等心脏或循环问题，在练习这些技法中的任何一种时，都不要屏气。

* 不要过于心急。如果你心急，就会匆忙从事，把自己搞得筋疲力倦，因而得到的后果和你想往的适得其反。这样做不但没把身体练得更健康，反而让身体出问题。在精神修养方面也不会有所提高，反而只是感到懊恼失望，不明所以。

* 特别重要的是不要把悬息（不呼不吸）时间延续得太长以致超过了你做悬息时既能坚持下去又能感到舒适的限度。事实上，人们应该尽量练好控制吸气和呼气的功夫，然后再练悬息。

* 如果有人感到自己身心上产生了任何消极的后果，就应当暂时停止练习，有可能的话，还应咨询一位这方面的专家。虽然这些瑜伽呼吸功法可能与中国气功修炼者所用的功法不尽相同，但是如果你在练习中碰到什么问题，最好还是向中国气功的呼吸功法专家求教。

* 最好是解了大小便之后才开始练调息。这会使练习者感到更舒适。

* 还有，最好是在空腹时练习调息。

* 练调息、契合、收束等功法的最好处所是和平安静、空气清新的地方。古代瑜伽文献都教导习瑜伽者要隐居静地，以求修炼调息术等获得圆满成功。因此，在现实条件允许下，人们越是能接近这种情况，练习起来也越容易。

* 一个认真的调息练习者每日应练4次（早上、中午、黄昏和午夜各一次），每次30~60分钟。但是今天大多数人是几乎没有可能做到这一点的。因此，人们应尽量在清晨静寂、空气清新的环境气氛下，集中精力练调息*。

* 警告：请记住，在做这些呼吸练习的过程中，你不应该有一种似乎是气促难忍的感觉。如果你有这种感觉，或者感到自己正在匆匆呼气、用劲呼气，那就意味着你一呼一吸时间太长了。换言之，你应减少吸气量。显然，如果你吸入大量空气，呼出这些空气也得较长的时间才呼得完。这意味着你得花较长时间来维持呼气过程，然后才能再吸气。因此，你吸入空气的量只能以你呼出时感到舒适而无须费劲地呼气为限度，然后，在你感到舒适的条件下，逐渐增加呼吸的空气量。

* 每天都可以做的最重要的调息练习是"清理经络调息功"（Nadi Shodan），而且应该用喉呼吸（Ujjayi）方式来做。

---

* 请参阅第564页"提升生命之气练习的各种困难和危险"。

关于姿势等问题

* 人们应该选一种瑜伽冥想姿势（至善坐是这方面最好的姿势）来练习调息。最好能坐在一张席子、薄床垫、地毯或毡子上。还有，如果你感到很难按照至善坐打坐的话，那就试试坐在一个小枕头上。把枕头摆得刚好抬起你的臀部的后半部，从而使你的身体稍往前倾（见第十四章导言的插图）。

* 如果你不能按任何一种瑜伽姿势打坐的话，可以坐在一张有直靠背的椅子上，但这不是最宜采用的方法。

* 在调息时，两眼闭上，或90%的闭合。

* 除非某种功法要求做用力或费劲的呼吸，否则一般说来不要这样做。

* 做完瑜伽姿势或其他健身功法后，再练10分钟调息练习。

* 当你感到自己深长的呼吸节奏已被扰乱时，这就意味着你的身体已经疲倦了。这是一个信号，说明你应立即停止练习。当你疲倦时，不应练调息。

吸纳、呼吐和悬息

* 吸气和呼气的时间长度应大致相等。例如，如果你吸气时数1至10，那么呼出的时候也由1数至10。

* 除非某种特殊功法要求开口，不然在调息过程中应始终保持闭口。

* 一定要对吸与呼过程有完全的控制调节能力，才能练习悬息。你是否已经能够保持深长、稳定、从容不迫的吸气以及呼气过程？如果能，那就可以做悬息练习。

* 如果你感到呼吸节奏已受到悬息的扰乱，那就停止悬息或缩短悬息的时间；如果这样做有助于维持呼吸节奏的话，就慢慢增长悬息的时间。

* 有内悬息，即吸气后蓄气不呼，梵语叫安塔尔·库姆巴卡（Antar Kumbhaka）。有外悬息，即呼气之后闭而不吸，梵文叫巴希朗伽·库姆巴卡（Bahiranga Kumbhaka）。两者都要小心谨慎地练习。

警告

如果你的眼或耳有问题，患高血压或心脏有毛病，就不要练悬息。

调息、收束和契合功法

* 高级调息功法常常是和收束与契合等功法结合在一起做的。在需要做收束和契合功法的地方，请翻到论述这些功法的篇章学习有关的做法。实际上，调息和基本的收束、契合功法，特别是收颌收束法（jalandharabandha）、会阴收束法（mula bandha）和收腹收束法（uddiyana bandha，即收腹式），应该同时一起学 *。

关于数息方法的一些提示

下文的呼吸技法需要数息。传统上，瑜伽师们用一串穿在绳上的串珠来计数。这个串珠叫"玛拉"（mala）或叫"扎帕"念珠（Japa beads）（详情见第十章，第421页）。

如果你有许多练习都要求做 25 次，那你就做（或买）有 25 颗珠子的念珠。或者，就用较长的念珠，例如，100 颗

---

* 收颌收束法、会阴收束法和收腹收束法请参看第 499、509 和 502 页。

珠子一串的。在念珠的末端，要系上一颗首珠（head bead，见插图 A）。在你做呼吸练习时，每当完成一次呼吸，就用拇指和中指（以右手为佳）来掐动一颗珠子。当你完成 25 次呼吸，你就掐到首珠的地方来了，你的手也能摸到这颗首珠，因此，你也就知道自己做了 25 次了。如果练习要求做 50 或 75 次等等，那就在数到首珠时，只管把这串珠掉个头，换个方向再数 25 颗珠子。这样做，你的注意力就不会被引向掐数珠子的过程上去了。

随着你经验增多，就会发现一呼一吸的时间都增长了。这当然使你做每次或每回的时间也增长些。随着你的呼吸这样延长起来，就逐渐减少次数或回合数，从而做到不同的功法所用的时间都大约相等。

瑜伽呼吸——自然而完全的呼吸

看来有点儿奇怪但又令人遗憾的是，有许多人不知道怎么样正确的呼吸。因此，在练习瑜伽姿势之前，先应该学会怎样正确和自然的呼吸。瑜伽呼吸，或称正确的呼吸，是由以下两种呼吸方式结合而成的。

一、腹式呼吸。仰卧。把你的左手或右手轻轻放在肚脐上。当你吸气时，把空气吸入肺部的下段。如果你把这步吸气动作做得正确，你的手就会被腹部抬起。你吸气越深，腹部升起越高。随着腹部扩张，横膈膜就向下降。现在呼气，你就会发现腹部向内、朝脊柱方向收。你可以凭着尽量收缩腹部的动作把空气呼出双肺之外。而在这样做时，横膈膜就自然而然地升起。

　　二、胸式呼吸。仰卧或伸直背坐着，深深吸气，但不要让腹部扩张。代替腹部扩张的是把空气直接吸入胸部区域。在胸式呼吸中，胸部区域扩张——腹部应保持平坦。然后，当吸气越深时，腹部向内、朝脊柱方向收入。当你用这种方式吸气时，你会注意到，肋骨是向外和向上扩张的。现在呼气，当你呼气时，肋骨向下并向内收。

　　完全的（瑜伽）呼吸。完全的呼吸或瑜伽呼吸是把以上两种类型的呼吸结合起来完成的。这是一种自然的呼吸方法，略加练习之后，这种呼吸方法就会在你全部日常的练习和生活中自动地进行，习以为常了。用下面方法练习完全的呼吸。

　　轻轻吸气，首先吸向腹部区域。在这区域鼓起的时候，就开始充满你胸部区域的下半部分。再充满胸腔上半部。尽量将胸部吸满空气而扩张到最大程度——你的双肩可能略微升起，胸部也将扩大，等等。在这种情况下，你的腹部将会向内收。现在你已经吸气吸到双肺的最大容量。现在，按相反的顺序呼气。首先放松胸部，然后放松腹部。用收缩腹部肌肉的方法结束呼气。这确保了已经从肺部呼出了最大量的空气。然后，再次慢慢吸气，首先腹部会扩张，如此循环下去。"完全的呼吸"应是畅顺而轻柔的。不同的各阶段不应该节节可分地或跳动式地做。整个呼吸应该作为一个畅顺的动作来做——就像一个波浪轻轻地从腹部波及胸腔中部再波及胸腔的上半部，然后减弱消失。呼气不应是匆忙或使劲的，而应该是稳定、渐进的。要按自己舒适的范围练习，慢慢地，呼吸自然而然的就能深入和缓。

练习的时间

每日都可做几分钟这种呼吸技法。站、坐、躺着都适合，也可在练习姿势或冥想之前做几分钟来加深呼吸。若感觉舒服，在姿势练习中做很有效益。当你开始用这种方法自然地呼吸——也就是说，先吸进腹部，然后再填满胸部，发现这种呼吸已成为你日常生活的呼吸模式时，你这时就不须刻意去做呼吸练习。

益处

瑜伽呼吸或完全呼吸有许多益处。由于增加氧气供应，血液得到净化。肺部组织（体素）更壮，从而增强了对感冒、支气管炎、哮喘和其他呼吸上的毛病的抵抗力。横膈膜和胸腔都得到发展和加强。活力与耐力均有增长。面色更好。而且，也许最重要的是，心神变得更清澈、更警醒。

风箱式调息（梵文 Bhastrika Pranayama，音译"巴斯蒂里卡·普拉那雅玛"）

- **第一阶段**：梵文词"Bhastrika"的意思是"风箱"。在这项技术中，要把肺部当作铁匠的风箱那样来使用。当这个练习做得正确时，是相当安全有效的。但是，如果做得不当，就可能产生有害的后果。因此，要非常小心。就算做得正确，如果这风箱式调息练得太多，也会使人身体感到精疲力竭。

- 在整个练习过程中，记住要放松整个身体。开始时，你的呼吸应相当快速，但也不是用力猛烈地做。

- 开始：按一种舒适的瑜伽坐姿打坐。像做清理经络调息功那样把食指和中指放在前额的中央，把大拇指放在右边鼻孔旁边，无名指放在左鼻孔旁边（图1）。
- 用大拇指盖住右鼻孔，做腹式呼吸。
- 急速、有节奏、有力地连续吸气和呼气（但不是猛烈地这样做），让腹部扩张和收缩。
- 这样子做20次完整的呼吸。
- 然后用左鼻孔深深吸气（完全的瑜伽呼吸），然后关闭两个鼻孔（大拇指盖住右鼻孔、无名指盖住左鼻孔）。
- 在悬息时，做收额收束法（第499页）和会阴收束法（第509页），或两者只做其一（图2）。

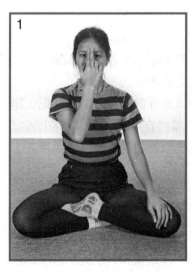
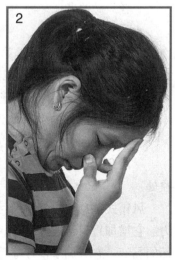

- 悬息数一至三或至五，或随意数数，但以舒适为限，然后放松你所做的收束功法，用稳定的喉呼吸方式（第 496 页），两鼻孔同时呼气。

- 然后重复整个过程，但是现在应该用右鼻孔来做腹呼吸（即盖住你的左鼻孔）。

- 这就做完了一个回合。

- 做两个回合。回合与回合之间休息约 1 分钟，两眼部分地闭合，注意力集中到反复默念瑜伽冥想语音（第 406 页）上。

- 第二阶段：继续按原先姿势打坐，但两手平放在两膝上面。

- 在这个阶段，同时用两个鼻孔一齐呼吸。

- 做 20 次快速呼吸。然后深深吸气，做内悬息约几秒。一面做内悬息，一面做收额收束法和会阴收束法，或者只做两者任一种。

- 呼气。

- 这是一个回合。把这第二阶段的练习做三个完整回合。

- 然后按仰卧放松功的姿势躺下休息。

- 注意：随着你的肺部愈来愈强健，你可以逐渐把快速吸气和呼气的数量加到每回合 40 次。每次打坐练习所做的回合次数也可以逐渐增加到每阶段最多做五个回合。

益处

风箱式调息使腹部肌肉、脾脏、肝脏和胰脏活动旺盛有力。它增加胃口，改进消化。它有助于洁净鼻窦，并清除喉部的黏液。它有助于治疗哮喘、肺结核和胸膜炎。当然，它还洁净和加强肺脏。

风箱式让人沉稳内敛，从而有助于瑜伽冥想的事先准备，它还给人体"充氧"。据《哈他瑜伽导论》一书说：

> 它迅速唤醒昆达利尼，洁净这个系统，令人快乐，产生益处。它祛除在梵天渠道（Brahma-nadi，即中经苏舒姆那）入口处积累的黏液和不纯杂质。

——《哈他瑜伽导论》经文第六十六则（第二十五页）

这部古代瑜伽术文献还说：

这风箱式帮助解除（或突破）三个结（即气轮察克拉）：人身上的梵天结（Brahma-granthi，即心轮）、韦史努结（Vishnu-granthi，即喉结）和楼德罗结（Rudra-granthi，即眉心轮）。

警告

这是一个非常强烈的极端式练习。在这个练习的过程中，要始终牢记放松。不要猛烈呼吸到面部歪扭或身体强烈震颤。如果有一点点震颤，也不必担心。开始时，呼吸应相当慢。一两周之后才逐渐增加呼吸的速度。

如果你开始感到晕眩和出汗，或两者任一种现象出现，这意味着你这风箱式做得不正确。如果是这种情况的话，试试减少空气吸入量、呼吸的速度和呼吸的力量。试试更加放松。如果你发现自己练习这项功法时总是少不了发生以上消极征象，那就停止这种练习，可做另外一种练习。

凡是患有高血压、低血压或任何心脏疾病的人，都不应该练习这种功法。患有眩晕病的人也不应该练习它。身体虚弱、肺活量小的人以及患有严重耳、眼疾病的人也不应该练这种功法。如果在做这个练习（或"卡帕尔·巴蒂"法）时

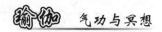

鼻子流血或耳痛，则应立刻停止下来。

不论任何人，风箱式练得太多，都要损坏身体，因此人人都得有节制和小心谨慎地练习。

不用说，风箱式是不能在空气受到污染的地方练的。

圣 光 调 息
（梵文 Kapalbhati Pranayama）

- 这种调息功法和风箱式相似，但不那么费力。然而人们在练习这种功法时仍应非常小心谨慎。
- 开始：以一种舒适的瑜伽坐姿打坐，合上双眼。
- 在练这种功法时始终要放松。一点也不要使劲。
- 像风箱式那样做腹呼吸，只有一处不同：现在不是轻轻用力做呼与吸两过程，只是（记住：轻轻地）使劲做呼的过程。让吸气慢慢的自发的进行。
- 每次呼气之后，只做一刹那的悬息。然后慢慢吸气。
- 在呼气 50 次之后，再做最后 1 次呼气时（即第 51 次呼气），尽量呼出肺部的空气。
- 悬息，同时一起做收额收束法（第 499 页）、收腹收束法（第 502 页）和会阴收束法（第 509 页）。
- 在做这种练习时，集中精力意守两眉之间的眉心。尽量长久地悬息，但以感到舒适为限，然后解除三种收束法，慢慢吸气。
- 这就完成了 1 个回合。
- 做 2~5 个回合。

益处

这个练习的益处和风箱式调息相同。

警告

应注意点和风箱式调息相同。

"昏眩"式调息（梵文 Murcha Pranayama，音译"木尔察·普拉那雅玛"）

- 开始：按一种舒适的瑜伽姿势（最好是至善坐）打坐。
- 把双眼闭上 90%。
- 缓慢而深长地吸气。
- 悬息由一数至三，同时一起做收颔收束法（第 499 页）和"凝视第三眼"（Shambavi）收束法（第 522 页）。
- 继续做收颔收束法，同时非常缓慢而彻底地呼气。
- 抬起头，吸气。
- 重复做这个练习 2~3 次。

警告

如有高血压等心脏或循环问题，请不要做这个技法。

"昏眩"式调息（可替换做法）

- 开始：按至善坐或莲花坐坐好。
- 把头向后弯曲，同时（以喉呼吸方式）深长而缓慢地吸气。
- 不要把头完全向后弯曲，只弯曲 85%。
- 在你吸气的同时，做"凝视第三眼"契合法（第 522 页）和"舌抵后腭"契合法（第 518 页）（"舌抵后腭"契合法可做可不做）。
- 以不感费力为限度，尽量长久地做内悬息。继续做

"凝视第三眼"契合法和"舌抵后腭"契合法。

- 在做到练习的这一步时，两肘应抵紧不动，两手按着两膝（见图）。
- 然后慢慢呼气，逐渐把头恢复到正常挺直的位置。
- 在呼气时，弯曲双肘，放松，闭合双眼 *。
- 以这样的姿势放松休息一段短暂时间，同时心里反复诵念瑜伽语音（第407页）。
- 这就完成一个回合。
- 反复做这个练习，直到你感到有点儿头脑发晕或昏眩 **。

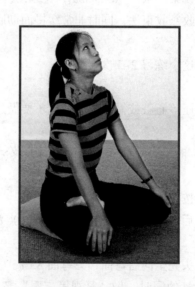

---

　* 如果你已经是闭着双眼做"凝视第三眼"契合法的话，那么这里也继续闭着眼。

　＊＊如果您始终遵循"感受身体"的原则做练习，就能在头晕即将发生之前而有细微的察觉。此时或甚至在感受到前兆即将发生的瞬间，即应停止练习。

益处

这是一种很好的瑜伽冥想前的预备练习，因为它会产生安宁和放松的感觉，有助于实现制感。失眠者在入睡之前做这个练习也是很好的。

警告

这是一个极端式的练习，人们在做它的时候，一定要格外小心谨慎。患有颅内压、昏眩病、高血压等心脏或循环问题的人不应该做这个练习。

清凉调息（梵文 Sheetali Pranayama，
音译"西他利·普拉那雅玛"）

- 按至善坐或其他舒适的瑜伽姿势打坐。记住背部要伸直。
- 双手放在两膝上。
- 张开嘴，把舌头伸出一点儿，把舌头卷成一条管子。
- 通过舌头小管吸气，把舌头当作一根麦秆或吸管，用它吸入空气（见插图）。
- 你应该能够听到和感到清凉的空气经过舌头、沿气管向下送。
- 吸气应缓慢而深长。
- 在吸满空气之后，闭上嘴巴，悬息，把头向前放低，让下巴停落在两条锁骨之间的凹下处（收额收束法–第 499 页）。
- 悬息数一至四或五之久，保持住收额收束法。在做这些同时，你也许还想做会阴收束法（第 509 页）。会阴收束法做可做可不做。

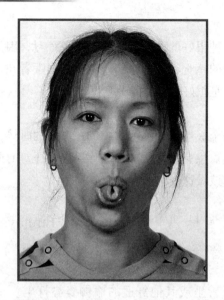

- 抬头，接着慢慢通过鼻孔呼出空气，最好用喉呼吸方式（第 496 页）。
- 这是 1 个回合，做 25~50 个回合。
- 应该在做完瑜伽姿势之后，以及在练习其他调息功夫之后，才做这个练习。

益处

当空气进入肺部时，清凉调息术使空气变得清凉。这又起了使全身清凉的作用。清凉调息术使各肌肉群放松，产生宁静安详的感觉。它促进肝脏和脾脏的活动，增强消化能力，解渴。据说，它还能洁净血液，促进生命之气在全身的流通。

注意：悬息和收颔都是选择性的，可做可不做。

警告

对患高血压的人，建议他们：（一）做这个姿势时，不同时做收颌收束法和悬息；（二）每次练习只限于做 10 个回合，直到他们的血压降低为止。有心脏疾病的人不应做清凉调息法，或先征询医生的意见，再决定是否做。

清理经络调息功
（Nadi Shodan Pranayama）

- 按早先描述过的瑜伽冥想坐姿之一，如至善坐、莲花坐或简易坐打坐。一定是能够舒适地坐足 15 分钟的一种姿势。背部要保持伸直，双手放在膝上。闭上眼睛，休息放松。
- 把注意力集中在自己的呼吸上。
- 记住：在整个练习过程中呼吸要自然。呼吸可以尽量深长，但以不感气促为限。

这个练习应按以下阶段进行：

- 第一阶段，你要用右手来控制通过鼻孔的气流。这样做的最好方法是，把食指和中指放在前额的中央，把大拇指放在右边鼻孔旁边，因为你要它来控制出入右边鼻孔的气流。
- 把无名指放在左鼻孔旁边，理由同上（图 1）。
- 开始：用大拇指轻轻按住右鼻孔（图 2）。只用左鼻孔呼吸。呼吸应是缓慢、稳定而深长的，每次吸气要尽量充满双肺（但不要引起不舒适的感觉），呼气时应呼出全部空气。记住，不要过于使劲。不要吸得太深长以至当你呼气时，有气促的感觉。将上述练习做 5 次完全的呼吸，即 5 次吸气和 5 次呼气。然后，移开按住右鼻孔的大拇指，用无名指盖住左鼻孔来阻止气流通过它（图3）。只用右鼻孔呼吸（做5次完全呼吸）。

- 你现在做了这个练习的1个回合。共做25个回合。记住：至为重要的是你的呼吸不应该是勉强用力的，或太粗重，或太快速。放松。最好是当空气在鼻孔出入时，连一点声音也没有。

- 记住：最理想的是，呼气和吸气时间长短相同。吸气时，暗自数数。如果是由1数到5，那么呼气也应由1数到5。要学会控制你的吸气和呼气过程。

- 这个阶段做了15~20天而没有什么困难以后，就可以进而做第二阶段了。

- 第二阶段，在这第二阶段，呼吸是交替地通过左、右鼻孔进行的。呼吸应深长，但自然而不勉强的用力。不要紧张。右手的位置如在第一阶段一样，练法如下。

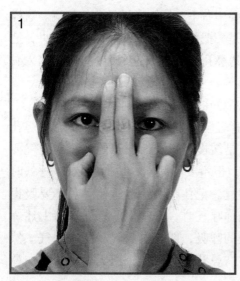

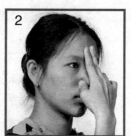

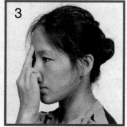

- 用大拇指闭住右鼻孔，通过左鼻孔吸气。然后，闭住左鼻孔，通过右鼻孔呼气。然后又通过右鼻孔吸气，闭着它，通过左鼻孔呼气。这是一个回合。再重复一下这个顺序：

> 左鼻孔吸气，
> 右鼻孔呼气，
> 右鼻孔吸气，
> 左鼻孔呼气。

- 第二回合再从左鼻孔吸气开始，然后通过右鼻孔呼气，如此循环下去。每一次练习应做 25 个回合。
- 把这一练习和第一阶段练习一起做 10 天。即每天都做第一阶段和第二阶段的练习。

警告

请记着，在做这些呼吸练习的过程中，你不应该有似乎气促的感觉。如果你确实感到气促，或感到要赶忙呼气或迫切用力呼气，就是说，你吸气或呼气为时太长。则你应该减少吸气量。显然，如果你吸入大量空气，那么就得花长时间来呼出空气。这意味着你将必须花较长时间来维持呼气过程，然后才能再吸气。因此，你吸入空气的量只能以你呼出时感到舒适而无须费劲地呼气为限度。然后，在你感到舒适的条件下，逐渐增加呼吸的空气量。

第三阶段，高级的清理经络调息功（内悬息，有一些人不应该做悬息。请参看"警告"一项）。只有当你能舒适地做到呼与吸比率相同时，才可以开始做这个阶段的练习。例如，如果你吸气是由 1 数至 5，那么呼气也该是由 1 数至 5。当你已经舒适自如地做到这一点时，就可以停止做第一、二阶段的练习而开始做第三阶段了。

第三阶段做法除了以下一点外和第二阶段完全相同：每次吸气之后都要悬息。在这个阶段，你一定要计算每次吸气、每次悬息和每次呼气的时间。这三者每一项时间应相等。例如，如果你吸气时由 1 数至 7，悬息也应是由 1 数至 7，呼气也是这么长。

程序模式就是像这样的：

用左鼻孔吸气，

悬息，

用右鼻孔呼气，

用右鼻孔吸气，

悬息，

用左鼻孔呼气。

这是 1 个回合。试试循序渐进地做 25 个回合。记住不要超过你能力的限度。在你能够一连气不感到勉强费力地做 25 个回合之后，就继续再做两个星期这个练习，然后开始下一个阶段。

注意：如果你感到这个练习太难做，特别是当你感到对呼与吸的节奏和时间控制已无法维持下去时，那就不用在每次吸气之后都悬息，可以改为每两次吸气才悬息一次。

第四阶段，内悬息和外悬息。在这个阶段，无论吸气或呼气之后都要悬息。练习是这样进行的：

用左鼻孔吸气，

悬息，

用右鼻孔呼气，

悬息，

用右鼻孔吸气，

悬息，

用左鼻孔呼气，

悬息。

以上就构成 1 个回合。试试循序渐进地做 25 个回合。再次请记住：每一步做法都应相同，即吸气是由 1 数至 8，那么，内悬息也是由 1 数至 8，呼气也是由 1 数至 8，外悬息也是这样。

清理经络调息的益处

清理经络调息的益处极大。在身体健康方面，能清除血液系统的毒素。它给身体额外的氧气供应，从而滋养全身。二氧化碳被排除出体外。肺部所有的陈气也被清除。总的来说，如果做得正确的话，能使人体会到精神焕发、宁静和平的感觉。心也变得更安详、清澈。这个练习帮助清除经络系统中的"障碍"，从而让生命之气能够在经络通道中畅通无阻。这种清理经络调息功是一种基本的调息练习，它会导致把人的各种感官知觉和思念从感知对象事物上撤回来的状态（梵文 Pratyahara，限制感官，或制感）。这种状态又导致瑜伽冥想（dharana，执持）的起始阶段。

清理经络调息和收束技法结合起来练习会增添益处

一名练习清理经络调息术者，如果在做这种练习时再加上若干身体上的"收束"功法（梵文 bandha，班达–第 440 页），就会增添益处。例如，练习者可以以不同的组合形式把收额收束法、会阴收束法和收腹收束法结合起来。在内悬息和外悬息的同时可以兼做收额收束法。在外悬息时可以兼做收腹收束法，而在内悬息或外悬息的同时都可以兼做会阴收束法。

极端式清理经络调息

这种极端式的或深度的清理经络功，一般只能在调息专家直接指导下修炼。我们现在把它收进这本书，主要是我们想引起中国那些造诣高深的气功修炼者的兴趣。这不是为了让无经验的新手自己学练而把它列入本书的。

这些深度的调息法基本上和刚才介绍过的调息技术相同。但是，这些深度调息功法中，吸气、内悬息、呼气、外悬息之间的比率有循序渐进的变化。

这深度调息术的第一部分不包括外悬息练习，却只有内悬息。其目的在于逐步增加内悬息和呼气对吸气而言的比率。

第一阶段可以这样加以说明：

首先增加你内悬息和呼气的比率，使内悬息和呼气各为吸气时间的两倍。例如，如果吸气由 1 数至 5，那就把内悬息增长至由 1 数至 10，把你的呼气过程也增长至由 1 数至 10。

如果你感到这样做太费劲，就循序渐进地做到这一点。例如，把内悬息和呼气各延长为由 1 数至 8 或 9。

一周之后，或当你感到已经能够舒适地增大内悬息和呼气的比率时，就可以把吸气比率加上一单位，内悬息比率加上两单位，呼气比率加上两单位。例如，如果你原来吸气是由 1 数至 5，现在加到 6。如果你原来内悬息和呼气是由 1 数至 10，那就把这两者各加至 12。

这样继续练习一个月，或做到你练起来极为舒适自如为止。

然后，再把吸气过程增长一个单位，把内悬息和呼气过程各增加两个单位。

这样，循序渐进地增大内悬息和呼气对吸气的比率。

至此，这个调息练习变得颇为极端。练习者必须极为小心，首先，把吸气、内悬息和呼气的比率改为 1:4:2。例如，如果你吸气是由 1 数至 10，内悬息则由 1 数至 40，呼气则由 1 数至 20。

当你能够按以上比率舒适地 1 次做 25 个完整回合时，就进而做 1:6:4 的比率。

当你已经掌握了这个比率（可能要几个星期或几个月时间），就可以进而做 1:8:6 的比率，例如，吸入时数至 10，内悬息数至 80，呼气数至 60。

当你已经掌握上述技巧，即当你已经能极其轻松地做以上比率而无须在中途停下休息时，就可以进而做下一个阶段了。

清理经络调息功的最后阶段

在清理经络调息功的这个最后阶段，内悬息和外悬息的做法和稍前第四阶段（第 492 页）中所叙述的做法基本一样。但是，这个阶段中不同的地方在于，吸气、内外悬息和呼气的比例应如下：吸气，一；内悬息，四；呼气，二；外悬息，二；即 1:4:2:2。

练习者应该循序渐进地做到 1 次做 15 个回合的地步。

益处

这些极端式的或深度的调息方法的益处和早先讲过的调息方法基本上相同。

警告

有高血压等心脏或循环问题的人不应该做悬息，因而只应做第一、第二两个阶段。对于有低血压的人，劝他们在呼气之后不要做悬息。所有修习者在做这练习时都要放松，别

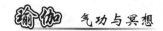气功与冥想

让身体紧张。

喉呼吸（Ujjayi Pranayama）

喉呼吸是最重要、效果最奇妙和使用范围最广的功法之一，然而做起来却很简单。任何人都能做喉呼吸，完全不受他们修炼其他普拉那雅玛调息功法程度深浅的限制。

任何时候、任何姿势都可以兼练喉呼吸，坐着、躺着都可以练。

不同的习瑜伽者可能用稍微不同的方法练喉呼吸，而基本上喉呼吸是通过两鼻孔呼吸，但其做法却使你感到是用喉头来呼吸。这种效果是由于收缩喉头声门产生的。许多习瑜伽者还同时把舌头向上和向后方翻转，让舌头的底部顶着口腔上腭的后部（梵文 ketchari mudra，音译为"克察里·木德拉"，意译为"舌抵后腭契合技法"–第518页）。

喉呼吸做得正确的时候，每次吸气，你都听到一个像"萨"（sa）的声音，每次呼气，你也听到像"哈"（ha）的声音。

这声音和婴儿睡眠呼吸声或一种轻微鼾声相同。

做喉呼吸的时候，呼吸通常是相当深的，尽管连极为轻浅的呼吸也可以用喉呼吸的方式来做。

喉呼吸可以和清理经络调息功法以及差不多所有其他功法，包括各种收束、契合功法等等一起配合着做。

可以说，喉呼吸是习瑜伽者的第二天性。

益处

喉呼吸有奇妙的效果。它能使心灵和神经系统宁静安

详。当人们练调息或瑜伽姿势感到疲倦时，就可以用仰卧放松功的姿势躺下，以喉呼吸方式做休息性的呼吸，很快就会感到精力恢复过来。患失眠症者在睡前应以仰卧放松功的姿势练习喉呼吸（但不需做"舌抵后腭"的契合技法）。由于喉呼吸能减少心搏率，所以对于高血压患者极有益处。在增强瑜伽冥想的意识方面，它也是最有用的功法之一。

第十六章 收束法和契合法

——导 言

收束法（梵文 Bandha， 音译"班达"）是瑜伽术中的一些"封锁法"，其设计目的和用途是要把生命之气普拉那约束在身体的某些部分之内。借将生命之气约束起来，就能形成某种类型的压力或力量。于是，习瑜伽者就利用或运行这股力量去实现他的某些目的。

契合法（梵文 Mudra，音译"木德拉"）的定义较之收束法说明起来稍有点困难。有些契合法是要和某些特定瑜伽姿势、调息功法和收束法一起配合做的练习。另一些契合法则是个别的健身姿势或心理观想练习（一般说来，各种契合法的目的是和调息与收束法契合一致的，即帮助实现洁净和纯化中经苏舒姆那管道，以便将各种感官向内收撤回来，让心专一处的冥想能更容易地进行。还有，不同的契合法通常总是具有专门的健身效益的）。

古代哈他瑜伽和王瑜伽文献中，通常总是把收束法和契合法一起加以论述，换言之，收束法也列入契合法的标题之下。我们这里也遵从这种传统做法。

关于契合法的目的还要做一点说明，根据《哈他瑜伽导论》一书的说法，为了清除中经苏舒姆那管道的堵塞物（也就是说，为了把喻为结子的各个气轮解开），必须让生命之气普拉那在这条中经里畅通无阻。但是，这本书又说，生命之气进入中经必须经由中经底部的进口，而这个进口，由于有一条"睡在通道入口处的"蛇而被堵塞住或几乎完全堵塞死了。这条象征性的蛇叫作"昆达利尼"蛇。因此，《哈他瑜伽导论》一书说，当务之急是唤醒这条蛇，让它离开通道入口处，于是生命之气普拉那才能进入中经通行无碍。这本书说，各种契合法正是唤醒昆达利尼蛇，使它离开通道入口处的一种有效的办法。

因此，为了唤醒睡在中经入口处的这位女神（即昆达利尼蛇），一定要练好各种契合法。

——《哈他瑜伽导论》第二十八页

收颌收束法（Jalandhara Bandha）

梵文"扎兰达拉"（Jalandhara）的意思是"把下巴紧靠胸膛上"，即"收颌"。有坐式和站式两种收颌法。

坐式收颌法

- 开始：选择一种能使你两膝稳固地靠落地面的瑜伽坐姿打坐。最好的姿势是莲花坐或至善坐。提醒一点，也可以坐在一块小蒲团（垫枕）上，这样能使你的身体略向前倾，从而两膝更稳固地靠躺在地面上。换言之，把小垫枕放在你臀部的后半部（即脊柱的底部）。只有在非用不可的时候，才用一个加稳垫子来帮助你，因为不用加稳垫做这个功法，收效会更大。

- 把双掌放两膝上。

- 放松，双眼做90%的闭合。

- 深深吸气，悬息（这种功法也可以和呼气一起做，即呼气之后悬息）。

- 头向前方弯下来，把下巴紧紧抵着胸骨。

- 两肩稍向前耸一点，伸直两臂，让两肘挺直不动。

- 两手掌应紧握或紧压两膝。

- 你现在做的就是"收颔收束法"（见图）。

- 保持这种姿势，直至你不能舒适地悬息为止。

- 不要勉强用劲而感到劳累。

- 从这个姿势恢复原先的做法是：同时放松双臂和双肩。停止把下巴向下抵的动作，慢慢抬起头部（如果你是在呼气之后做这个收束法的，就要慢慢地吸气）。

- 当你的头伸直时，呼气。

- 这是一个完整的回合。

- 做 3~12 个回合。每次静坐练习不要超过 12 个回合。

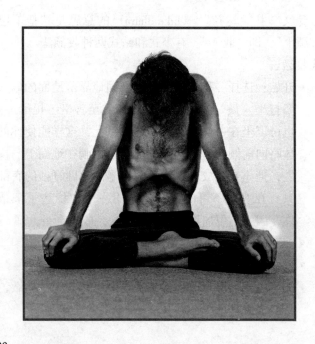

● 可以在瑜伽冥想前单独地做收额收束法，但通常把它和调息及其他收束法配合着练，效果更好。

益处

收额收束法对于人的机体和心神会产生更为广泛的效果。它使心搏减缓，对甲状腺和甲状旁腺有按摩作用，从而改进其功能。整个身体都会因为甲状腺功效增强而获益。它有助于消除愤怒和紧张忧伤的心情。尤其是和调息、会阴收束法、收腹收束法以及其他功法一起练时，有助于唤醒昆达利尼蛇。

警告

那些患有头颅内部压力（颅内压）症状和高血压等心脏或循环问题的人，只有经医生同意之后才可以做这个功法，而且还应非常小心。还有，当头部抬起或放下而构成收束姿势时，最好不要呼吸。当头部伸直时才能呼吸。

站式收额法

[Jalandhara Bandha（Standing Chin Lock）]

● 开始：站立，两脚分开两三英尺（1 英尺=0.305 米），两腿微屈。

● 上身向前倾，把双手放在两膝的上方。

● 吸气（或呼气），在做内（或外）悬息时，按照坐式收额法那样做收额法。伸直两肘不动，双肩稍微驼起（见图）。然后放松收额法，正常地呼吸（其余一切均和坐式收额法完全一样）。

警告

与坐姿收额收束法相同。

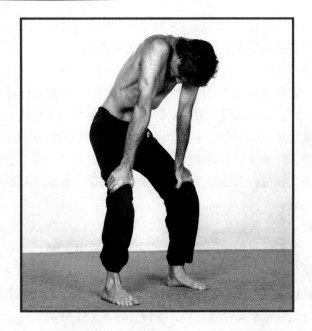

收腹收束法（Uddiyana Bandha）

有一些习瑜伽者运用收腹收束法，主要是为了锻炼和刺激内部器官以求身体更加健康。另一些习瑜伽者也把它用作瑜伽冥想前预备功。他们用它来刺激脊根气轮和昆达利尼蛇，并迫使通常向下运行的阿帕那生命之气进入中经，并在中经里上升。

虽然最好是早上起床之后就立刻做这个练习，实际上日间随时都可以练，但胃部必须空时才好。做收腹收束法最好的时间是解大便以后不久，或进食以前。

收腹收束法无论站着练或坐着练都可以。坐式收腹法通常是人们在做瑜伽冥想前预备时所使用的方法。

站式收腹技术

- 站立，两膝微弯，两脚分开略小于肩宽。
- 上身从腰部向前倾，双手放两大腿上，手指向内（图1）。
- 尽量用双臂来支撑躯干，以便能放松腹部。
- 先深深吸入一口气，然后慢慢彻底呼出。
- 当肺部空气已出尽，再通过鼻孔迅速喷气两三次，保证双肺已完全放尽了空气（如果肺部不是完全没有空气，就很难把这个姿势做得正确）。
- 闭气悬息，将腹部向内、向上收。
- 这个动作是借助于用腹肌做"吸入"的动作以及尽量将横隔膜向上升起来完成的（图2）。
- 收腹一两秒钟，然后，将腹部肌肉坚定有力地向下、向外推放出去，借此迅速将腹部恢复原状。
- 共做5次，继续闭着气悬息。
- 然后，直立，慢而深地吸气（切勿抑制不住那种想突然大口吸气或快速吸气的冲动，而要以有控制的方式吸入空气）。

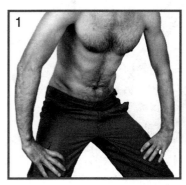
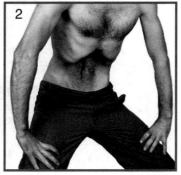

- 休息 30 秒钟，然后重复 3~5 次。
- 注意：这项功法也可以和收颔收束法一起配合着做。

坐式收腹收束法

- 开始：选择一种能使你双膝稳固地靠落在地板上的瑜伽姿势打坐。
- 两掌放在两膝上。
- 放松。
- 彻底呼气，悬息。
- 在悬息的同时，像站式那样把腹部肌肉向内和向上收缩（见图）。
- 尽量长久地保持这个姿势。
- 慢慢放松腹部肌肉（如果你同时还在做着收颔收束法的话，这时也放松它）。然后，吸气。
- 休息，直到你感到有力量再做这个练习时为止。重复做 3~5 次。

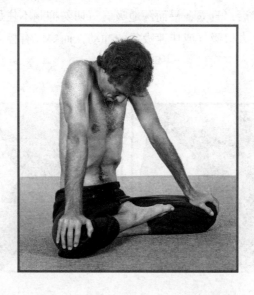

益处

这个练习把横膈膜向胸腔提升，而把腹部脏器推向脊柱方向。由于肠脏反复被抬高，并受挤压，这就产生了蠕动动作，这动作又刺激了储存在肠道中的废物，使它开始移动起来。因此，这个收缩腹部的练习对于预防便秘和不规则的肠运动很有效。它对肠子衰弱也是有帮助。

这项功法能使腹腔内所有器官都受到按摩和刺激。这个练习还能减轻消化下良、寄生虫病和糖尿病。腹腔器官得到补养，消化力加强，从而增进食欲。肾脏、脾脏、胰脏和肝脏全都受到按摩，坚持不懈地锻炼下去，连与这些器脏有关的疾病也能消除。肾上腺也得到调整，这对疲塌而不好动的人会产生一种加强活力的效果，对于忧心过多者也有一种安定镇静的效果。收腹收束法也可减少腹部的脂肪，并刺激、兴奋腹腔神经丛（Solar Plexus）的交感神经。如前所述，它帮助迫使阿帕那生命之气向上运行，从而唤醒昆达利尼蛇，消除中经的障碍物。

警告

孕妇、患有高血压等心脏或循环问题的人不应该练收腹收束法。患有胃溃疡、十二指肠溃疡或在饱腹时，不应做这种收束法。最好是在胃肠都是空着时做它。请读者参阅收额收束法的"警告"一项。

腹部滚动按摩（梵文 Nauli，音译"瑙力"法）

腹部滚动按摩有四个阶段或四种变体。这些变体是不容易学习的，通常要几个星期、有时还需要几个月才学得会。

但是，因为即使在学习阶段也能体会到功法，所以学习者不要气馁。

就和收腹收束法一样，腹部滚动按摩也可以分为站式和坐式两种做法。请用和收腹收束法基本上相同的方式来做这些腹部滚动按摩练习。

第一阶段

- 开始：像做收腹收束法那样，做站姿（或坐姿）。
- 呼气。
- 做收腹收束法，即把腹部肌肉收入提高。
- 但是，当你收腹时，同时收紧腹肌，并用力将它推向前（如果感到拱背有帮助，可以微微拱起背部）。
- 这就会分离腹肌，使腹部中间形成一道肉脊，如图3所示。

第二阶段

- 从站姿（或坐姿）开始，上身微向右方弯曲，右手紧按右大腿（如果你是坐着的话，右手就紧按右膝）。
- 做收腹收束法练习，同时收紧腹部肌肉，并把它向前推，并向右方推，从而在腹部的右方形成一道肉脊，如图4所示。

第三阶段

- 这第三阶段做法和第二阶段大体一样，只有一点不同，就是：你应该把收紧的腹肌分离在左边（图5）。

第四阶段

- 只有在学会做左、右边腹部肌肉分离法之后，才能够再学第四种，也是最困难的收腹收束法变体练习。
- 这练习法是滚动式的收缩腹部的肌肉，形成横过腹部的循环不已的动作，从腹部一边渐至另一边，又从那一边滚动过来（即从右到左，再从左到右，如此往返不已——图6）。

● 这个练习在开始阶段可以这样起头：先用髋部做一些缓慢的圆形旋转或扭转动作。一旦形成了节奏就引导这圆形旋转动作移到腹部肌肉上。完成一个方向的动作之后，就换一边做相同的圈数。

益处

本式除了按摩效果比收腹式更强得多之外，益处和收腹式一样。

警告

应注意之点和收腹式同。

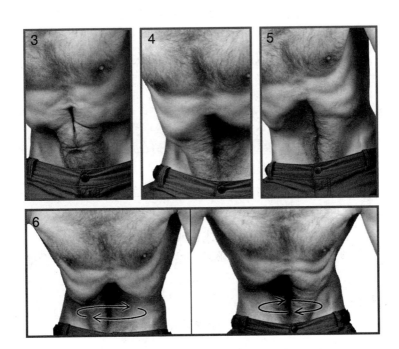

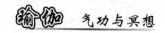

提肛契合法（Ashwini Mudra，音译 "阿斯维尼·木德拉"，意即马契合法)

此法本身实际上就是一种非常重要的契合法。我们跟着就要讲重要的会阴收束法（Mula Bandha），如果人们要练这会阴收束法，也有必要了解提肛契合法。

提肛契合法应该是很明显易懂的。它的意思就是收缩肛门。任何时间、姿势都可以练习这个提肛法。这里举一个例子说明在坐姿时它是怎么练的。

- 开始：按任何一种瑜伽姿势打坐。
- 放松。合上双眼。
- 按正常情况呼吸，收缩肛门的括约肌。
- 保持收缩肛门由 1 数至 3 之久。放松这些肛门周围的肌肉，稍等数 1~3 或 5 之久，再次收缩肛门。
- 反复多次地做这个练习。提肛无须在时间上与呼吸相一致。但以下是一个有效的练习：
- 在吸气时，收缩肛门。
- 悬息由 1 数至 5，同时始终保持在悬息期间收缩肛门。
- 呼气，放松收缩的肛门。
- 你也可以在时间上和呼气一致地做提肛，而不是和吸气一致地提肛。

注意：你可以随心所欲或长或短地保持提肛的时间。

- 整天任何时候，在坐着、站着或躺着时，都可以做提肛契合法。

益处

肛门区域的生命之气（阿帕那瓦由，即阿帕那风息）在正常状况下是向下运行的。习瑜伽者的目的是将它转为向上运行。肛门收缩会帮助习瑜伽者实现这个目的。提肛练习对于患了痔疮以及患便秘的人们也有帮助。把提肛和诸如倒箭式或肩倒立等某个倒转的姿势结合起来做，对治疗痔疮特别有效。

警告

有高血压等心脏或循环问题者，不可屏气。

会阴收束法（Mula Bandha，音译"木拉·班达"，意为脊根收束法）

这是最重要和最强有力的收束法之一。有两种做法：（一）强式；（二）微妙式。

一、强式会阴收束法

- 这个会阴收束法包含有身与心两方面的因素，但其着重点在于对生殖器与肛门之间的区域，即会阴部位，施加强大的身体压力并加以收缩。
- 开始：按至善坐打坐，一定要让你的脚跟紧紧顶住会阴。
- 闭上两眼，放松。保持背部伸直。
- 悬息，用力收缩会阴。
- 同时，试图观想脊根气轮（Muladhara chakra）收缩的"触发点"。
- 尽量长久地保持收缩的时间。放松，恢复呼吸。
- 这就完成一个回合的强式会阴收束法。不论何时只要有机会，都可以做尽量多的次数。

注意：在吸气和呼气之后都可以做悬息，而悬息又往往是和收颔收束法一起配合着做。在这种情况下，就在悬息的同时一齐做会阴收束法和收颔收束法。

二、微妙式会阴收束法

- 上述会阴收束法，由于会阴部位是受到脚跟向上顶的压力，所以必须坐着来做。但是，这个微妙的会阴收束法可以用仰卧放松功姿势以及任何一种坐着的瑜伽姿势来做。

- 然而，一个人只有在能够极好地感觉到脊根气轮"触发点"位置时才能有效地练习这微妙的会阴收束法。一旦习瑜伽者心中搞清楚了这一点，他就能把注意力集中在这一点上，然后就能做一种微妙的肌肉收缩的动作。这种微妙会阴收缩法是很有效的。

- 微妙的会阴收束法可以和收颔收束法及其他契合法或收束法一起配合着练习，也可以单独练习。

注意：会阴收束法几乎总是和提肛契合法一起做的。

益处

会阴收束法使在正常状态下总是向下运行的生命之气阿帕那瓦由（阿帕那风息）转而向上运行。这一点当然会导致洁净和纯化中经苏舒姆那管道。应该指出：这个会阴收束法在引导或控制一个人的性欲方面也是非常有用的。它有助于唤醒昆达利尼蛇。此外，会阴收束法帮助防止和治疗便秘，也有助于控制或治疗痔疮。

警告

当把本式和收颔收束法或其他收束法、契合法一起做的时候，请务必参考这些功法的各"警告"内容。有高血压等心脏或循环问题者，不可屏气。

性能量运行契合法(Vajroli)练习

导　言

　　性的能量在瑜伽修炼中非常重要。根据瑜伽哲学，性能量是极为宝贵的，比金子还要宝贵。一个人如果不能够储存自己的性能量，并把它改造或升华为身体的健康和更高级的心智力量和悟解能力的话，要想修炼瑜伽获得成功是不可能的。

　　习瑜伽者不是让自己的性流体失去，而是保留它，使用它的力量去打通中经苏舒姆那管道。这样做会导致身体健康以及精神修养上的提高。而性能量运行契合法对于习瑜伽者保存和利用自己的性能量来说，极为重要。

　　性能量运行契合法有常规形式和极端形式两种做法。我们只愿意让你试做常规形式，这种形式的效果已经足够了。极端形式，如果没有一位这种功法的专家亲自监督指导的话，贸然试做实在是太危险了。此外，事实上，大多数瑜伽师认为这种极端形式是相当没有必要的。因此，在本书中，极端形式法就不做介绍了。

性能量运行契合法（常规形式）

- 开始：按一种舒适的瑜伽姿势打坐，两手放在两膝上。
- 闭上双眼，放松。
- 收缩你的性器官，或者说，把它向内、向上抽回（一项提示：基本上还是使用你排尿时为了挤压尿道而收缩的那些肌肉)。

- 当你做这个收缩动作时,睾丸和阴茎(女性则为阴道)应稍微向内、向上抽动一下。
- 保持这收缩动作约几秒钟(如果你愿意的话,或长或短都可以)。然后,放松这个部位。
- 继续做收缩和放松这个部位的练习,时间可以尽你所能或所想那么长。没有时间限制。但是练得越多,你正确地做它的本领和成功可能也就越大。
- 注意:为了更好地感觉到做这个性能量运行契合法时所使用的肌肉,以及发展这些肌肉,你可以做下面的练习,当你解小便时,试试在尿液已开始流出时停住它。只凭收缩的力量(即不用手)做这点。然后再让尿液流出,跟着又停住它,等等。

益处

性能量运行契合法帮助有志于习瑜伽者保留住他宝贵的性流体。它也帮助他把性流体用于身体健康和精神修养发展的方面。许多有志于修炼瑜伽的青年男性因为在睡眠中失去其性流体而感到很懊恼。凭着练习性能量运行契合法和正确的进食与睡眠的习惯,就可能防止这种事情的发生。换言之,即使一个男青年在睡眠中即将失去其性流体,也能凭着训练出自发的肌肉控制能力而在事前阻止那喷射动作。在这种情况下,就应该立刻开始做性能量运行契合法以及会阴收束法。换言之,他不应该马上继续睡觉,而应该练习这些瑜伽冥想前预备功法及瑜伽冥想功法。他只有在把性流体成功地升华了或再加运行了,而生殖器和肛门区域也有效地封闭了,才能继续睡觉。因此,每天晚上入睡前，人们应养成习惯做一两分钟性能量运行契合法以及会阴、肛门收缩法。

性能量运行契合法（极端形式）

这里就省略了。

区别提肛契合法、会阴收束法
和性能量运行契合法的练习
（Aswini/Mula Bandha/Vajroli Exercise）

这是一个帮助人们区别提肛契合法、会阴收束法和性能量运行契合法三者不同点的练习。这是一个非常重要的练习，因为当一个人初次学习做这三种契合法时，不论做三者任何一种，他总是倾向于把整个骨盆区域都弄得紧张起来。换言之，他并没有真正做到把注意力分别集中到这三者中每一部位，或收缩这三者每一部位（这三者的部位是肛门、会阴和生殖器）。这并不意味着这样一个初学者从自己的练习中得不到任何好处，他是会得到好处的。但是，如果他在练习这三种方法时，能够认识或注意这三种契合法之间的微妙差别的话，那么，他获得的益处就会更大。他也就能把自己的注意力专注一点地集中在他所做的那一种方法上，这就会增强效果。

- 开始：按至善坐坐好。
- 闭合双眼。
- 做性能量运行契合法，由 1 数至 5 之久。

- 放松，停顿一会儿，然后重复做。
- 重复做 5 次（记住要把注意力集中到感觉和收缩正确的肌肉部位上）。
- 然后，马上做会阴收束法，由 1 数至 5 之久。
- 放开。停顿。然后重复。
- 重复做 5 次。
- 然后做提肛契合法，由 1 数至 5 之久。
- 放开。停顿。然后重复做 5 次。
- 把性能量运行契合法、会阴收束法和提肛契合法逐一做完之后，你就做完一个完整的回合。
- 做 5 个完整的回合。
- 当你把以上练习做得纯熟之后，你就能够把性能量运行练习改为每一次由 1 数至 10，把会阴收束法改为每一次由 1 数至 10，然后把提肛契合法改为每一次由 1 数至 10，等等。这样做 10 个回合或更多。

注意：当你做这个练习时，意守不同的收缩部位。试试对这些不同部位加以区别。当然，就是当你已把每一个区域都区别清楚之后，你也不要以为每一个部位是和其他两个部位完全分离的。不是分离的。例如，当你做提肛契合法的时候，会阴部位也会自动地略略收缩，反之亦然。或者，当你做性能量运行契合法，会阴部位也会明显地多少收缩一下。但是，这三种契合法的主要收缩部位或称主要收缩焦点毕竟是不相同的。请你试试体会这些不同的区域，就能够从这三者的每一种练习中都获得更多的益处。

益处

　　这个练习的益处和性能量运行契合法、会阴收束法和提肛契合法是一样的。它还帮助人打好基础，以便进一步做其他更高级的瑜伽冥想前预备功。

警告

与性能量运行契合法、会阴收束法和提肛契合法相同。

手指契合法（梵文 Chin Mudra
和 Jnana Mudra）

这两种手指契合法或姿势不仅仅用于瑜伽冥想术，也用于传统的印度舞蹈中。其作用在于帮助心神更安稳、更能内视自省。

1. 手指契合法（Chin Mudra）

- 按一种瑜伽冥想姿势打坐。
- 两手做出以下手势：轻轻把食指指尖和大拇指指尖靠在一起。其他三个手指放松，但不要弯曲（图1）。
- 现在把双手放在膝上，掌心向上。
- 注意：这个手势的可替换作法是这样的——把食指弯曲到它们触及大拇指的基部（图2）。其余同上。

2. 智慧契合法（Jnana Mudra）

这个契合法除了两手手掌不是向上，而是向下之外，做法和手指契合法一样（图3）。

这两种契合法的益处

据瑜伽师的说法，做这样的手势有助于使冥想姿势练习更完善、更有力。

注意：在按瑜伽冥想姿势打坐数念珠时，用右手掐数珠子（习惯用左手的人则用左手），用你的大拇指和中指掐数。让食指空着。左手保持做手指契合法或智慧契合法。

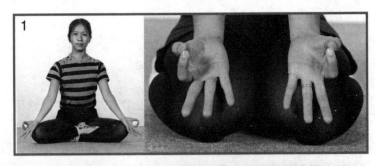

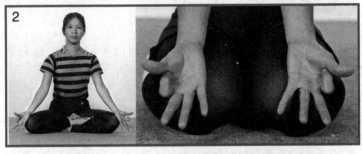

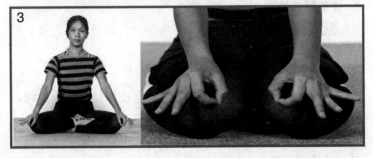

乌鸦契合法（Kaki Mudra，音译"卡琪·木德拉"）

根据瑜伽师的说法，练这个契合法使人能像乌鸦那样免于生病。

- 开始：按一种舒服的冥想姿势打坐（或者可以站立）。
- 把双唇收缩成一个狭窄、圆形的小孔或管道（见图）。
- 通过这个小孔缓慢而深长地吸气，使自己感觉到空气进入口部、喉部，等等，这些部位感到清凉。
- 闭起嘴唇。
- 慢慢通过鼻子呼气。
- 重复这个练习。
- 你要做多久就做多久。

益处

这种契合法使身体清凉，刺激消化的分泌，据说，有助于防止和消除许多疾病。

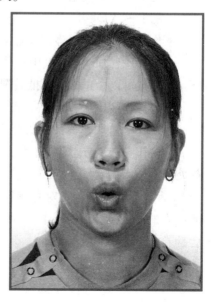

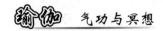
"舌抵后腭"契合法（Ketchari Mudra，音译"克查利·木德拉"）

"舌抵后腭"契合法有两种做法：简式和极端式。

有些瑜伽师把这两者都称为克查利·木德拉，但是其他瑜伽师则把简式称为那伯·木德拉（Nabho mudra）。在这本书中，当我们提到"舌抵后腭"契合法（克查利·木德拉）时，就是指简式。这种简式就是王瑜伽修习者所使用的。极端形式则是许多哈他瑜伽修习者所使用的。

简式"舌抵后腭"契合法

- 开始：按一种舒适的瑜伽冥想姿势打坐。以感到舒适为限度，尽量把舌头向后翻卷。舌头底面应靠着口腔的上盖（即腭）。

- 你可以用这个姿势，或者做呼吸练习，或者做内悬息与外悬息，或只做其中一种悬息。

- 你也可以一边做"舌抵后腭"契合法，一边做喉呼吸（可做可以不做，由你自己决定）。

- 在初学阶段，你的舌头会很快就感到疲倦。疲倦时，可让它恢复常态。在它休息之后，再翻卷过来。

益处

"舌抵后腭"契合法对身体有一种微妙的镇定效果。它能使人的心态变得具有内向自省的特性。此外，当舌头向后翻卷时，它刺激上腭后腔，那里有许多各种各样的腺体和敏感点。这会引起一些有益于身体的分泌。唾液也产生了。这会有解除饥渴的特点。练习这个技术也有助于唤醒昆达利尼蛇。

警告

在剧烈运动之后不要立即做这个练习。最好是在一种放松的状态下做。有一些瑜伽师说（但也有一些瑜伽师不同意），如果在做这个练习时感到口腔后部产生一种苦味的分泌液，就应停止。有高血压等心脏或循环问题者，不可屏气。

极端的"舌抵后腭"契合法
（哈他瑜伽形式）

本书两位作者中谁也没有做过这种极端形式的"舌抵后腭"契合法，因此，不能推荐别人也来做它。如果不是在正确指导下来做的话，可能是危险的。我们把它收进这里，主要是我们想中国气功修习者和学者们会对它感到兴趣（出版者按：这部分只是作为知识性来介绍，请读者不要去做它。）

- 开始：基本练法和简式"舌抵后腭"契合法相同。不同的是，习瑜伽者通过各种练习试图使舌头变长些。把舌头变长的用意是要使舌头在向后翻卷起来时能够到达食道、气管和后腭相交接的那个点。目的是用舌尖塞住这三个开口。这就是极端的"舌抵后腭"契合法。

- 哈他瑜伽师们把舌头变长的方法主要是伸展它，按摩它，而往往甚至切断舌底腱的下半部。这就是危险的地方。

- 舌头的伸展是在一段长时间里逐步地做的。一天大约两次，用某种油作为滑润剂轻轻地按摩和伸展舌头。

● 至于切断舌底腱，是非常小心、非常循序渐进地做的。《哈他瑜伽导论》（Hatha Yoga Pradipika）一书这样论述这种方法：

应该用一把形状像仙人掌叶子那样的锋利、光滑而干净的工具每次把舌头的系带切割少许（像头发的粗细那么多）。

——经文第三十四则

然后，用岩盐（Rock Salt，即石盐）和诃子（myrobalan）（此二者均研成细末）在舌系带切断处揉擦（这会防止舌系带再连接起来而愈合——两作者）。七日之后，再切割像头发那么粗细的程度。

——经文第三十五则

修习者照此经常有规律地切割六个月。六个月完结时，舌底系带会完全割断。

——经文第三十六则

把舌头向上翻卷起来，它就固定在三条通路（食管、气管和后颚）的交汇处。这就成为克查利·木德拉。

——经文第三十七则（第三十三页）

换言之，逐渐增长舌头的方法是三者的结合；每周切割舌底系带一次，每天伸展和按摩舌头。

益处

这个极端的"舌抵后腭"契合法的益处基本上和简式相同，但有下列的不同。据说，这个极端"舌抵后腭"契合法能更加彻底地唤醒一个重要的（但不是主要的）气轮，叫做"甘露"气轮（梵文是 lalana）。此外，有些瑜伽师能长期埋在地下没有空气、水或食物而还能生存，据说这种本领的主要秘密之一就在于这项极端的舌抵后腭契合法。但是，对于要在瑜伽冥想术修炼上取得进步的目的来说，这类能力完全是无关紧要的。

警告

这个功法内在的危险性应该是显然易见的。如果不是在医务监督下小心谨慎地做，它会严重损害人的健康。从精神修养的角度看，修炼这种功法会使人过于重视它。换言之，他会在好几个月长的时间里把这件事当作自己练习的主要方面——每天都在想着自己的舌头。于是他会产生这样的期望：只要把舌头弄长之后，他就会自动而轻易地取得精神上的进步。事实上，当然不是这么一回事。这个功法只是一项冥想前预备功罢了。修习者仍然还要进而修炼真正的冥想才行。

作者们的看法是，这项极端的舌抵后腭契合法可以作为一个例子，说明那种把过多的努力花在一些归根结底在瑜伽冥想成功上根本并非必需的。在古代这种练习很普遍时，这个功法对于瑜伽冥想的真正目的，即发展精神之爱和智慧，也许是更为有用而较少分散注意力。

鼻尖凝视法 (Nasikagra Drishti)

这是一项著名的瑜伽冥想前预备功。

- 开始：按一种稳定的瑜伽冥想姿势打坐——最好是至善坐或莲花坐。
- 呼吸要正常。
- 身体（躯干）、颈项和头应成一直线。
- 稳定地凝视鼻尖。一定要让两个眼球同时注视鼻尖（见图）。

初步阶段，一次凝视可做 1~4 分钟。以后可以逐渐延长每次凝视的时间。

益处

对眼睛肌肉有益。增强注意力。有助于达到制感，从而使心专一点的执持（dharana）易于达到，也使最终地达到禅的境界更为容易。

警告

不要使眼睛劳累。如两眼不好受，立即停止。有眼疾或做过眼部手术者，请咨询医生之后，再行决定是否可以练习这个技法。

凝视第三眼穴位契合法（梵文 Shambavi Mudra，音译"沙姆巴维·木德拉"）

- 开始：按一种舒适的瑜伽冥想姿势打坐。
- 做"手指或智慧契合法"。
- 自然地呼吸。
- 不要抬头，两眼尽量向上方凝视。
- 然后把（睁开的）双眼以及你的注意力集中到第三眼中心，第三眼中心位置在两眉间的中点上（见图）。
- 做"舌抵后腭"契合法。

- 心里默念你的瑜伽语音。
- 开始时，这个练习做 1 次可用 1~4 分钟那么长。以后你可以逐步增长每一次的时间。

益处

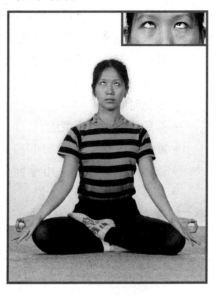

在健身方面，这种技术增强眼的肌肉。此外，它有助于使心神祥和、消除紧张忧虑和愤怒。有助于激化第三眼气轮。

注意：这个契合法也能够闭着眼来做，即两眼固定地注视眉心轮的那一点，但眼皮是闭合的。

警告

不要让眼睛过于劳累。如果两眼不好受，就立即停止。

大收束法（Mahabandha）

大收束法有几种不同做法。我们这里介绍两种。

第一种做法

- 开始：按一种舒适的瑜伽姿势坐着，最好是至善坐或莲花坐。
- 闭上眼睛，放松休息。
- 深深吸气，然后做收颔收束法。

- 在悬息做收额收束法的同时，意守眉心轮，或意守中经——随你选择。你甚至还可以像一些瑜伽师那样选择意守特定气轮的做法。通常他们逐一意守下列三个气轮：（一）脊根气轮；（二）脐轮；（三）喉轮。
- 如果你在冥想中意守这些气轮的话，每个气轮意守几秒钟，然后意守接着的气轮。意守喉轮之后，再从脊根气轮开始。你能悬息多长时间，也就坚持意守气轮多长时间。
- 然后放松收额收束法。
- 慢慢呼气。这是 1 个回合。
- 重复这个练习，做 10 个回合。
- 不要太用劲而感到劳累。

第二种做法

- 开始：按第一种做法的姿势打坐。
- 放松，闭上双眼。
- 深深吸气。
- 然后深深呼气，悬息。
- 做收额、收腹和会阴三种收束法。
- 以不感到费劲为限度，能悬息多长时间，也就坚持做这三种收束法多长时间。
- 在悬息和做这三种收束法的同时，意守这大收束法第一种做法中所讲的那些气轮（意守的方法程序也和第一种做法中所讲的相同）。
- 当你无法继续悬息下去时，放松会阴收束法、收腹收束法和收额收束法（按此顺序），慢慢吸气（这是 1 个回合）。
- 最多可做到 10 个回合。

益处

　　大收束法对于使人进入适宜做瑜伽冥想的状态帮助极大。请参阅会阴收束法、收颌收束法和收腹收束法的益处。

警告

　　在你没有把有关的三个练习逐一练习纯熟以前，不要试图做这个练习。还有，请务必参看会阴收束法、收颌收束法和收腹收束法的警告一项；而且，无论在任何情况下，都不要过于用力而有劳乏的感觉。有高血压等心脏或循环问题者，别练此式。

向天契合法（Akashi Mudra）

- 开始：按一种舒适的冥想姿势坐好。
- 放松。

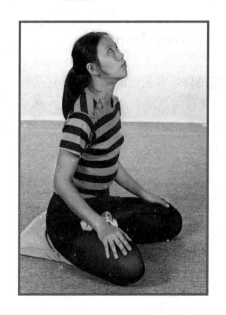

- 做"舌抵后腭"契合法（克查利·木德拉）。

- 做喉呼吸和凝视第三眼气轮契合法（开眼），然后慢慢把头向后仰起。不要把头一直往后放下去，只放到百分之八十五就行。另外，也不要把你的后脑勺靠落在肩背之上（见图）。

- 缓慢而深长地

呼吸。

- 尽你所能长时间地保持这个姿势。当你疲倦时，慢慢把头收回伸直的姿势，停止做凝视第三眼、喉呼吸、"舌抵后腭"契合法。

注意：如果做了一会儿，你的眼睛因为睁开做凝视第三眼气轮契合法而感到疲倦，就可以改为闭眼凝视第三眼气轮契合法，继续做下去。

益处

这个功法能够导致制感状态。请参看凝视第三眼气轮、舌抵后腭和喉呼吸的益处。

警告

只有当你已经掌握了这种契合法所包括的各项个别功法时，才好试做这个契合法；并要仔细阅读这些功法的"警告"项目。

母胎契合法 （Yoni Mudra）

这项功法的目的是要帮助修习者把他的心意和感官从外部世界撤回来（即制感）。其做法是闭着两耳、双眼、鼻子和口，意守自己内部的默念声音。

- 开始：按一种舒适的瑜伽冥想姿势坐好。缓慢而深长地吸气。
- 悬息。两手放到脸上，做下面的练习：用大拇指闭住两耳。用食指盖着两眼。用中指盖住两个鼻孔。用无名指压住上唇上边的位置，小指压住下唇下边的位置，从而把口闭住（见图）。
- 在做这个姿势时，尽可能长时间地悬息。然后解除手

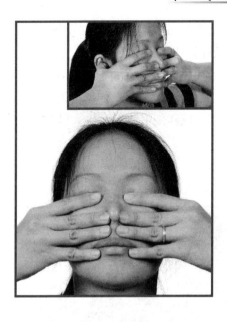

指在鼻孔上的压力。

● 缓慢而彻底地呼气。

● 然后，缓慢而深长地吸气（其他手指保持原位不动），然后再悬息，把中指放在鼻孔上。

● 继续做这个练习，你喜欢做多长就做多长。

注意：有些人首先会感到手指按在脸部各位置颇为难以掌握。最好先练好手指安放的办法，以便当你要真正做这个契合法时，能够不引起烦恼或分散注意力，而做得比较容易。

益处

这个练习帮助修习者实现制感。其结果是宁静心境和消除紧张。在达到制感的情况下，修习者就可以开始专注地做瑜伽语音冥想了。

警告

有高血压等心脏或循环问题者，别练此式。

大契合法（Mahamudra）

● 开始：大契合法的坐姿就是这项功法本身的关键。

● 姿势如下：

- 右腿向前伸出。呈坐姿，全身重量坐落在左脚跟上，左脚跟紧紧地顶住肛门（即用左脚跟堵住肛门）。
- 首先收缩肛门（提肛契合法），然后才坐在脚跟上面。
- 这样坐好后，向前略微弯身（有些瑜伽师稍稍把头低垂，有的则把头向上仰起），用两手抓住大脚趾，右腿不要弯曲（图1、图2）。
- 现在深深吸气，悬息。

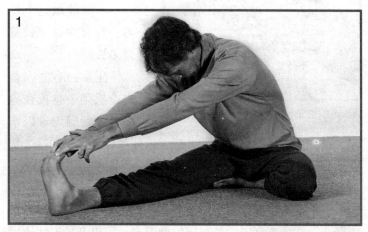

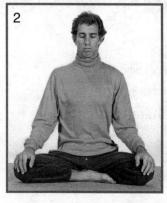
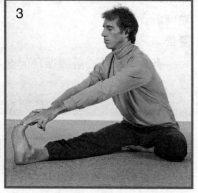

- 悬息的同时，收缩会阴（做会阴收束法）。
- 在这期间，你应意守眉心轮，反复默念你的瑜伽语音（有的瑜伽师把自己的意识从一个气轮转到另一个气轮，即从底下的脊根气轮上升到眉心轮）。
- 以感到舒适为限度，尽量长久地悬息。
- 然后慢慢呼气（上身仍然向前弯曲）。
- 这就完成了一个回合。
- 连续做两个回合（姿势完全保持不变）。
- 然后交换两腿的位置，以另一边重复做这个练习。
- 注意：开始时，可以在每边做两个回合，稍后，就可以随意逐步增加回合的次数。

大契合法的可替换做法

- 大契合法对于某些人来说可能是很难练习的。一个可替换的做法是不把一条腿向前伸或把身向前弯，即轮流地坐在两个脚跟上（让脚跟封住肛门），并意守眉心轮处或意守各气轮（图3）*。

益处

这项功法有助于使身心安定，从而使瑜伽冥想更易实现。它有助于迫使阿帕那生命之气向上运行，刺激昆达利尼蛇，从而为达到“执持”（dharana）境界铺平道路。它也有助于治疗消化机能失调、便秘和痔疮。

警告

悬息的时间长度应以感到舒服为限，不要使双肺过于用力而劳累。有高血压等心脏或循环问题者，不可屏气。

---

* 这个姿势和悉达斯瓦鲁普坐（Siddhaswarupasana）一样。

五分钟消除紧张功

● 按一种瑜伽冥想坐姿坐好，最好是至善坐或全莲花坐。为使这项功法收到最好的效果，不要使用"加稳的垫子"。

● 做伴有内悬息的收颌收束法（第 499 页）。

● 在做收颌收束法练习过程中，自始至终都要做喉呼吸和"舌抵后腭"契合法。

● 做 3~5 次完全的呼吸。

● 在做了 3~5 次完全呼吸的收颌收束法之后，两手做手指契合法（第 515 页），然后做几分钟或更长久的第二则瑜伽语音"噢姆·哈瑞·噢姆"的冥想（第 409 页）。

● 在做完瑜伽语音冥想之后，完全张开双眼，慢慢把两腿向前伸直，然后做双腿背部伸展式。

● 然后站起来。这就做完了这项功法。

益处

这个由姿势、收束法、契合法和瑜伽语音冥想术编配而成的组合功法有助于快速消除紧张、神经质、愤怒等情绪。通过做这项功法，人们就得到由冥想姿势、双腿背部伸展式、喉呼吸、舌抵后腭契合法、收颌收束法和瑜伽语音冥想等多方面结合起来而增强了的效益。

警告

凡是适用于上述各项功法的警告事项也适用于本式。

第十七章　提升生命之气

——导　言

我们在以下的章节中，要讲述以提升生命之气为主的瑜伽冥想功法及其预备功法。

开始：

有些人感到在冥想时设想各个气轮在身体前方比设想它们在脊柱或背部更为容易。因此，在以下一个有助增强意守能力的启导性功法（即一点凝视法，Trataka）之后，安排了四项运用这种前面观想法的功法。

一点凝视法（Trataka，特拉他卡法）

特拉他卡法的目的在于发展修习者集中注意（即意守）的能力，让他能够从事更高级的冥想前预备功和冥想功法。特拉他卡有两种：外部的和内部的。这两种各自又都可以按几种不同方式来练。

这里是一种简单的做法。

开始：在一间幽暗的房间按一种舒适的瑜伽姿势坐着。

在前面约一两英尺（1英尺=0.305米）远放一支点燃的蜡烛，高与眼齐。

你应放松，但保持背部挺直。

闭上双眼，感到舒适自在。

当你知道自己已经处于稳定、舒适的姿势和状态中时，张开双眼，专注地凝视火焰最明亮的部分。

尽可能少眨眼睛。

这样子全神贯注地凝视几分钟或尽你所能做到的那样长久，直到眼睛

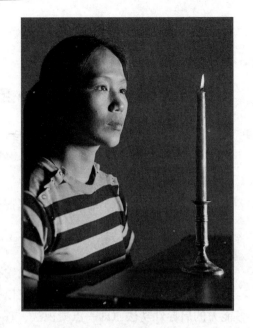

疲倦或开始流出泪水为止。

当双眼疲倦或开始出泪时，就闭上它们，放松。

这就是外部的特拉他卡法（一点凝视法）。

在闭上你的双眼之后，继续凝视现在出现在你心意的银幕上的火焰的余像。

当余像消失时，张开眼睛再专注一点地凝视火焰。

稍过一会儿之后，再闭上眼睛，向着心上的火焰练习内部的特拉他卡法（一点凝视法）。

反复做这个练习 10~15 分钟。

警告

不要使眼睛劳累。

益处

对眼睛有好处。甚至能帮助治愈近视眼。它使身心都得

到放松。如果上床入睡之前练习，能帮助消除失眠症。它使人的内部观想和意守能力都得到发展——这种内部观想和意守能力在修习者做更高级的冥想前预备功和冥想功法时是非常有用的。

注意：注意力集中的对象可以是各种各样不同的事物。例如，刚刚学瑜伽的新手可以对着一个圆点、一根孔雀翎毛等等做一点凝视法（特拉他卡法）。高级的瑜伽师们常常注视鼻尖或图像来练一点凝视法，以帮助他们进入净虑或入定的境界。

功法一 观想和刺激某些气轮

- 按一种舒适的瑜伽姿势静坐。
- 闭上双眼。
- 自然地呼吸。不要呼吸得太深长，也不要呼吸得太浅。只要保持正常的呼吸就行。

1. 意守脐轮。感到你是用脐轮来呼吸的（即呼吸均在身躯前面）。设想随着每次吸气，空气就进入脐轮。随着每次吸气，脐轮就膨胀，每次呼气，它就收缩。
   做 25 次。然后不停顿地接着做步骤 2。
2. 当你观想脐轮随着每次吸气而膨胀，随着呼气而收缩时，都在心里默念瑜伽语音"噢嗨"。

现在你应感到：你不仅仅像是通过脐轮来呼吸，而且也像是随着每次呼与吸都用脐轮反复诵念瑜伽语音"噢嗨"。

反复做 100~200 次。

每日这样做 2~4 周，然后做功法二。

功法二 观想和刺激某些气轮

- 按一种舒适的瑜伽姿势静坐。
- 闭上双眼。

1. 意守心轮（即从身躯前面意守）。

   观想每次吸气，空气进入胸部区域，每次呼气，空气就离开胸部。要自觉到心轮随着呼吸而膨胀和收缩。

2. 一呼一吸心里都默念瑜伽语音"噢唵"。观想这瑜伽语音进入并离开心轮。

功法三 观想和刺激某些气轮

1. ● （最好）按至善坐坐好。正常地呼吸。做舌抵后腭的契合法。

   - 高度注意自己的呼吸。

   - 当你吸气时，要吸得安静而轻柔。

   - 当你呼气时，用喉呼吸方式，声音要大到足以听得到。

   - 吸气时，对自己说："我自觉到我在吸气。"当你呼气时，心里默念："我自觉到我在呼气。"

   - 现在意守脐轮（观想它在身体前面）。每次安静无声地吸气，心里默念"噢唵"，同时观想这声音进入并充满肚脐区域（脐轮）。换言之，每次吸气，都观想脐轮充满了"噢唵"这一温暖、甜蜜的语音。

   - 每次呼气全程，心里也默念"噢唵"。在默念"噢嗨"的同时，做会阴和肛门收缩（收缩时间跟呼气的时间一样长）。

- 这样做时，观想"噢嗨"的温暖光辉在四射、扩张、散播到你躯体的前面，直到心轮处。
- 每次吸气，停止会阴与肛门的收缩，再次观想"噢嗨"的温暖柔和光辉从身体前面进入肚脐区域（脐轮）。
- 做 50~100 次。然后不停顿地接着做步骤 2。

2. ● 像步骤 1 那样继续做下去，但每一次呼气，心里默念"噢嗨"时，想象这则语音的温暖感一直升到喉轮。做这练习 50~100 次。

注意：如果你感到在这整个瑜伽冥想过程中始终不断地做肛门和生殖器收缩动作太困难的话，那么就可以在几次呼吸中停止这种收缩动作，然后在你感到可以做时再开始做。另一个可替换的做法是，你可以在每次吸气时做几次快而短促的收缩动作。

功法四　观想和刺激某些气轮

- 按至善坐（或另一个可替换的姿势）坐好。
- 闭上双眼，练舌抵后腭的契合法。
- 呼吸略比普通情况深长一些。留意观察自己的几次完全的呼吸。
- 意守每一次吸气和每一次呼气。
- 在第三或第四次呼气之后，悬息。一边悬息，一边把头向前弯（但不要把下巴贴紧颈部），意守脊根气轮，心里默念脊根气轮名称三次："脊根气轮""脊根

气轮""脊根气轮"。

- 然后，用喉呼吸方式吸气，逐渐把你的头抬到伸直的位置。在吸气时，感到气息与生命之气沿前面中经流动，首先达到喉轮，然后达到太阴轮。
- 当气息和生命之气达到太阴轮时，你的头部就伸直了。
- 吸气之后，悬息。
- 在悬息的同时，用两手手指按住耳朵，将你的注意力从太阴轮顺着中经转移到脊根气轮，然后沿着"前经"上升到太阴轮，构成一个连续不断的圈子。
- 在悬息时试图把你的注意力这样转动至少几圈。在注意力转圈时，意守你所经过的每一个主要气轮。
- 当你无法继续悬息时（不要太勉强），就把手指拿开，不再按着耳孔，两手也放回你冥想的姿势原处，意守太阴轮上，然后用喉呼吸的方式呼气。
- 一边呼气，一边观想生命之气从太阴轮通过中经苏舒姆那管道到达脊根气轮。
- 然后，随着吸气再把整个练习做一遍。
- 这练习可做8~10次。

功法五 观想中经苏舒姆那管道

- 这是一个观想练习。
- 按一个舒适的瑜伽姿势坐好（最好是至善坐或莲花坐）。
- 相当深长地呼吸（用喉呼吸式）。
- 闭上双眼，试图观想或感觉到中经。
- 观想中经苏舒姆那管道从会阴（脊根气轮）直通你颅顶的梵穴轮出口。

- 想象中经苏舒姆那管道是笔直的。
- 再想象它是空洞畅通的。
- 再想象它是鲜艳的深红色，明亮异常。
- 在逐一观想中经有以上的特点之后，再观想它同时具有这些特点。
- 然后想象中经在扩大。体会到它增大到一根棒的大小，然后又增大到你全身那么大（即感到你自己在这根空管子之内）。
- 然后感到中经继续扩大，直到大如一根柱子。
- 然后观想它有一幢大厦那么大。
- 然后观想它有一座大山那么大。
- 然后观想它有整个宇宙那么大。
- 体会中经苏舒姆那管道的空洞性。
- 每天都做 5~15 分钟这种预备功，连续做一个星期，或直到你对中经有极清晰的感觉为止。然后把它当作一种预备功，在开始冥想练习之前先做它。

功法六　清理中经苏舒姆那管道

- 开始：按一种舒适的坐姿，最好是至善坐或莲花坐，坐好。闭上双眼。
- 心里清楚地观想中经苏舒姆那管道。
- 用喉呼吸方式做适度至深长的呼吸。这时可做舌抵后腭契合法，也可以不做。
- 每吸气一次，观想生命之气普拉那进入中经苏舒姆那管道的底部并上升至脐轮。换言之，体会到你是通过中经底部入口吸气的。

- 吸气之后，悬息数 1~5，同时观想生命之气聚集在脐轮部位。

- 慢慢呼气，把注意力集中到生命之气的运动过程上：它从脐轮沿中经的空管道上升并从颅顶梵穴轮（百会穴）释放出去。

- 在呼气过程中，如果你还做肛门和会阴收缩，就更加有效。

- 在呼气之后，立即把你的意识再次集中到中经的底部，观想你是从那里吸入空气的。

- 重复做 25 次这个练习。

注意：在做其他功法之前，通常可以先做这个功法。

功法七　清理中经苏舒姆那管道 （可替换做法）

- 开始：按一种舒适的坐姿，最好是至善坐或莲花坐，坐好。闭上双眼。

- 用喉呼吸方式做适当至深长的呼吸。

- 把注意力集中到中经上。极为清楚地感觉到它的中空性质。

- 现在观想中经苏舒姆那管道扩大了。观想它是从你的脚底开始，直通你的颅顶为止。观想其上下两端都是张开的。

- 在观想内容已确定之后，体会到你是从中经底部（即你的脚底）吸气的。

- 观想当你吸气的时候，生命之气沿中经上升，直到脐轮。

- 悬息由 1 数至 5 之久，意守脐轮处生命之气正在集结。
- 呼气，同时做肛门和会阴收缩，观想生命之气正沿着中经上升，并从颅顶放出。

注意：先把这项功法或前一项功法（清理中经功法）至少练 25 次，然后才练下一项功法。

功法八　热蜜露流契合法
（Viparita Karni Mudra）

- 这项功法是"倒箭式"和特殊的呼吸与意守功法的结合。
- 开始：做"倒箭式"（第 274 页）。此法如果做得正确到家，你应感到舒适而不劳累。
- 你的下巴不应碰着胸部，请记住，这不是肩倒立。
- 两腿应保持垂直。
- 闭上两眼。
- 做轻柔、细微的喉呼吸。
- 逐步地做下面的观想练习，换言之，清楚地做好每步观想，然后才做下一步。
- 意守中经（苏舒姆那管道）。要把它观想得非常清楚。
- 然后观想脐轮。感到它充满热的甜美的蜜露。
- 然后，每吸一口气，都感到这蜜露从脐轮沿中经（苏舒姆那管道）流向喉轮。
- 感到蜜露在喉轮处聚结，变得清凉。
- 悬息几秒钟，然后按喉呼吸方式呼气。
- 在呼气的时候，同时感到这蜜露从喉轮流向眉心轮，再流向太阴轮，一直到梵穴轮（你可以想象呼气这个动作本身就推动蜜露升到眉心轮、太阴轮，等等)。

- 在呼气之后，立刻把你的注意力再放回脐轮的热蜜露之湖那里——重做这个练习。
- 循序渐进地做 25 次。

注意：这个练习除了其他益处之外，还增强食欲。因此，据瑜伽师的教导，练习者在练习这项功法之后一定不要断食。

功法九　唤醒昆达利尼蛇（大穿契合法，Mahavedha Mudra）

- 开始：按莲花坐或简易坐坐好。
- 两眼睁开。
- 坐在木地板上或台座之上，不要坐在水泥地板上。身下应垫一张薄席子或垫枕。
- 意守脊根气轮。体会到那一点上集中了巨大的能量。
- 现在练"凝视第三眼"契合法（第 522 页）。
- 用喉呼吸方式，通过口吸气。
- 吸气时，感到气息在体内顺往下送并聚集在脊根气轮处。
- 将两手紧靠两髋侧边，并放在地板上，把身体升离地板几英寸（1 英寸=2.54 厘米）（图 1）。
- 当你抬起自己并保持着升起状态时，应做悬息。
- 悬息时，做一次轻微的或微妙的会阴收束法。
- 在收缩会阴之后，轻轻把身体坠落地板上（图 2）。
- 再把身体提升起来。练一次短促的会阴收束法。
- 把身体坠落在地面上，再升起，练会阴收束法。

- 再一次把身体坠落在地面上（共坠落 3 次）。

- 请记住：在这样升降身子的同时，你要悬息并做"凝视第三眼"契合法。

- 在第三次坠落以后，通过鼻孔以喉呼吸方式轻柔地呼气。

- 在呼气时，感到那集中在脊根气轮的能量和气息都在体内向上升，并扩展开来。

- 做这个练习 5 次。如果经常地做这个练习，那就应把每呼吸一次所做坠落或弹落动作每月增加 1 次。但是，不要超过 10 次坠落或弹落。

警告

这项功法应该非常小心地练。应该非常缓慢、轻柔地练。不应搞坏自己的身体，应特别小心，不要损伤脊柱的底部。

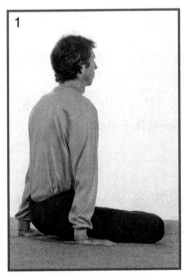
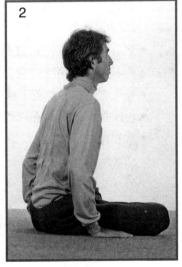

功法十 吸取蜜露

- 开始：按一种舒适的姿势，最好是至善坐或莲花坐，坐好。
- 闭上两眼，做舌抵后腭的契合法。
- 缓慢而相当深长地呼吸。
- 把注意力集中到脐轮上。
- 在脐轮处有一深池灼热的液体阳光。对此作清楚的观想。
- 现在注意那根空的中经苏舒姆那管道。
- 现在，就像用吸管吸取液体那样，凭着吸气的力量把一些液体阳光吸上中经。把这蜜露吸引到喉轮处，观想它聚集在那里。
- 悬息（约由 1 数至 5 之久），集中注意液体阳光在喉轮处产生一种清凉的效果。感到这种液体阳光转变为冰冷的月光。
- 然后凭着呼气把这清凉的月光向上注到眉心轮和梵穴轮。记住要用喉呼吸方式呼气。
- 呼气之后，悬息若干秒钟，再把你的注意力转向脐轮。
- 再次把注意力放在那灼热的液体太阳的海洋上。
- 重复做 25 次左右。

功法十一 观想昆达利尼蛇

以下观想练习是接着要讲的各项功法的基础。

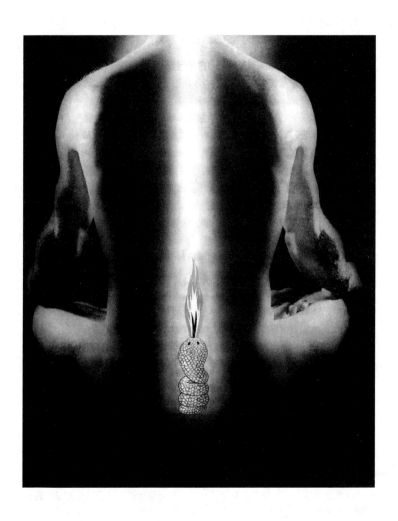

● 一、在心里牢固而清楚地存想下面昆达利尼蛇的形象：观想这是一条蜷曲（卷了三个半圈）的大头小蛇。它的头朝上指向梵穴轮（Sahasrara chakra）。它的口有时闭合，有时张开。当它张口时，就愤怒地发出嘶嘶声，口里喷出火来。试试清楚地观想这条蛇的炽红色、姿势（蜷曲着身子，头向上伸）、品性（愤怒）以及行为（时而开口发嘶嘶声，喷火，时而闭口）。

● 二、观想这条蛇是蜷伏在中经苏舒姆那管道的基座脊根气轮那里 *。

● 三、体会到这条蛇要沿着中经苏舒姆那管道上升。

以上就是昆达利尼蛇的基本观想方法。现在介绍几种与这个观想方法有关的功法。

功法十二　昆达利尼蛇瑜伽

● 先做"清理中经"的功法（第 537 页），然后才做这项功法。

● 开始：按一个冥想坐姿，最好是按至善坐或莲花坐坐好。闭上双眼。

● 以一种轻柔而有节制的方式作适度以至深度的呼吸。用喉呼吸方式，最好同时做舌抵后腭契合法。

---

* 有些瑜伽师说，昆达利尼蛇是沉睡在脐轮，而不是在脊根气轮那里。他们这样说，是因为当昆达利尼蛇到达脐轮时，它变得更活跃，对于修习者来说，它的存在、力量、特点就非常明显了。另一些瑜伽师说，昆达利尼蛇是沉睡在力源气轮那里的。他们相信这种情况，是因为当这条蛇醒来时，第一个明显的征象是脊柱基座（这是力源气轮的触发点之一）有发热和紧绷或揪痛的感觉。但是，事实上，昆达利尼蛇是沉睡在脊根气轮那里的，而当它"醒来"并上升时，人们就会在力源气轮和脐轮处感到它的存在。

- 把注意力集中到昆达利尼蛇上，它的位置在脊根气
  轮处。

- 观想每次吸气，空气和生命之气普拉那进入苏舒姆那
  管道的底部入口，吹着蛇的身体。

- 观想这么做就把蛇弄醒，它变得激怒起来。

- 吸气后，以感到舒适为限度，尽量长时间地悬息，同
  时做收颔收束去。

- 在做收颔收束法同时，注意观想蛇的以下特点：

  > 红色，

  > 触觉上是热的，

  > 蜷曲着身子，头朝上看（应观想它的头
  > 有练习者上身躯干那么大），

  > 激动、愤怒、发出嘶嘶响声。

- 然后，抬起你的头，做会阴收束法，用喉呼吸式呼气。

- 在呼气的同时，观想这热的生命之气普拉那穿过中经
  上升到头部，它在那里的梵穴轮扩散出去（即从颅顶
  出去）。你应观想：生命之气普拉那在上升过程中，
  由于经过昆达利尼蛇的身体，同时也由于这条蛇发出
  嘶嘶声时口里喷出的热量，也变得热起来了。

- 然后再次通过苏舒姆那管道（中经）底部开口吸入空
  气，把注意力集中到昆达利尼蛇之上，然后再重复这
  过程。

- 每次吸气，都观想这条蛇愈来愈激动、愤怒。观想它
  越是愤怒，就越是发热、发红。

- 做 25 次。

- 做毕这个练习后，练习者应保持同样的姿势，两眼闭
  合，等等。但他应该停止意守呼吸或不再注意自己身

体正在体会到的任何微妙的生理变化。他应像下边那样开始做真正的瑜伽冥想（dhyana 禅）：意守心轮，专心致志地默念瑜伽语音"玛丹那–牟汉那·木哇利·哈瑞波尔"（Madana-Mohana Murari Haribo1）或其他自选的瑜伽语音。

- 不用计算回数。当你没有时间做下去时，就停止默念。

功法十三　昆达利尼蛇瑜伽

这项功法是前一项功法（即功法十二）的变体和延续。至少先要练一个星期功法十二之后，才能练这项功法。

- 开始：做法和功法十二一样，但现在观想每次吸气，生命之气就进入昆达利尼蛇体内，并在其体内聚集，这就使这条蛇更加膨胀、更炽热，等等。
- 以感到舒适为限度尽量长久地悬息，同时像前边介绍过那样把注意力集中到这蛇的各种特点上。
- 观想这条蛇的形体稍微有些膨大、愈来愈红、愈热，更加激动和愤怒，但是和功法十二不同之处是，观想蛇的口是闭着的。当你闭气悬息的时候，继续把注意力集中在这条蛇上面。
- 然后，当你呼气时，看见蛇张开它的口，生命之气普拉那这时呈火焰的形式，沿中经上升。换言之，每次呼气，观想这条蛇发出愤怒嘶嘶声的口向上喷射热焰。记住做会阴收束法。
- 在做最初 5 次完全呼吸时，观想这火焰升上了脐轮。
- 跟着做 5 次呼吸，观想这火焰上升到心轮。

- 再接着的 5 次呼吸，观想这火焰上升到喉轮。

- 再接着的 5 次呼吸，观想这火焰上升到太阴轮（精滴轮）。

- 再接着的 5 次呼吸，观想这火焰上升到颅顶的梵穴轮。

- 当你观想这条蛇沿中经苏舒姆那管道向上喷射热焰时，也观想它的头微微左右两边摆动——它在努力向上移动。它上半身开始扭，而且几乎已开始向上移动一点了。

- 这个练习每天做 3 回——最好是上午、中午和傍晚各 1 回。每回做 25 次，换言之，即上升到梵穴轮的一个完整的过程。做完这个练习之后，保持原来姿势，开始把注意力集中在心轮和瑜伽语音上，就和你做前一项功法一样。把这个练习做一个星期，然后做功法十四。

功法十四　昆达利尼蛇瑜伽

- 开始时，试按至善坐或莲花坐坐好——如果你不能按这两个姿势打坐，就按另一姿势打坐。调节自己的呼吸。以轻柔、缓慢的方式做适度以至深度的呼吸。练习喉呼吸。如果你愿意的话，你也可以在这整个练习中做舌抵后腭的契合法。

- 和前两个练习一样，观想自己是从中经苏舒姆那管道的底部入口处吸气的。

- 观想昆达利尼蛇蜷伏在脊根气轮处。

- 吸气时，观想这条蛇随着每次吸气而愈来愈红、愈热、愈扩大。

- 在你吸气的整个过程中，蛇的口都是保持闭合的。
- 在吸气之后，以感到舒适为限，尽量长久地悬息。
- 然后每次呼气（同时做会阴收束法），都观想这条蛇张开口，发出深沉的嘶嘶声，并向上喷射火焰。
- 观想火焰沿着空洞的中经直向上喷，喷射到你颅顶后方的太阴气轮。
- 太阴轮（梵文 Bindu chakra 精滴轮）也就是月亮轮的意思。观想在太阴轮处有一芽小小而辉煌的蛾眉月（蛾眉月的两个尖端是朝着天上的，而圆的部分则朝着下方）。
- 每次呼气，观想蛇喷出的火焰开始触及蛾眉月的底部。
- 这使蛾眉月溶解——观想这种情况（虽然蛾眉月的底部开始出现露珠儿，但它整个形状并不因此而损蚀）。
- 观想令人畅快的月亮甘露珠儿滴滴淌下，落到空洞的中经苏舒姆那管道里。
- 呼气之后，尽量长久地悬息，同时观想这滴滴露珠落入盘蜷在脊根气轮处的昆达利尼蛇所喷的火流中。
- 换言之，虽然呼气已经停止，火焰之流仍然川流不息地向上喷。
- 清凉的月亮甘露滴滴下落，遇到向上喷的火焰之流，这种后果就有如滴滴汽油或其他类型的燃料落到火上一样。火焰更热、喷射得更高，这又使月亮形成更多的露珠往下落，如此循环不已。
- 把这个练习继续做够 25 次，每天试分开地做 3~6 回。
- 和上一个功法一样，做完这个功法之后，立刻把注意力集中到心轮上，然后练瑜伽语音冥想。

功法十五　昆达利尼蛇瑜伽

- 这项功法和功法十四颇为相似。坐姿、呼吸方式等等可以保持不变。主要不同处是在观想功法方面。

- 在每次呼气过程中，以及在呼气之后悬息期间，都观想这条蛇变得非常激动、强有力、火热、愤怒，以致开始自行沿中经上升。

- 观想这条激动、发嘶嘶声、口中喷火的蛇正在力争向上升起。

- 每次月亮甘露从太阴轮下滴，火焰就烧得更旺，蛇也更愤怒，上升的意念就更坚决。

- 蛇尾末端仍然留在脊根气轮那里（犹如它尾巴是捆紧在地面的一根木桩上），它的头和上半身开始从盘蜷状态伸直，并在上升。

- 与呼吸配合的观想功法应如下：呼气时，观想蛇头一面喷火，一面从脊根气轮上升到力源气轮。

- 在悬息的同时，感到在力源气轮处的蛇头轻微地来回晃动，发出嘶嘶叫声，一面叫一面喷火。

- 每次吸气，观想蛇的头蜷曲回到脊根气轮处。

- 吸气后悬息，把注意力集中在脊根气轮处那条发怒的蛇上面。

- 然后，接着呼气时，再次观想这条蛇在上升，它的头部到达力源气轮上。

- 继续做这个练习，共做 5 次完全的呼吸。

- 把这个练习方法准确无误地重复做到每一个主要的气

轮上，一直做到蛇头直达颅顶梵穴轮为止。换言之，
按下面方法做：每做 5 次完全的呼吸，就观想蛇头
升到上一个气轮，而每次吸气，蛇就一下蜷曲起来，
缩回脊根气轮那里。

- 这就做完了整个练习。每天做这个练习 3~6 回。
- 和以前的功法一样，随即做同样的瑜伽语音冥想术。

一份提升生命之气的修炼计划

下面这个修炼计划是为设想修炼者基本上是一名新手
而编制出来的。修炼者一旦亲自体验到生命之气在中经苏
舒姆那管道流动时，他就可以用这些功法或任何对自己有
效的功法来编配自己的修炼计划。

修炼者必须相当精通瑜伽的坐姿、调息（普拉那雅
玛）、收束法（班达）与契合法（木德拉），才能开始按
这个计划来练。他还须起码练了两个月瑜伽语音冥想，
而现在每天仍然在练习。这些生命之气的练习是辅助并
从属于瑜伽语音冥想或其他某种直接冥想的。应该把这
些练习看作是做真正冥想（禅）之前的一种预备功。事
实上，修炼这些提升生命之气功法的人应该养成习惯，
在生命之气练习完毕就立即开始做默念瑜伽语音冥想。
换言之，他应保持原先姿势不变、两眼闭合，等等，同
时不应再注意自己的呼吸、生命之气和全身，而应放松，
警醒地将他的心意专注在自己选诵的瑜伽语音上面。如
果当他意守瑜伽语音时，生命之气开始流动起来，就不
应试图去理会生命之气的运动。任这运动自行发展下去。
当练功者这样修习瑜伽语音冥想时，也不要试图计算自

已诵念瑜伽语音的次数。

有些人会比别人有更多时间用于修炼这些功法。这个基本计划是为那些时间较少的人们拟订的。有更多时间修炼这些功法的人，可以相应地把步伐加快一些。这些计划不是死板不变的规定——可以根据个人情况做某些修改。

每次打坐练功之前，先做 15~45 分钟预备功（瑜伽姿势）和瑜伽调息功，最好是先做了起码 30 分钟出声诵念的瑜伽语音冥想（起码当天要做够这分量），然后不停顿地接着做以下练习。

第一、二周：

　　一、功法一（观想各个气轮）。

　　二、瑜伽语音冥想（心里默念），至少 15 分钟。

第三周：

　　一、功法一。

　　二、功法二。

　　三、瑜伽语音冥想（心里默念）。至少 15 分钟。

第四至第八周：

　　一、功法一和功法二（简短地做）。

　　二、功法三。

　　三、瑜伽语音冥想（心里默念）。同上，即至少做 15 分钟瑜伽语音冥想。

第八至第十二周：

　　一、功法三。

　　二、功法四。

　　三、瑜伽语音冥想（心里默念）。

第十二至第十六周：

　　一、功法四。

二、功法五（观想中经）。

三、功法六或功法七（清理中经）（25~50 次）。

四、瑜伽语音冥想（心里默念）。

第十六至第十八周：

一、功法五（观想中经）。

二、功法六或功法七（清理中经）（75~100 次）。

三、功法八（热蜜露流契合法）。

四、仰卧放松功加瑜伽语音冥想（心里默念）。

第十八至第二十二周：

一、功法五（观想中经）。

二、功法六或功法七（清理中经）（25~50 次）。

三、功法十（吸取蜜露）（50 次）。

四、瑜伽语音冥想（心里默念）。

第二十二至第二十四周：

在"清理中经"（功法六或七）和"吸取蜜露"（功法十）之间加入功法九（大穿契合法），除此之外，其余同上。

第二十四周：

一、功法五（观想中经）。

二、功法八（热蜜露流契合法）。

三、功法六或功法七（清理中经）（50 次）。

四、功法十一（观想昆达利尼）。

五、功法九（大穿契合法）。

六、瑜伽语音冥想（心里默念）。

第二十五至第二十六周：

同上，但把"清理中经"（功法六或七）的次数减至 25次，并在"大穿契合法"（功法九）之后添做"昆达利尼蛇瑜伽十二式"（做 25 次）。

瑜伽语音冥想（心里默念）。

第二十七至第二十八周：

同上，但不再做昆达利尼十二式，而是做昆达利尼十三式。

瑜伽语音冥想（心里默念）。

第二十九至第三十周：

除了不再做昆达利尼十三式，而是做昆达利尼十四式外，其余均同上。

瑜伽语音冥想（心里默念）。

第三十周以后：

加上昆达利尼十五式之外，做法同上。换言之，继续做昆达利尼十四式，但现在还添上昆达利尼十五式。

瑜伽语音冥想（心里默念）。

要严格地按时间因素来安排以上提升生命之气的功法，这中间是有一个问题的。实际上，练功者的练习计划还应该按其亲身体验如何来安排。但是，如果没有一位这种瑜伽功的老师亲自在场监督指导学生的进度，又不可能作出这样的安排。瑜伽师传统上总是告诫人们，如果没有一位亲自指点的老师就不要试图学习这些功法，其中有各种原因，上述这点当然是原因之一了。

虽然正好是这种没有老师在身边指点的情况，但是，如果练功者知道这些提升生命之气的功法目的在于把生命之气沿着中经苏舒姆那管道提升起来，那么，他就可以自行评定自己的进步情况，据以安排自己的练习计划。

上述练习计划的一个变通的做法是：修习者在大多数日子可以按计划练习，而在他时间更充裕、身体感到健康、强壮、不是昏沉欲睡的日子就多练习一些这些功法，每一种功法练的时间也长点。* 在完成这样较长的每回练功之后，就应做瑜伽语音冥想。

记住，上述操纵生命之气练习的目的是帮助修习者达到这样一种意识境界，在这种境界中他相对而言较为不易受到愚昧无知和激情状态的侵扰——换言之，这是一种对于自己的躯体以及对于与躯体、世俗等方面有关的烦忧、思虑全都相当超脱的境界。

修习者应该从这些控制感官的境界（即 Pratyahara）出发，从事禅定练习——也就是说，他应该沉浸在心专一点的冥想中，专注在冥想对象上，例如专注在瑜伽语音上。我们之所以在每次打坐练习提升生命之气以后都安排瑜伽语音冥想，原因也就在于此。

期待些什么体验

在练习这些功法之初，修习者的意念会按每一项功法所要求那样观想生命之气正在上升，等等。但不应该把这种观想和生命之气真正上升或解开气轮的结子混淆起来。这并不意味着这些功法是没有价值的——它并不是没有意义的活动。心意有很大力量。可以说，在这些功法中，心意和呼吸以及其他躯体锻炼方法配合起来，为生命之气的上升这件事作好准备，以至具体地促使这件事实现。

因此，在开始阶段，身心方面可能并没有任何由于生命之气上升而引发的明显征兆。我们这里要讲的，全都是生命之气真正上升时才引发的征兆。

而生命之气上升这回事又在什么时候发生呢？这些征兆

---

* 如果人在太疲倦时试图提升生命之气，就有可能发生头痛。因此，除非他在感到身体很强壮、健旺时才好试，否则最好不要试图提升生命之气超越脐轮（Manipuraka Chakra）。

又在什么时候出现呢？这些问题的答案完全要看个人情况而定。有些人的微妙神经系统（即经络系统）较为开放流通而易于开始练功，所以要花的时间较少。而另外一些人的微妙神经系统却相当堵塞不通，他们就要花更多时间和作更大努力了。

例如，当本书两位作者之一约二十岁时，就开始在冥想练习过程中自发产生昆达利尼蛇上升的强烈体验——而那时他连上述各项功法也还没有开始修炼呢。只是在这些体验出现以后过了几个月，他才头一次听说有所谓昆达利尼蛇。就是在那时起他才开始有系统地修习本书这部分所讲的各种功法的。

然而，也有一些习瑜伽者练了许多年头也还没有开始直接体会到生命之气的上升。他们也许会永远无法成功地提升昆达利尼蛇。因此，这显然不是可以说，谁练了某种技术就会指日成功地体验到生命之气上升这么一种干脆利索的情况。

我们恭诚地请求修习者不要寻求什么体验或征兆。这样做是一种操之过急的心情的表现。这种操之过急的心情到头来会给修习者招致各种各样的麻烦。他也许会心灰意冷、情绪消沉。他也许会生气而试图迫使某些感受过早发生。正视提高生命之气功法修习本身的真正作用，那就好得多——即是说，它不过是瑜伽修习道路上一种辅助性的功法罢了。

以下举述一些最先表明中经苏舒姆那管道打开的明显易见的征兆。它们不一定严格按照这个先后次序发生。

* 身上有震颤或发抖的感觉——这是一种初步的征兆。
* 脊柱基座有一种绷紧或温暖的感觉。随着练功继续进

行，这种热的感觉就会增强。这热是由于醒了的昆达利尼蛇向力源气轮上升而引起的。

* 颅后高处（太阴轮或精滴轮）有痛感或热感。随着练功继续进行，这种感觉会增强，并和脊柱基座（力源气轮和脐轮两处）的热感连贯起来。

 * （在男性来说）与上述两种征兆相联系的有性器官的自发性勃醒。但这不一定是性欲或性方面的意念的表现，只是身体元气旺盛的表现而已。

* 体内有能量向上冲的感觉。

* 窒息的感觉——胸膛有沉重的压力。这是由于生命之气在心轮处受到堵塞并开始松解心轮而产生的感觉。

* 喉部有紧缩或几乎窒息的感觉。这些感觉是和能量已上升到喉轮而现在在那里受阻的情况有关的。

* 和心轮及喉轮的阻塞与松解相关联的是一个所谓"喘息"的呼吸阶段，即人的呼吸呈短促喘息的状态。

* 极度轻盈的感觉——仿佛人飘浮了起来。

* 身上有强直感。下半身首先变得强直——通常每次有一条腿先变强直。这是由于较低的气轮放松而产生的感觉。随着生命之气上升，强直感开始进入胸部区域，扩散到两臂、两手，等等，然后又扩散到颈项、再到面孔，等等。

* 和上述情况相连的是：身上许多部分，特别是关节处，都出现痛感。还有可能体会皮肤和肌肉中有些奇怪的感觉。

* 脊柱基座的热感越来越增强了，沿着脊柱上升到脐轮那里。

* 和上述情况相关联，有时在上述情况之前，有时在其

后，发生腹部的活动加强。腹部轰鸣、翻动，等等。这是由于与昆达利尼蛇相联的消化之火加强而产生的现象。

* 轻柔得几乎无法感觉得到的呼吸。

* 对呼吸完全不感兴趣，即解脱了呼吸。

* 处于浑茫辽阔、和平静穆、虚无缥缈的太空之中这样一种存在状态。几乎没有任何躯体意识。

* 修习者还可能体会到头里响着越来越大的声浪（也许像千百万只蟋蟀或野蜂的嗡嗡声，或像许多直升飞机的螺旋桨转动声，或像山一样大的巨浪澎湃声，或像雷霆万钧的瀑布声，等等）。在极端的情况下，一个人可能被这种能量的冲击或巨大声响吓得魂飞魄散。有时候，这一切会相当自发地发生。甚至可能在人睡着的半夜时发生。当这种事情发生时，人应该皈依这股能量的急流，而不应害怕。如果这人修炼瑜伽语音冥想极为有素，就会体会到这种能量的急流和自己的瑜伽语音没有什么不同。这么一来，他就会像一个忠实的孩子毫无畏惧之心地投向母亲的怀抱一样皈依这股能量的急流。换言之，他会自发地倾听自己的瑜伽语音，感到非常舒服和受到吸引，就皈依这语音。这就会导致入定状态。但是，如果体验到这股能量的急流的人不是修习瑜伽语音冥想有素的话，他就应该努力做到不害怕，并应该试图皈依它。虽然这样的人也许感到自己处于垂死状态，或可能就要死去，他应该知道这是不会发生的事。总之，如果他要成为一名瑜伽师的话，那么，他在任何清况下都必须不怕死。他只会有一种独特而沉重的体验，然后，也许会有一阵

子失去知觉。

* 以后，在练功时，他也许会体验到像一颗流星带着呼啸声或嘶嘶声穿过黑色的夜空那样的感觉。这种体验通常总是出乎意料地产生。还有其他这类奇异的体验，这里没有必要深入谈了。

* 不要着迷于生命之气向上冲的那种极乐感受。

这就是大多数开始把生命之气提升起来的瑜伽师所共有的一些最基本体验的概况。一般可以说，无论修习者体验到些什么，他都应该继续把练功做下去，而对练功的后果不必给予无谓的注意。这是最好的对策。但是，随着一个人越来越熟练，他就能够根据自己的情况选择哪些练习来做——选择做些什么。换言之，是这么一种情况：每个习瑜伽者必须逐步熟悉其内心的种种体验，或称之为"路标"。认识了这些路标，他就知道下一步应做些什么，等等。这种经验真正是无法教给别人的——特别是无法通过一本书去教人！

但是，这里还有一些可能有帮助的资料。

一、脊柱基座（尾骨）的热感是由于生命之气上升到力源气轮而产生的。通常这又同时伴有某种生殖器勃醒。这时候，修习者应使用性能量运行契合法（vajroli mudra，即生殖器收缩法）把所有的性能量调到力源气轮。他应该把在脊柱基座汇合的能量和力量加以浓缩，使它愈来愈热。在生殖器勃醒消退之后，他就应该一个接一个地做性能量运行契合法、会阴收束法，然后是提肛契合法。要以一种轻柔、滚动而有节奏的方式，一个接着一个地做。要感到脊柱基座的区域兴奋起来，发热。你的各部分肌肉会逐渐学会做好这一切的。这是一个非常强有力的练习。做了一阵这个练习之后，就可以只做会阴收束法了：做会阴收缩动作，同时心里默想紧压脊根气轮的触发点。这是应付生殖器勃醒的一个方法。每次练习过程中，这种生殖器勃醒可能发生若干次。

对于习瑜伽者来说，性的能量是把火箭向上推，穿过中经苏舒姆那管道的燃料。确实，它不是与火箭分离的东西。它不是坏东西。它是金子般要善加保存和使用的东西，但一定要把它向内和向上运行。

二、瑜伽师们相信，力源气轮是动物本能以及前生记忆——包括在低级生物品种中度过的前生的记忆——的贮藏所。他们说，当力源气轮开始受到强烈激动时，修习者常常体验到各种各样无法形容的恐怖景象和意念，就是这个原因。如果发生这种情况，建议修习者只管保持一种对此完全超脱的态度——把它只看作一种幻象。它并无实质，人们既不应该逃避它，也不应该接受它，或以任何方式牵涉进去。如果练习者把超脱心灵功各项技巧（见第三篇）和瑜伽语音冥想练得精通娴熟，那么，他就不会受到这些幻象的烦扰。无论这些幻象有多么离奇、荒诞或恐怖，这样的一位习瑜伽者只是作为一个超脱的观察者来体验它们——感知它们，对它们却毫无兴趣，不为所动。他并不试图消除这些思想或感受——他只是在专心致志地做瑜伽语音冥想的同时，依稀地知道它们的存在罢了。

三、由于脊根气轮和力源气轮是和人的基本本能与欲念有关联的，所以特别重要的是，修习者绝不能让这两个气轮所积聚起来的能量把自己驱使去过一种享乐主义的生活方式。他必须做出很大的努力来把这能量提升起来。开始时，这能量会受到阻碍，而这又引起激动、懊恼失望、愤怒等等。对习瑜伽者来说，这是一个非常危险的时刻。如果习瑜伽者感到他无法让能量通过这些障碍，如果他发现自己愈来愈怒气冲冲，因为受挫而更加懊恼失意等等，就应停止积极试图提升生命之气的做法，而只从事瑜伽姿势锻炼和瑜伽语音冥想。我们还建议他应经常练太极拳。

四、当脊柱基部变得愈来愈热时，修习者就应练习各种运用了昆达利尼蛇和太阴轮（即露滴下淌等等）观想方法的功法。这些功法有时可以和呼吸配合做，有时也可以不和呼吸配合做。

五、当修习者开始体验到能量积聚和上冲时，他应记住要放松和镇静。他既不应试图增加其力量，也不应该停止其流通。他不用害怕。他应专注在自己的瑜伽语音上，即练习瑜伽语音冥想。

六、往往在能量开始上冲时，修习者就体验到胸部区域不舒适的感觉，这是由于心轮受到堵塞而引起的。当心轮清理好之后，喉轮也会发生类似的情况。这时不要害怕。试试放松。这有可能是一种很剧烈的情况。你的呼吸也许会带有短促气喘的性质。你甚至会感到自己有窒息的感觉，但事实上你并没有窒息。尽管看来似乎那结子永远也松不开，但它的确是在松解——一点一点地松解开。你必须耐心、容忍。

虽然当你碰上这种结子时，有各种各样的方法让你试试松解它，但是，这还是需要时间、决心、毅力，而且还要容忍痛苦和不舒适的感觉。在某些极端的情况下，甚至还得采取一种完全超脱这个世界的态度，其含意是修习者也许感到自己处于死亡边缘，但又必须完全不为自己死去而有任何顾虑。

修习者越是精通调息术，他就越是易于打开通道，或确切地说，疏通那些障碍。例如，他可能精巧地运用深长有力的喉呼吸和（内、外）悬息相结合的方法。或者他会以一种有控制的方式非常轻柔地呼吸。而在这段时间里，他一定要对那正在被解开的气轮非常敏感。他必须巧用心思极其轻柔地解开这个气轮。但是，还可以这么说，大家也应这么理解：最终还得靠上升的生命之气解开这个结子。所以，人们务须耐心、坚忍。

七、当一个气轮被解开（或者说得更正确点，是松开）到了能够让生命之气通过它的程度以后，就会出现大舒畅的感觉。还有，不同的气轮被松解和激化起来之后，就会出现某些独特的征象。修习者应该作为一个超脱的见证人那样来观察这些经验，而不要感到敬畏、迷恋或害怕这些经验。应该把它们看作与瑜伽的目的无关紧要。人们应该（用默念方式）做瑜伽语音冥想。

八、在某个气轮松开而感到舒畅之后，其上一个气轮又逐渐积聚起能量来。于是又开始有受阻而懊恼失意的感觉。这时不要被吓住而不敢前进了。

九、当气轮结子愈加松解时，"喘息"型的呼吸和胸、喉两部位的压力就会逐渐减少。换言之，尽管这些气轮已有颇大程度的松解，但是，每当生命之气作新的"上冲"时，修炼者会感到这些气轮上还有些压力。因此，"喘息"还有可能发生，但强烈的程度将大减。

十、在心轮和喉轮都已松解之后——或者甚至在它们松解以前——在脐轮处会体验到热量增加。当生命之气已经多次冲击、穿过除梵穴轮以外其他一切气轮时，力源气轮和脐轮两处的热量会强烈得使你感到难以忍受。有时极度痛楚。

就本书两位作者之一的情况来说，痛楚有时候就像用一把炽热而生锈的刀子割开身体那一部分的样子。这就是所谓的昆达利尼了。和背脊底部加强了的痛楚相联系的也许还有颅后高处加强了的痛感。而稍后两处痛感竟会连在一起。换言之，修习者会体会到背脊底部的火一直往上升，而现在它把头后的痛感也包括进去了。当人们用仰卧放松功来做这个练习时，颅后的痛感就更要增强。

这是一种高级阶段的情况，修习者不应该因为体验到这种痛楚而放弃修炼 *。当痛感似乎强烈得无法忍受，而修习者也许正考虑停止练功时，他应该坚持下去，因为很快就会发生能量与痛感的舒解——也就是说，"昆达利尼"蛇本身会畅尽地舒展上升，使全身每一个细胞充满活力、焕然一新。

十一、如果修习者有足够的性活力储备的话，上述的昆达利尼蛇上升过程会发生不只一次，每一次时间长短不一，还可以导致完全免除躯体知觉的结果。这又使禅和入定更易实现。

十二、一旦生命之气自行上升，而心轮和喉轮都已相当松解，修习者已不再感到需要做生殖器收缩、会阴收缩等等时，他就应该不再关心这些事情。换言之，他不该再关心生命之气、各种或苦或乐的体验、呼吸，等等。他只应专心致志地做心专一点的瑜伽语音冥想（心里默念）。他不应该关心自己是否在思维，或者是否已达到或将达到太虚之境、入定境界或别的什么。换言之，已经到了停止为求得解脱而挣

---

　　* 有时候，当昆达利尼蛇完全醒觉而开始上升时，全身会剧烈抽搐、跳动、痉挛，等等。修习者只须以一种超脱、无畏的态度来承受这一切。

扎奋斗的时候。已经到了应像孩子安靠在母亲的双臂里那样，安靠在自己的瑜伽语音之中的时候了。这就是至善境界的禅。

那些还练习提升生命之气功法的人必须先达到对瑜伽语音感到自发吸引力的阶段，才能从瑜伽语音冥想练习中获得最大的益处。原因在于，在提升生命之气的过程中，如果练习者的心意不是自发地受到瑜伽语音的吸引，那么，他要做到完全沉浸到瑜伽语音之中就会感到极其困难。此时这位瑜伽师可能想凭借注意力使自己沉浸在瑜伽语音之中，但这样做并不是很奏效的。另一方面，如果一名修习提升生命之气的瑜伽师在瑜伽语音冥想方面功力很深厚，那么，当他清理了自己的心轮和喉轮之后，他的瑜伽语音就会自动地出现在他的意识中，他也就能够非常舒适、非常安详地沉浸在瑜伽语音里，从而保持在完美的禅之中。

十三、在练习提升生命之气的功法之后，你的神经系统和各种感官都会变得很敏感。不要马上做急剧或猛烈的活动。结束练习的最好方法是半闭着眼做轻声念诵瑜伽语音的冥想。然后，练习者应该轻柔地松弛他那变得较僵木的身体。他松弛身体的方法是轻柔地按摩和摇动两手两臂，然后两脚两腿；然后缓慢地周围走动走动；然后再做轻柔的颈部练习（第304页）；等等。如果他这次练功是做得非常强烈深刻的话，那么，其"复原"过程时间就更长些，在他恢复正常良好的感觉之前，不应该作任何激烈的活动或谈话。这"复原"过程中，他应该参加旋律柔和、醇美的群组瑜伽语音冥想（第401页）。

十四、应该理解，以上只是一些一般性的说明，而且也不是详尽无遗、面面俱到的。此外，修炼者每次练习提升生命之气时，体验不会完全一样，或者甚至连顺序也不一样。当然，这点也使我们容易理解：不同的练功者个人所得到的体验，多少也不尽相同。

　　注：关于禅和入定的进一步的讨论，请参阅原版《瑜伽——气功与冥想》第十六章"瑜伽语音冥想"（第517页）和第十七章"各种不同形式的禅（冥想）"（第542页）。

提升生命之气练习的各种困难和危险

　　提升生命之气的练习，是要涉及许多困难和危险的。当然这就是传统上只有在一位专家亲自严格监督指导下才能教授这种功法的原因，而即使这样也还是有困难和危险的。兹举述一些困难和危险的情况如下。

　　一、大多数人在试图修炼成功提升生命之气的过程中所遇到的主要困难是，这种体系是专供过着真正隐居生活、完全摆脱俗务的人修炼的。钵颠阇利、克尔史那和其他人都极清楚地说明：修炼这种瑜伽体系获得成功，第一项先决条件是使自己远离世俗，即远离家庭、家事上的担心忧虑与问题，金钱、物质财产、各种义务、职责，等等，这一切都倾向于不仅消耗时间和精力，还产生使修炼取得进步倍添困难的心理烦扰。伟大的瑜伽师从来不是把这些提升生命之气的练习作为人在世俗生活中的一项次要活动来做，而是当作一项锲而不舍的中心活动来进行的。

　　提升生命之气的体系从来都不是推荐给养家活口的人修炼的，养家活口的人就是那些要有性生活、赚钱、照料家庭、增加和保护自己财产等等的人们。特别是向城市居民说明过：这样的居住环境是很不适合于修炼这种提升生命之气的体系的。此外，据伟大的瑜伽文献，一般说来，现时代总是充满争吵、混乱、迷惘，以致于提升生命之气修炼变得极为困难。而在古代，情况就不同于今日，那时几乎人人都是从小就受到这些功法的训练。

二、有时候，一个修习者会在自己还没有处于稳定的心理状态下，就从事提升生命之气的练习。这样的人特别容易受到自己可能遭遇到的挫折和幻象的伤害。这样的人有可能因而变得神智不健全。

三、练习提升生命之气的主要危险之一是，修习者也许会错误地下结论：入定（Samadhi）是人体的某种特定状态，或者是生命之气的某种特定状态。他看不到究竟真正的入定是怎么回事。按照瑜伽师的看法，真正的入定是个人和原始之始之间的和谐的结合（瑜伽）或联系。提升生命之气是一种微妙的努力，旨在解除自己意识所受到的蒙蔽，从而实现和谐或一致的境界——但是要实现处身在这种一致境界中并不依靠自己生命之气处于什么状态，换言之，说到底，真正的瑜伽师不论其生命之气处于什么状态，他时刻都在入定之中。

四、对大多数人来说，昆达利尼蛇瑜伽修习者所必须忍受的痛苦不适是他们修炼冥想功的一个重大障碍。当人的身体正感受到这么多的痛苦和不适时，还要把心意专注在冥想对象上是极度困难的。修炼者只有在剧痛发生以前的时刻以及痛楚舒解（即昆达利尼蛇畅尽伸展上冲，使每一个细胞充满活力、焕然一新）以后，才能够专心一点地沉浸在禅之中。

五、性着迷。有许多新入门的人体验到生命之气聚结在脊根气轮或力源气轮而无法流通。他们无法让生命之气通过这些结子。结果是他们患上了性着迷——这种性着迷引起懊恼失意、愤怒，等等。这显然会导致不幸的后果——包括暴力和发狂。人们不应该低估这种危险性。

只要一名瑜伽师没有超越他那以私己为中心的思想，没有超越他的铁石心肠，没有去除淫害他人的意识，他实际上没有得到什么真正的解脱。他实际上也并不是什么习瑜伽者。

六、如果那些在提升生命之气修炼上有一定进展的人们愿意的话，他们有可能练出若干种所谓超自然力量或成就（梵文 Siddhi，音译"悉迪"）。如果一名修炼者不是完全地摆脱物质欲念的话，就会受到这些力量的虚假利益的诱惑。他就会看不到瑜伽真正目的的所在。正如钵颠阇利在他的《瑜伽经》中论述的那样：

> 这些成就（悉迪Siddhi）对入定来说，是有害的，是有毁灭性的，而且只有当修习者在现象水平上处于一种重大的心理活动状态时，这些成就才显得似乎是些超自然力量的样子。

> ——《瑜伽经》第三十七章（第一三二页）

据古代《史利玛德·薄伽瓦塔姆》一书说，一名道行高深的瑜伽师是一个不再受到神异力量或其副产品吸引的人：

> 神异力量的各种副产品只是外界能量（即幻觉）的表现罢了，当一位至善的瑜伽师的注意力不再受这些副产品的吸引时，他向薄伽梵，即原始之始，接近的进步

就不再受任何限制了，因而，死亡的力量就不能够征服他了。

——《史利玛德·薄伽瓦塔姆》3：27：30

此外，一个受各种成就（悉迪）即所谓超自然力量吸引的人很有可能运用他的异力来把天真无邪的人、头脑较差的人引入歧途并加以欺诈。我们已经举出斯瓦米·木克他南达的事例，但他只是其中之一罢了。印度和西方世界这类所谓的瑜伽师骗子多如牛毛，确实难以一一枚举。我们也不能尽悉此辈的名字。他们练成了为普通人所知的某些力量，然后用之于欺诈别人为目的。

有时候他们在人群中出现，自称为神或某种仙人。这样做给人们惹上种种麻烦，而最终也给骗子自己招来麻烦。在瑜伽术上，无论"超自然"的或别的什么法力都不算是成功的征象。按瑜伽的理解，一个人可能非常有功力，但这和真正的瑜伽毫无关系。而显示力量的做法确实是受人谴责的。一位真正的瑜伽师是一个沉浸在智慧和精神之爱中的人——而且是一个按这些原则生活的人。

当然，任何一种瑜伽体系都有其困难和危险。其实人生不也是充满了困难和危险。但是，由于修炼昆达利尼瑜伽的困难和危险较大，而人们只靠语音冥想瑜伽、"实践瑜伽"和"爱心服务瑜伽"的简易方法就能够实现瑜伽的最高目的，因而许多习瑜伽者就都不再修炼或教授昆达利尼瑜伽了。例如，本书其中一位作者柏忠言正是由于这些原因约在很多年前就停止积极地教授昆达利尼蛇瑜伽。

这是不是说，我们认为，人们不应该修习本书前一部分介绍的那些功法呢？我们的回答是，如果有人有兴趣修炼提升生命之气的功法，那么，他就应该练起来，而且严肃认真、小心谨慎地练——但他也必须修炼瑜伽语音冥想，修炼"实践瑜伽"和"爱心服务瑜伽"。这会帮助他清除心意上欺诈剥削的倾向，使心意纯洁起来。从而也就会使他的修炼更安全、更有成果。但是，如果一个人不是对修炼提升生命之气的功法有强烈兴趣，那就无须修习它。他根本不必感到这就会错过了些什么，或以为提升生命之气的练习是一种必不可少的事物。

第六篇

习瑜伽者的生活方式

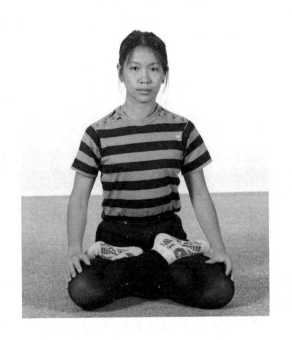

第十八章　生活方式

导　言

　　既然习瑜伽者使用上述的瑜伽姿势练习、呼吸功法与冥想功法等等来维持和发展身心与精神品德上的健康，那么，对他们来说，如果同时又去做一些有相反效果的行为，那就是愚蠢的了。因此，从最古老的年代至于今天，习瑜伽者一贯都严谨地遵守某些特定的行为准则。

　　例如，在《薄伽梵歌》一书中有这样的宣示：对于要想修习瑜伽获得成功的人来说，控制感官是至关重要的。

　　　　被禁锢在肉体中的生灵感到了自己对各感官对象事物有所追慕和排斥，但是人们不应该陷落在各感官与感官对象事物的控制支配下，因为它们都是自我认识道路上的绊脚石。

　　　　　　——《薄伽梵歌》第三章第三十四颂

　　　　与物质感官对象的接触产生了苦难的各种根源，一个有智慧的人不参与到这些苦难根源之中。昆悌（Kunti）的儿子啊，这样欢乐有始也有终，因此智者不以此为乐。

　　　　　　——《薄伽梵歌》第五章第二十二颂

　　　　如果一个人在放弃目前这具躯体之前，能够按捺得住物质感官的怂恿驱策，控制住欲念和愤怒的力量。那么，他就是一位瑜伽士，而在现世他也是幸福快乐的了。

——《薄伽梵歌》第五章第二十三颂

如果一个人能够从感官对象事物上撤回自己的各种感官，就像一只龟把自己的肢体撤回甲壳之内一样，那么，应该认为，这样的人就是真正处身在智慧之中。

——《薄伽梵歌》第二章第五十八颂

钵颠阇利在他的《瑜伽经》（Yoga Sutras）中宣告：如果没有做到八支分法*的头两法，即"自制"（Yama）和"遵行"（Niyama），那么，修习者的瑜伽练习还是不会使他有什么成就的。钵颠阇利把五种自制和五种遵行说明如下。五种"自制"是非暴力（Ahimsa，不杀生）、真实不讹（Satya）、诚实不盗（Asteya）、控制性欲（Brahmacharya，不淫）、不贪（Aparigraha）。钵颠阇利说五种"遵行"是身心纯洁（Shaucha，清净）、内心满足和平（Santosha，知足）、刻苦（Tapas）**、自省——即通过阅读瑜伽文献、修炼瑜伽、倾听自己瑜伽导师的教导、分析自我和身心的关系，等等，来学习、认识自己真正的生命本质（身份Swadhyaya，自省）、自我皈依大灵或冥想大灵（Ishwara pranidhana，敬天）。

阻碍瑜伽进步的4个生活习惯（为获得最佳的身心安康而应避免的行为）。

作者遵循本宗远古以来历代瑜伽导师的传统，本宗历代瑜伽导师都强调基本的"四不"原则，如果人们要让自己的

---

*八支分法（八方面）是自制（Yama）、遵行（Niyama）、坐法及姿势锻炼（Asana）、调息（Pranayama）、制感（Pratyahara，控制感官）、执持（Dharana，心专一点）、禅（Dhyana）、入定（Samadhi）。

**这倒不是指肉体上的苦行，毋宁说是指自己在决心修成一位瑜伽士的奋斗过程中，要承受遇上的种种艰难困苦。

瑜伽修炼卓有成效，就必须对这四项原则遵守不渝。这"四不"守则如下：

一、不服用任何致醉物。

二、不赌博。

三、不搞不正当的性行为。

四、不吃肉类。

在我们解释这"四不"之前，让我们先说明：一个开始修习瑜伽的人也许无法立即戒除所有这些习惯。但是，随着他的进步，他就会逐步地有办法扔掉它们了。换言之，一个人无须先放弃这些习惯，然后才开始练瑜伽。事实上，修炼瑜伽的过程能帮助他戒掉这些习惯。但是，一个人也得努点力才行的。

现在我们要简明地解释何以造诣高的瑜伽师对这四种习惯避而不为，还鼓励新修习瑜伽的人也这样做的道理。

第一节　不服用任何致醉物

习瑜伽者不服用任何一种致醉物。他不饮啤酒、果酒或任何其他含有酒精的饮料，他也不吸烟或大麻（玛利华纳）或类似的毒品。他拒而不用诸如鸦片、海洛因等等毒品。他也不使用诸如为你安（Valium）和利眠宁（Librium）以至巴比土酸盐类等所谓"抗抑郁"剂与安定药物。甚至连咖啡和那种含有大量咖啡因的商品茶他也不使用（咖啡因是一种非常强烈的、有成瘾性的兴奋剂）。今天的致醉物品种繁多，实在无法一一枚举。

习瑜伽者知道，致醉剂对身体会造成极大损害，而这身体正是他努力使其尽可能地健康的。例如，他知道，抽烟会导致肺癌、心脏病和其他各种疾病；他也知道，饮用含有酒精的饮料会导致肝硬化、癌症、心脏病和不胜枚举的其他机体失调毛病。确实，在美国，已经查明，全国医院的病床有百分之三十是用来治理由于酒精引起的各种疾病病人的。

致醉剂不仅仅损害身体，也扰乱人的心神。瑜伽术的目的之一，是要具备一个心意清澈与心神宁静的安然状态。习瑜伽者知道要在毒品中寻求慰藉的企图是永远不会成功的，无论这种毒品是酒精还是鸦片。这种慰藉既是虚假的也是一时的。习瑜伽者要达成和保持一种真正的内心和平、宁静和满足。服用致醉物予人以一时的和平、快乐的虚假感受，对此他力拒不上当。习瑜伽者知道，从长远看，致醉物只能导致思想混乱和忧伤。

当然，有一些致醉物较其他的远为有害。例如，海洛因、含酒精的各种饮品和香烟比商品茶和咖啡有害得多。因此，显然当务之急是马上就放弃这些危害性较大的毒品。然后，人们就能够逐步放弃危害性较小的毒品了。

那么，对草药制剂的酒精又该怎么看呢？人们还是应该小心谨慎为好，只在必要时才使用它。我们知道有少数人就是因为每日服用他们称之为"药用"的剂量而成为酗酒者。至于动外科手术时使用麻醉药物等情况，如果医生说要用，那人们当然不该拒绝了。

第二节　不赌博

习瑜伽者不赌博。世界各地有许多各式各样的赌博方式——从麻将到扑克牌，从掷色子到赛马、斗鸡——但是，习瑜伽者全都拒而不染。

赌博引起忧虑，这又导致紧张、愤怒、失眠，等等。这会引起身体上的问题。在人生中，大多数人都在某种程度上抱有忧虑。基本上可以说，忧虑是由三个原因引起的：（一）我们想获得未有之物的欲望；（二）我们担心可能会失去已有之物的恐惧感；（三）失去已得之物的体验。

例如，一个人也许想得到一部最新型的电子产品、一辆汽车或一辆自行车。由于有这个欲望以及担心可能得不到它，他就体会到某种忧虑。然后，如果有一天他果然如愿以偿了，他又开始忧虑自己可能会失去它（它也许要坏了、被盗或失去，等等）。如果有一天这东西真的失掉了或坏了，他又体会到失去它的焦虑。

赌博是物质财富欲世态的缩影。它是为物质财富和享受而拼搏、斗争的强化表现或放大形式。一个赌徒在短短一段时间内历尽所有各种类型的忧虑。在一个钟头内，他那种要获得未有之物以及恐怕失去已有之物的忧虑能把他百般驱使、折磨个够，而最后，他又体会到失去已有之物所产生的沮丧心情。

习瑜伽者完全无需以上种种忧虑。他要得到一颗安平宁静与满足的心。他不愿让自己受制于追求物质财富和感官享受的欲望以及伴随这种欲望而来的忧虑感。一个人要不受各种欲望和忧虑的束缚而生活在这个世界上，已经是够难的了，因此，强化这样的欲望，加深这些欲望的恶果，目的何在？有何好处？习瑜伽者把赌博视作一种荒唐的行为——一种受虐狂。

当然，一名赌徒可能回答："是啊，有忧虑也有痛苦，但是当你赢了的时候，欢乐也是极大的呢！"对此，一个习瑜伽者回答："这样的欢乐不是真正的欢乐。这样的胜利就和赌博本身一样空虚和毫无意义。这种欢乐纯粹是幻想出来的。"

物质欲望有时引向成功，有时引向失败。成功时，享乐主义者就得意扬扬；失败时，他就垂头丧气。习瑜伽者不愿受到这些欲望以及随之而来的洋洋自得与沮丧消沉情绪的百般驱使、折磨。他要的是真正的和平、安宁与满足。他怀着一种平静坚定的心境，以同样的神色正视胜利与失败。

> 没有执著心，得利不喜、遇祸不忧的人，他是稳固地扎根在至善的智慧中了。
>
> ——《薄伽梵歌》第二章第五十七颂

赌博就和吸毒一样是一种成瘾过程。由于这种瘾癖作怪，一名赌徒永无安宁。

第三节　不搞不正当的性行为

习瑜伽者不搞不正当的性行为。不正当的性行为通常意味着婚外性关系，但它也意味着除了以生育后代为目的之外其他性行为。

事实上，习瑜伽者并不是在性的问题上"过于拘谨"的人。他们是非常科学地和坦率地分析这个问题的。

首先，他们认识到，性欲实际上是永远无法满足的——性欲是永远不可能真正得到满足的。在性行为发生数小时或甚至几分钟之后，性行为的欲望又可能产生。因此，欲火是不能够用性行为来扑灭的，而相反的情况倒是真实的：一个人性行为越多，性要求就越大——性行为越少，性要求也越小。

由于习瑜伽者旨在求得一颗爱心与安宁祥和的思绪，因此，他把欲念视为自己的敌人，这是很自然的。欲念产生愤怒、糊涂、迷惘等等。正如伟大的瑜伽教科书、古老的《薄伽梵歌》中说的：

> 在思虑感官对象诸般事物的过程中，一个人会滋生出对这些事物的执著心，执著心会产生欲念，欲念又产生愤怒，愤怒会产生错觉妄想，错觉妄想又产生记忆迷乱。当记忆发生迷乱时，智力就失去了，而智力一失去，人就倒下。

——《薄伽梵歌》第二章第六十二至六十三颂

因此，为了摆脱欲念以及欲念的消极后果，习瑜伽者就力图控制生殖器官的诸多要求。这就叫作"控制性欲"（Brahmachari）。

习瑜伽者认为，如果一个人不能够控制性欲，他就还不是一个自由的人——他只是一名奴隶。

现在西方有些人大谈特谈"性的解放"和"性的自由"。但是，这些所谓自由其实只是适得其反。这是受奴役状态。这些所谓的获得解放的人日夜受到性器官——即他们的欲念的驱使来从事一些反常、肮脏和不健康的勾当。他们的心灵永无宁时，他们老是在性的方面受到刺激，却总是得不到真正的满足。

不仅仅他们的心灵经常受到刺激而惴惴不安，他们的躯体也由于失去了性的活力而变得衰弱起来。习瑜伽者认为自己性流体比金子更有价值，因为他知道怎样使用这种性的能量来保持和增进自己的身体和心神的力量。有些人认为，最近在美国同性恋人口中猖獗流行的后天性免疫力缺乏症（Acquired Immune Deficiency Syndrome，又简称艾滋病AIDS）就是证据，证明了瑜伽师的看法：性流体的状况会以某种方式影响人体的免疫系统。

因此，习瑜伽者防止浪费其性流体不仅仅是为了保持他的心思的和平宁静，同时也是为保持身体的健康。许多现代科学家不接受习瑜伽者的看法，但我们必须记住，正是这些人也不承认那微妙的神经系统，即经络系统的存在（而所有的习瑜伽者和气功师傅、针灸专家全都承认这个系统是真正存在的）。直到不久前，这些人还在否定习瑜伽术者关于凭借意志力控制所谓自主神经系统的见解呢。我们（本书两作者）则认为，那些宣扬丧失性流体对身心健康无关紧要这么一种观点的科学家们，本身可能就是受到了自己不愿控制感官这一种欲望的支配，或者受到不愿被人讥为"落后""不时新"或"不够解放"这么一种欲望的支配吧。

这又把我们引导到一些习瑜伽者何以力图保存其性能量的第二个原因上了：这么一来，他们就把它用作瑜伽功法的一个组成部分，他们把性能量保留起来，用收缩肛门、会阴和生殖器的功法把它引导到脊柱的基座，把它和呼吸功法与瑜伽语音冥想功法结合起来，再把它（或者应该说，再把它的精华）引向沿着"中经"上升。习瑜伽者运用性的能量来恢复与增强身心活力，同时也用于精神修养，这已是一门有几千年历史的深奥科学。显然，我们不打算在这里对这门科学详加考据。这样说就够了：一切瑜伽体制，无论它们是否试图直接使用性的能量，都承认，如果一个人要修炼瑜伽获得成功，就必须做一名控制性欲者，必须严格控制性器官。

那么，有志做一名习瑜伽者的人在性问题方面实际上应怎么做呢？他必须当一名禁欲者吗？按某些瑜伽体系说是要这样，而按另一些瑜伽体系则否。

那些完全以控制生命之气的功法为中心的瑜伽体系，诸如昆达利尼瑜伽（Kundalini Yoga），要求彻底的独身禁欲。传统上，这些昆达利尼瑜伽师们是过隐居生活的。按钵颠阇利的说法，要修炼他称之为八支分法的瑜伽体系取得完全的成功，就需要彻底的独身禁欲。这种瑜伽体系是以提升生命之气沿着中经直上颅顶为中心内容的。没有性能量的积累和保存，习瑜伽者不可能成功地完成这项巨大工作。他保存性流体的目的也是一种技术上的现实考虑，而不完全是道德上的考虑。

其他瑜伽体系，特别是实践瑜伽（Karma Yoga，即无私活动瑜伽）和爱心服务瑜伽（Bhakti Yoga）这两种体系，则不要求完全彻底的独身禁欲苦行。这些瑜伽途径更多地以无私地为他人谋福利和培育、发展精神的爱，即巴克悌（Bhakti）为中心内容。这些体系向人们推荐：保持性能量主要是为了保持健康，使自己心神祥和安宁，摆脱欲念，以及防止社会堕落得过于禽兽不如。但由于这些体系并不依靠提升生命之气这种功法，所以并不需要完全实行禁欲。

但是，这些体系仍然严格禁止婚外性关系。而甚至婚内的性生活也受到严格的安排和限制。在爱心服务瑜伽中，目的是要把欲念转变为其原来状态，即精神的爱。而只要人还在煽动欲念的火，这目的就无法达到。因此，巴克悌瑜伽师即使结了婚，也很谨慎不去滋长欲念。毋宁说，他们力图把它转化为真正的爱。

在实际做法上，如果有人要做一名习瑜伽者的话，他能坚守不搞婚外性生活的誓言，那就最好不过了。其次，如果他已婚，就应该在征得配偶合作的情况下，尽可能地减少性生活。

第四节　素食（不吃肉类）

一名习瑜伽者不吃肉、鱼或蛋类或任何含有这些东西的产品 *。但是，习瑜伽者的确是适度地吃奶制品的 **。如果问习瑜伽者为什么不吃这些东西，他就会举出许多理由。在这里，我们要对其中几项理由略加考察。

瑜伽饮食的益处

健康、长寿、有活力

习瑜伽者很久以来就说明：对于维护人体健康强壮来说，吃肉、鱼和蛋类并不是必不可少的，而实际上还是极为有损健康的。最近，诸如美国癌症学会（The American Cancer Society）、国立癌症研究所（The National Cancer Institute）、美国心脏病协会（The American Heart Association）、美国国立心、肺、血研究所（The National Heart, Lung and Blood Institute）等机构的研究成果也得出同样的结论。现已确证，吃肉习惯和癌症、心脏与循环系统疾病、消化功能失调、糖尿病以及其他更多的病症都有关系。

几年前，国立心、肺、血研究所发表了一项研究成果，

---

　* 现代有少数习瑜伽者已经开始吃蛋类，但他们不属于作者二人这一门宗的导师之列。作者这个门宗的导师认为，吃蛋就会滋长愚昧无知的状态以及身体上的疾病。

　** 奶制品应该吃得适度而止。患有哮喘、肺结核、关节炎、阑尾炎、扁桃腺炎、着凉、流行性感冒与咳嗽、支气管炎等疾病的人应该完全不吃奶制品。这类人显然也应该戒掉肉食。

它一劳永逸地证实了：由于吃肉引起血液中胆固醇含量上升，而血液胆固醇含量上升正是各种心脏疾病发生的主要原因，所以一个以肉类为膳食主要内容的人患上冠状动脉心脏病的可能性要大得多。国立心、肺、血研究所宣称：主要的解决办法是减少会引起血液胆固醇含量上升的食物的摄入量。这机构说：降低血液胆固醇含量就能够减少冠状动脉心脏病的危险，而且，胆固醇每降低百分之一，就可以期望心脏病发作危险性减少百分之二。

W.A.托马斯博士（Dr.W.A.Thoma）在《美国医学协会杂志》（Journal of the American Medical Association）上报道说："素食饭菜能够预防我们血栓栓塞病症的 90% 和冠状动脉闭塞症的 97%。"

这样的证据已使美国心脏病协会向公众发动一项宣传运动，试图让美国人改变自己的膳食，把膳食主要内容从肉类和精加工食品改为全粒谷物、豆类、水果、蔬菜，等等。当然，由于肉、蛋行业的政治、经济力量之故，他们这项努力是不得不稍为作出妥协的。但是，他们的研究仍证实了瑜伽师历来早已知悉的一点事实，无肉的膳食对人类健康远为有益。

现在也已确证，肉类消费和癌症有关。

最近在很有威信的《新英格兰医学杂志》（New England Journal of Medicine）上发表的一篇研究文章指出：和吃素妇女比较，吃肉妇女患上乳癌的比率高得多。在美国，素食妇女患上乳癌的比率比吃肉妇女低 24%~40%。研究者之一的舍尔坞德·L·戈尔巴赫博士（Dr.Sherwood L. Gorbach）说：原因在于"素食妇女血液中流通的雌激素要比较少，这种现象我们能够证实和膳食有关"。

研究者们还指出，肉类消费量低的亚洲和非洲妇女，比肉类消费量高的国家的妇女，患上乳癌的比率要低得多。

最近，美国科学院（The National Academy of Sciences）作出结论说：不单是乳癌，还有结肠癌、肠癌、前列腺癌都直接和以肉类为主的膳食有关。美国科学院向人们推荐一种脂肪含量低——完全排除以肉为主——而多用水果、蔬菜、全粒谷物等等的膳食。它还特别警告人们不要食用诸如香肠、热狗（一种小香肠）、火腿、咸肉之类的食品以及一切盐腌、烟熏的食物。美国科学院的文章说："总而言之，证据说明，某些类型的膳食以及某些食谱的组成成分倾向于增加癌症的危险，而另一些则倾向于减少这种危险。"

纽约大学（New York University）的一位科学家瓦尔特·诺尔博士（Dr.Walter Knoll）向美国癌症学会建议：应该敦促人们不再把肉类作为蛋白质的来源，而代之以玉米、蚕豆、大豆、米、鹰嘴豆和全粒谷物。诺尔博士透露说，这类食物能够减少结肠癌、前列腺癌和乳癌的染病率，因为它们和肉类不同，它们不单只提供蛋白质，还提供作为蛋白酶抑制剂的化学物质，这种化学物质有抗癌的保护性效果。

瑜伽师傅认为，由于大自然的安排，人类所获得的牙齿和消化系统并不是真正适宜于吃肉的。人的牙齿和消化系统是为处理素食品而设计的。譬如说，我们的消化管道像马的消化管道多于像老虎的消化管道。既然情况如此，如果我们经常把一些我们消化系统不是生就适于消化的食物输送进去的话，结果就是生病，这一点是理所当然的。有因必有果。

在化学杀虫剂及其他污染物大行其道的今天，吃肉习惯还有其他危害健康的因素。肉类处于"食物链"的顶端，因而所含的化学污染剂数量也大得多。这是因为牲畜、家禽所

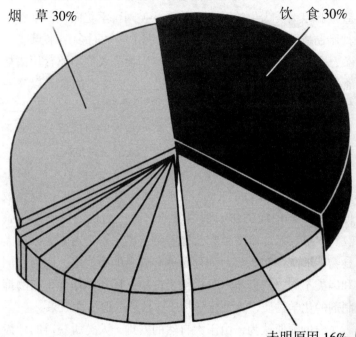

《致癌因素》

估计的发生百分比

烟　草 30%

饮　食 30%

未明原因 16%

病毒 5%
职业 4%
酒精 3%
日照过多 3%
环境污染 2%
食品附加剂 1%
药物及医疗程序不当 1%

资料来源：美国国立癌症研究所

吃植物饲料中的化学毒物全都积累和集中在它们的肉里。科学研究证明，肉类食品中所含有的杀虫剂残余物质是根用蔬菜或谷物所含同类物质的 40 倍。肉类食品所含杀虫剂残留物质相当于豆类、叶用蔬菜和水果含量的 10 倍。肉类食品所含有毒化学物质甚至相当于牛奶场奶制品含量的 2.5 倍。

有些人有一个错觉，以为要吃大量肉类才能长得高大强壮。这个想法当然极为荒谬。人们在世界上见到的最高大强壮的动物都是素食的。请看大象、马、牛和其他动物吧。它们全都是纯粹的素食动物，它们并不缺乏体力和耐力。

在西方长久以来曾经流传过要获得蛋白质必须依靠食用肉类食物这样一种神话。当然，这种论调也是毫无科学根据的。人只凭食用谷物、豆类、蔬菜、坚果、奶制品和水果等等，他所获得的蛋白质和各类维生素就绰绰有余了。他仅仅需要按适当的搭配来吃用这些食物就可以了。例如，如果你吃一顿豆腐和米饭相搭配的午餐，那么，你就摄取了完美的蛋白质。或者，如果你就像墨西哥和其他拉丁美洲国家的人们那样吃一些由豆子加玉米面做成的"玉米面饼"（西班牙文叫"tortillas"），那么，你又摄入完美的蛋白质了。在印度，人们获得完全蛋白质的方法是经常食用豆子（小扁豆或豌豆）加无酵面粉做的烙薄饼（印地语叫"chapati"），就和英美的面粉烙饼（pancakes）相似。

从非肉类食物中获得的蛋白质对人体来说更为容易消化、吸收得多。例如，消化一顿米饭加豆腐的饭餐约需 5 小时，而消化一块分量与之相当的牛排则约需 18 小时。习瑜伽者岂能整天只顾消化食物呢，他的能量要用在比这更有意义的事情上啊！

由于这个原因，过去十五年来，西方有许多人成了素食者。光是美国一国，现在估计有一千至一千二百万素食者。当这些素食者中有许多人被问及为什么要吃素的时候，他们最常作出的回答之一是："吃素使我感到更清淡些……过去我吃肉时，有一种腻重的感觉。现在，我感到更轻快些，精力更充沛些。"

意识的改进

瑜伽师相信，一个人吃的食物不仅影响他的身体，同时也影响他的心神意识。瑜伽师认为，一个人要受到物质自然界三种力量的影响，这三种力量即愚昧无知（梵文 Tamas，"塔玛斯"）、激情（梵文 Rajas，"拉扎斯"）和善良（梵文 Sattva，"萨埵"）。

习瑜伽者的目的在于超越物质自然界这三种状态的影响。他超越这些影响的办法是逐步地、越来越多地处身于善良的状态中。从这一点继续努力，他就能够得到完美至善的觉悟。

很明显，瑜伽师承认，生灵是会受到物质自然界的影响的。例如，他知道处于自然界不同状态影响下的人们欣赏不同类型的食物。一个处于善良状态的人欣赏、享用新鲜、甜蜜、有营养、易于消化的食物。多汁的水果、新鲜的蔬菜、谷物、牛奶、坚果等等就是处于善良状态的人所欣赏、享用的一些食物。另一方面，正如《薄伽梵歌》中所说的，一个处于激情状态的人所欣赏、享用的食物是"过于浓烈、过酸、极咸、刺鼻、干燥和辛辣的"。《薄伽梵歌》也描述处于愚昧无知状态的人们所欣赏、享用的食物："在吃用前先熬煮三个钟头以上的食物，它没有什么味道，还发臭、腐烂、分解和不洁，这就是处于愚昧无知状态中的人们所喜爱的食物了"（《薄伽梵歌》第十七章第八至十颂）。

虽然瑜伽师承认一个人要受到自然界三态的影响，但他还是相信人能够在这样的受管辖状态下解脱出来。怎样才能达到？方法是参与一些能够使他摆脱愚昧无知和激情影响的活动。而吃用属于善良状态的食品，人就能逐渐处身于这种善良的状态之中。换言之，如果我经常处于激情状态中，但我并不愿如此，我就可以不吃激情状态的食物而改吃善良状态的食物，用这种方法逐渐摆脱激情状态的影响。因此，我应该吃更为简单、新鲜的食物，来代替过分加放香料、过于辛辣浓烈等等的食物。

因此，习瑜伽者坚持素食的主要原因之一是要以一种积极的方式影响自己的性情或心意。他们要的是离开愚昧无知的状态，转向善良的状态。肉类食物被视为最低级的食物，是处于愚昧无知状态的食物，一个吃用这些食物的人就会受到这种愚昧无知状态的影响，因此，习瑜伽者对肉类食物避而远之，拒而不用。

伟大的科学家阿尔勃特·爱因斯坦（Albert Einstein）也研读过《薄伽梵歌》一书，他得出同样的结论："我的看法是，素食的生活方式仅凭其对人类性情所产生的纯粹生理性的效果，就会对人类的命运产生极为良好的影响。"

对一切有生之物的敬重

习瑜伽者，或者因为已处于善良状态（或已超越此状态），或者因为有志于处在善良状态中，所以就总是力戒不必要的杀生行为。他认为，为取得食物而杀各种动物畜牲等等是没有必要的。一个道行修养很高的瑜伽师对一切有生命的实体都是很敏感而敬重的。正因为如此，他不愿意给任何生物引起不必要的痛苦。在中国历史上，孟子的这段话表达了相同的感受："君子之于禽兽也，见其生，不忍见其死，闻其声，不忍食其肉……"　（语见《孟子》《梁惠王章句上》）。任何一位习瑜伽者只要看看屠场的惨况，一定会深有同感。

对经济、世界饥馑和环境保护的关心

现代习瑜伽者还举出素食主义的另一些理由——对经济、世界饥馑和环境保护的关心。他们说，把动物用作食物在经济上是很不合算的。他们说，实际上这是对宝贵资源的可悲的浪费。为了生产 1 英磅肉类就得花掉 12~20 英磅以谷物和豆类形式表现的蛋白质。换言之，对于世界食物资源来说，一个吃肉的人所施加的影响相当于 5 名直接从谷物和豆类中获取蛋白质的素食者。有一本名为《豆腐食谱》（The Book of Tofu）的书这样论述："如果这些作物（谷物和大豆）中全部可用的蛋白质能为人类直接食用的话，估计就能够弥补世界蛋白质匮乏的百分之九十了。"

许多习瑜伽者奉行素食主义，这就表现出他们对别人和环境的关心。

此外，世界上人类完全赖以生存的宝贵环境受到了食肉者，特别是食用牛肉者的严重威胁。这方面事实铁证如山。美国国内过去 15 年所消费的巨大数量的汉堡包（夹牛肉面包）导致中美洲雨林的毁灭，这个事实仅是其中一例。为了向美国的食肉者提供汉堡包和"热狗"（夹香肠面包）所需的肉类，中美洲各国现在牧养大量牲畜群。正如埃德门·希勒利勋爵（Sir Edmund Hillary）所著的《公元二千年的生态》（Ecology 2000）一书中所指出的那样，放牧这些牲畜的草原"几乎完全是以牺牲原先从未受过侵扰的雨林作为代价而建立起来的，自从 1960 年以来，这些雨林已经减少差不多百分之四十了"。

雨林对人类有极其重大意义是尽人皆知的。当雨林被毁光时，中美洲和北美洲的人民都会损失惨重。

因为食肉习惯（特别是吃牛肉）而受损害不只限于食肉者个人的身体健康——连这个星球的躯体也因而受害。这一点当然还会导致居住在本星球上的人民群众在健康与福利上发生更多的问题。

习瑜伽者膳食概况

以下就是习瑜伽者膳食所使用的基本材料。

一切谷物及其副产品：大米、小米、小麦、玉蜀黍（玉米）、燕麦、大麦、无蛋面条、无蛋面包、家常小甜饼干，等等。

各种豆类、果仁和种籽（新鲜品与干制品）：大豆、小扁豆、花生、腰果、核桃、杏仁、莲子、芝麻籽、葵花籽、豆腐、豆浆等等。

各种蔬菜（新鲜品与干制品）：大白菜、黄瓜、土豆、西红柿、卷心菜、芹菜、茄子、青菜、笋瓜、竹笋、豆角、豆芽、黄豆芽、苦瓜、胡萝卜、蘑菇、木耳、海带、各种香草，等等。

奶制品：牛奶、酸牛奶、黄油（白脱油）、乳酪、奶油、酸奶油，等等。

油类：菜油、玉米油、黄油、花生油、（芝）麻油，等等。绝不用猪油（即动物油）。

佐料：酱油、盐、蜂蜜、糖、柠檬、辣椒粉、咖喱粉、姜、香菜、花生酱，等等。

注意：建议人们为了保持身体健康不要过多食用奶制品、糖、盐或油类。

上述材料有无数美味而富于营养的烹调方法。我们相信大家都已经知道一些比较明显的方法了。例如，炒蔬菜，伴以诸如大米、大麦或小麦等一种谷物做的饭，再加以豆腐、各种种籽、果仁等等一同吃。还有用蘑菇和其他蔬菜、豆腐等等作配料的面条。实际上，大多数传统的中式菜肴都易于改变为纯粹素食菜肴，方法只是用豆腐、面筋和蘑菇等等代替肉类，而在原汁中则不用肉而用各种蔬菜、蘑菇、酱油、香草和作料，等等。除了这些比较大众化的饭菜类型之外，我们鼓励大家尝试调制新的菜谱吧。

以下是几种简单菜谱：

作者提示

当我们重读这些菜谱时，总是感叹当时市场食材实在有限！在本书再版之际，我们诚邀您探访我们的网站 www.huilanyujia.com. 参阅更多新增的菜谱和信息，希望能帮助大家以轻松愉悦的方式做个健康素食者。

早餐或小吃

煮苹果拌（或不拌）酸牛奶

苹果　　六个（削皮或不剥皮，随你决定）
蜂蜜　　一汤匙
水　　　两汤匙
酸牛奶　一碗（加入两汤匙蜂蜜拌匀）

将苹果切成小方块（约 3/4×3/4 英寸）。用两汤匙水在锅中略煮。用中等火力略煮，锅盖要盖上。煮至软硬程度适合你，然后将锅移离灶火，把果汁滤出来（如果苹果煮得愈久，果汁就会愈多），倒入一个玻璃杯之中，这是极好的饮料。在苹果中加入蜜糖，拌匀。将煮好的热苹果舀在盘子里或碗里，再把冷冻的、甜的酸牛奶浇在上面。这个分量足够3个人享用。一些其他水果，如梨子、桃子等等，也适合照此配方调制。

再者：酸牛奶分量多少随你口味而定。

蜜枣热牛奶

鲜奶或奶粉　　两碗

枣子　　　　　半碗（切成细末）

蜂蜜　　　　　一汤匙

用中等火力将牛奶、枣子和蜂蜜加热。可用热蜜枣牛奶和蒸馒头同吃。

提示：如果你弄不到枣子，可用葡萄干或任何其他种类的干制水果（干果）。

干果燕麦粥（加香蕉片或不加）

干燕麦片　　　　　三分之一碗

葡萄干或碎枣末　　一汤匙

盐　　　　　　　　一小撮

水　　　　　　　　一碗

蜂蜜　　　　　　　两汤匙（多少随口味而定）

将燕麦片、干果、盐放入冷水中，然后用高热火力煮沸。

不断搅动，再煮一两分钟。将锅移离灶火，加蜂蜜。盖上盖子放一两分钟。本品已够可口，但如加以香蕉片同吃则美味倍增。这是一个人吃的分量。

小麦或大麦片等也可按此配方调制。

甜豆腐糊

嫩豆腐　　　　两碗

蜂蜜　　　　三汤匙

水　　　　　五碗

将水煮沸。把豆腐放在水中煮 5 分钟。把豆腐中的水分滤干。把蜂蜜加入豆腐中，搅匀成糊状。这是供两人食用的分量。

花生酱香蕉三明治

无蛋面包（如有可能的话，最好用全谷磨制面粉做的面包）

花生酱

黄油（即白脱油，可用可不用）

蜂蜜

香蕉切片

首先在两片面包上抹上一层薄薄的黄油，然后，在黄油上加上一层花生酱，然后又在花生酱之上抹上一层薄薄的蜜糖。在把两片面包合起来之前，先在中间加上香蕉片。拌以一杯牛奶，很好吃。

主　餐

土豆泥

土豆　　　　四个（去皮或不去皮自便）

黄油　　　　一汤匙

盐　　　　　一小撮

酱油　　　　三分之一汤匙

香菜　　　　二分之一汤匙（切成细末）

牛奶　　　　四分之一碗（可用可不用）

把土豆放在一大锅沸开水中起码煮 25 分钟，直到土豆煮得很软，以容易地用匙子或叉子刺穿它为度。移离灶火，滤干水分。开始将土豆捣成泥状。一边捣，一边加入黄油、盐、牛奶和酱油。把土豆和所有这些配料反复捣匀，直到没有任何块粒。盛在盘子上，洒上香菜末。配以一碗色拉（即西餐凉拌菜）或热汤，很好吃。

这是两个人用的分量。

奶油西红柿汤

熟西红柿	七个

清淡的植物油（如果你想味道浓郁些，就用黄油，即白脱油）半汤匙

玉米粉	一又三分之一汤匙
牛奶	一碗
盐	一小撮
蜂蜜	一又二分之一汤匙（即一汤匙半）
水	三分之一碗

首先按以下步骤给西红柿去皮：先把水放入一个大锅里（这锅要大得足以容得下7个西红柿），煮沸。移离灶火，放入西红柿。盖上盖子，放15分钟。15分钟或更长点时间之后，拿出西红柿，放在冷水中冷却。去掉西红柿皮，将西红柿切成多片。再在平底锅中溶化黄油，然后放入西红柿片翻炒。西红柿炒得略为熟时加入玉米粉。均匀翻动，让玉米粉也溶化在西红柿中。加入盐、蜂蜜、牛奶、水，煮开。移离灶火，用滤斗把汤过滤一遍，用匙子压挤西红柿渣。汤过滤之后，呈细滑状，再放回火上煮两分钟多。

这个汤或者就这样吃，或者洒上切细的香菜末，或者加上炒脆的面包丁，都可以。但是如果你想让这汤少点油腻和较为清淡，那就只用香菜。如想用面包丁，又不要太油腻，则就用一个平煎锅来加热，不放油（或只用少量植物油以防

止粘着锅面），不断翻炒直到面包丁转成棕褐色、变脆为止。

如做炒脆面包丁，只须把一片面包（最好是陈面包）切成小方块（丁），在锅中以中等至文弱程度的火力溶解一匙黄油，加入面包丁，翻炒至金黄色。滤出黄油，让面包丁敞着冷却。冷却后面包丁就变脆，在吃西红柿汤时（不是提前）才把面包丁洒在热汤上。这是两个人用的分量。

浓土豆汤

土豆（中等大小）	六个
花菜（或称花椰菜）	两汤匙（剁成细末）
西红柿	两汤匙（剁成细末）
芹菜（西芹）	两汤匙（剁成细末）
黄瓜	两汤匙（剁成细末）
清淡植物油（如要味道浓郁，可用黄油）	一汤匙
酱油	一汤匙半
水	五碗

把土豆切成丁块，放入五碗水的锅中煮沸，煮到土豆非常软。移离灶火，不要滤去汁水，开始把土豆捣烂。彻底捣成糊状之后，用滤斗过滤一遍，以便得到细滑的汤汁。在一个平底煎锅中溶化黄油，把花菜末倒入翻炒，加入酱油。当菜花变成金黄色或棕褐色，加入西红柿、黄瓜和芹菜。把所有剁碎的蔬菜末一起炒 10 分钟以上。移离灶火，将炒熟的蔬菜末倒入土豆汤之中，搅匀，用中等火力再煮 5 分钟。这是两个人享用的分量。

再者：如果你得不到上边讲的这几种蔬菜，其他应时蔬菜，如胡萝卜、豌豆、各种菜豆等等，都可以使用。

家制香酱拌菜园蔬菜色拉（凉拌菜）

黄瓜	一碗（切片）

西红柿	一碗（切片）
灯笼椒	三分之一碗（切成长条）
葡萄干	一汤匙
土豆	一碗（切成丁块）
豆腐	二分之一碗（切成丁块）

先把土豆煮五分钟至柔软为止（但也不要太柔软），加入豆腐丁，再煮两分钟。滤去水分，分开土豆与豆腐。将两者放入冷水中冷却。其余未煮（应滤干水分）的蔬菜和土豆合放入一个大锅中。把豆腐丁和葡萄干放在蔬菜和土豆的顶上。盖上锅盖放在一旁，然后开始备齐下列成分配制色拉酱：

花生酱	三汤匙
酸牛奶	一碗
蜂蜜	两汤匙
酱油	二分之一汤匙

把所有成分混合一起，调匀，在吃前浇在色拉（凉拌菜）上边。这是两个人吃的分量。

花生酱调料拌蒸蔬菜

胡萝卜	一碗（切成一寸半长的细条）
土豆	一碗半（切成半寸的小方块）
花菜	一碗半（切开，不大不小）
卷心菜	两碗半（切成细条）
豆腐	一碗半（切成丁块）
豆芽（生的）	一碗
黄瓜（生的）	两碗（切成细丝）
灯笼椒（生的）	半碗（切成细丝）
柠檬汁	一汤匙（可用可不用）

用一碗水蒸（煮）胡萝卜、土豆约 7 分钟。加入花菜、卷心菜和豆腐。再蒸（煮）4 分钟。移离灶火，滤去水分（把蔬菜原汁留下来做调料）。盖上盖子，暂放一旁。

以下是做调料的成分：

花生酱	四分之三碗
辣椒粉（即辣椒面）	一小撮（约四分之一茶匙）
蜂蜜	一汤匙
酱油	一汤匙半

在一个小平底煎锅中，把花生酱和蔬菜原汁混合起来。加入辣椒粉、蜂蜜、酱油，用中等火力加热。不断地搅动，煮至调料变成浓稠、像奶油的样子。如果这调料太浓，就再加一点水。

再把所有蒸熟的蔬菜放在一个大碗或盘子里，加柠檬汁和生豆芽（一定要滤干生豆芽的水分），一起拌匀。在上面撒上灯笼椒细丝和黄瓜细丝。吃时浇上热的花生酱调料。这个菜用来和米饭或面包一起吃是很好的。

再者，如果你弄不到上边提到的蔬菜，随时都可以改用任何一种应时蔬菜。还有，如果你不习惯吃生的豆芽，也可以把它像其他蔬菜一样蒸熟来吃。这是三个人吃的分量。

当然，这些菜谱的主要目的是供你参考，以便设计一些自己的菜谱[*]。

> 阿尔朱那啊，如果一个人吃得太多，或吃得太少，睡得太多或者睡眠不足，那他就没有可能成为一名习瑜伽者。

---

[*] 本书两位作者打算尽快出版一本关于素食营养与膳食的书，它要收入更多的素食菜谱。

第六篇　习瑜伽者的生活方式

在饮食、睡眠、工作和娱乐等习惯上节制有度的人，凭着修炼瑜伽体系，就能消除一切物质上的痛苦。
——《薄伽梵歌》第六章第十六、十七颂

告别不良生活习惯的秘诀

关于想在瑜伽修炼上获得成功的人最好的生活方式，可以谈的事情还很多——但是不可能在此把全部细节一一叙述了。

首先，应再次强调这一点：一个人无须首先戒除某种行为习惯，然后才开始练习瑜伽姿势、冥想，等等。例如，有一位很亲密的朋友曾一度有过烟瘾。他练了5年瑜伽，才能最终彻底戒掉它。当然，他这是一种极端的情况。大多数人感到，在他们练起瑜伽之后，就能相当快地戒掉坏习惯。

但是，不同的人都以各自的步伐前进，人们不应以为，为了开始练瑜伽，就得把暂时还戒除不了的事情也戒除掉。随着时间的过去，一个人会通过瑜伽练习培养出一种更深刻、更崇高的内在幸福快乐，从而会明白从饮酒、吸烟和其他上述事情中获得的乐趣是多么肤浅、琐碎。所以，关键或秘密是要培养起一种更崇高的内在情趣或满足。那么，他就能戒除掉一切坏习惯。

本书两位作者之一张蕙兰从自己的生活中认识到这是真实情况。

"在我开始练瑜伽以前，我的生活方式并不好。事实上，我几乎不好意思在这里提起自己以前的生活方式。但是，为了说明瑜伽练习的效果是多么奇妙，我还是要讲讲。

以前，我就像许多香港居民一样，是相当崇尚物质利益的。我看不到自己的人生有什么真正的意义。我对别人的福利丝毫不感兴趣。我只关心自己的幸福快乐。我的心经常想的是怎样得到更多的物质享受。甚至当我还是个年轻女孩的时候，我就常常抽烟、逃学。有时候我用鸦片或海洛因，还沾染别的坏习惯。简言之，我就像许多香港的青年人那样，感到失落、没有目的、不幸福、不快乐。

然而，连我这样失足颇深的人也能够通过瑜伽的锻炼来纠正自己的人生，成为一个有目的、有成果与健康的人。我从自己生活的直接经验认识到：瑜伽确实有功效。

我不是说自己已经达到了瑜伽的最终目的——精神之爱与同情恻隐心的至善境界。但是，我可以说，我已经尝到了真爱的一滴甘露的甜美，即瑜伽术所说的巴克悌（Bhakti），它的威力足以把我的人生从原来那种以私己为中心的状态改造成现在对他人物质与精神福利起码也有一点关心的状态。我只希望这种精神的爱能在我心中发展壮大。我确实深信，只要我认真地修炼好瑜伽冥想术，精神之爱的树就真正会根深叶茂，愈加茁壮，而美好的果实也将愈加丰硕。

印度十五世纪伟大的瑜伽师史利·柴坦尼亚·玛哈普拉布（Sri Chaitanya Mahaprabhu）在论述瑜伽语音冥想时说过：当一个人"怀着一种谦恭的心情，感到自己比街上一根稻草还要卑微，比一棵树更能容忍，消除了一切虚假的威信感，随时准备向别人致以全部敬意"的时候，他才能真正最充分地领会到瑜伽语音的全部内涵。

如果一个人要在他的瑜伽修炼中取得进步，就应该时刻牢记史利·柴坦尼亚的这个教导。一个遵守瑜伽原则和从事瑜伽修炼的人不应该对非习瑜伽的人们抱一种不容忍的态度。有时候，有个人戒了烟，他马上感到自己比那些还在抽烟的人更高明更优越。而当他戒了酒，他又感到比那些还在喝酒的人更胜一筹。这是很坏、很危险的。一个遵循瑜伽生活方式的人一定要时刻牢记史利·柴坦尼亚的话语。

这也并不意味着一个过着瑜伽生活方式的人应鼓励人们保持自己的坏习惯。可是，一位习瑜伽者必须学会尊重别人，即使他并不赞同别人的生活方式。他必须学会在适当的时候、用适当的方法同人们说话而不致得罪别人。他必须学会怎样让别人知道他有心要改变他们的习惯，而又不至于得罪他们，或者使他们感到他在批评他们，或者要强迫他们改变。在这一切情况下，最好的方法就是诚实和谦虚。

说完了以上各点之后，现在让我们简单地提一提对于希望修炼瑜伽有进步或遵循瑜伽生活方式的人极为重要的一点：交友须择善。

有一句老格言："与贼相交则为贼；与圣相交则为圣。"这话一点儿不假。我们全都需要亲密的朋友，特别是青年人。交友实在太重要了。如果我们和有坏习惯的人交朋友，我们也会染上恶习的。

如果有个人一方面试图要把坏习惯改为好习惯，另一方面却继续和那些还有着坏习惯而又没有兴趣改正的人交朋友，那么，他改正的努力就很有可能要失败。起码，他要成功就困难得多。

因此，虽然我们在日常生活中必须和各种各样的人交往，我们也应该小心谨慎不要和那些会妨害我们过瑜伽生活方式的人做亲密的朋友。

这可能意味着，随着时间的过去，你将要放弃一些熟人而交一些新朋友。例如，如果你现在的朋友经常迫着你饮酒、吸烟、赌博，等等，那你就会感到日子很难过。最好是把交友的情况改变改变了。

当然，如果朋友们能够一起在修炼瑜伽上共同进步，那就好极了。他们可以有共同志趣，又可以互励互勉，等等。他们可以一块儿做瑜伽姿势锻炼、做小组冥想，等等。他们可以试试互相督促经常而有纪律地做好各种瑜伽练习。

真自由的快乐

一名习瑜伽者是一位戈斯瓦米（Goswami），而不是一个戈达斯（Godas）。一个戈达斯忠诚地为其各种感官服务，就像一个奴隶侍候他的主子一样。每当各感官要求什么，戈达斯就感到满足这些要求是自己的职责。如果舌头要求尝尝某种味道，或者生殖器要求性的享受，戈达斯立即唯命是从，力图满足这些要求。

具有讽刺意味的是，这个感官的奴隶相信自己是一个"解脱"了的、自由的生灵。他夸耀自己这种受奴役的状态，似乎这种状态是值得引为自豪的事情。

在西方国家和在香港，社会的风气往往怂恿人们去当戈达斯。一个人对自己感官愈是顺从的奴隶、对自己感官的控制愈是薄弱，社会风气就认为他愈是"进步"。他被当作某种英雄人物受人仰慕。当然，这样的人只不过是一条狗罢了。

一条狗也是不控制或不能控制自己的感官的。如果感官"自由"是真正的自由的话，那么，畜牲禽兽就是我们中最自由的了。按照戈达斯哲学，即享乐主义，畜牲禽兽的生活就挺不错：它们不控制自己的感官；它们没有责任；它们只管吃呀、睡呀、做性享乐呀、打斗呀。享乐主义者把畜牲禽兽当偶像来膜拜，从而还试图模仿它们。享乐主义者全都是以自由和进步的名义来做出这一切的。

戈达斯错误地把他的各种感官、躯体等同于他的自我。

因此，他的论断是：如果他使自己的身体快乐幸福，也就是说，如果他为其感官服务，那么，他也就快乐幸福了。但是，无论他给自己感官多少快乐，他仍然得不到满足。到头来他只有懊恼失望。无论得到多少感官享受，享乐主义者总是贪得无厌，得寸进尺。

换言之，感官是一些永不满足的主子。不论我们怎么样尽心尽意地侍候它们，不论我们给它们提供多少享受，它们永远是多多益善。戈达斯是不知感谢、贪得无厌的主子的忠实奴仆。

已经成为或努力要成为戈斯瓦米的那些瑜伽修炼者并不把各种感官（即躯体或心意，总之二者必居其一）认同为自我。他认到，自我是寄寓在身心中的一颗生命的微粒。因此，他认识到身与心仅是供他使用的工具而已。换言之，戈斯瓦米认为他的生存有着比单纯的感官欢乐更崇高的目的。由于他修炼瑜伽，就知道那内在的幸福快乐。因此，他不把感官作为自己的主人，而是当作自己的仆人来看待。他使用这些仆人来实现自己崇高的目的。

他拒绝受感官的利用。他按照自己的计划部署去控制自己的感官——他不像戈达斯那样，他不是被各种不同感官左推右拉、随意摆弄的奴隶。

所有瑜伽文献中最具权威性的古书《薄伽梵歌》对这样一位成功的瑜伽师作了如下描述：

> 一个人能够把自己的感官从感官对象事物那里撤回来，就像龟把四肢收到龟壳里一样；应该明白：这样的人就是真正处身在智慧之中。
>
> ——《薄伽梵歌》第二章第五十八颂

龟在需要收回四肢时，就能收回，需要伸出，也能伸出。这就是戈斯瓦米的情况：他能够从感官对象事物那里撤回他的感官，或者，他也能做出相反的事——完全按照他的计划安排行事。

例如，这样的一位瑜伽师进食是为了让身体健康活着。因此，他把舌头用于这个目的。瑜伽师并不是为了吃而活着的。他不会对舌头唯命是从。并不是每当舌头召唤他，他就必须侍候舌头的。不是这样的。是他控制舌头，是他使用舌头。他才是主人；舌头和其他感官都是他的奴隶。

成功的瑜伽师，即戈斯瓦米，既从内部得到满足，怀着一颗充满精神之爱的心，就不再处于必须从暂时的感官满足中寻求幸福快乐的境地了。瑜伽师不用为其感官奔走效劳以获得幸福快乐，因为他是有智慧的。他知道：侍候他的感官并不真正就等于侍候他自己。换言之，他知道：各种感官、身体并不就等于他。确切地说，只是他的所有物罢了。因此，戈达斯认为："我的躯体就是我。"戈斯瓦米则认为："我的躯体是属于我所有的事物罢了。"

如果我们要修炼瑜伽成功，那么，我们必须最终地成为戈斯瓦米。

当然，仅仅描述习瑜伽者不做些什么，是不足以说明他们的生活方式的。我们也必须说明一下他们做些什么。

习瑜伽者做各种各样的瑜伽健身和冥想练习，这点是不用说的了。但是，此外他们还做些什么呢？例如，他们都有工作、有家庭、有住所等等吗？还是抛弃家庭、社会与工作呢？他们接触金钱和物质财富吗？还是避开这些事物呢？

回答是，存在着两种颇为相异的瑜伽生活方式——而伟大的瑜伽文献和瑜伽大师都承认这两者是正宗的。

第一种瑜伽生活方式可以描述为一种自我克制与舍弃世

俗的生活方式。第二种则可以描述为无私献身活动的生活方式。瑜伽师们并不认为这两条道路是互相矛盾的，即一种是正确的而另一种是错误的。

对大多数人来说，自我克制和舍弃世俗的生活方式并不是非常切实可行的。传统上八支分法瑜伽的严格修行者都过着隐居的生活，不是住在森林里就是住在深山的洞穴里，等等。他们没有家庭生活，严禁一切与异性的接触。他们放弃一切物质财产和富裕生活——把这一切视为通往内心安宁与入定境界道路上的障碍物。他们吃得很少，睡得也很少。他们整天练习瑜伽姿势、调息和冥想。

另一方面，无私献身工作的生活方式则对任何人都是相当容易实行的。这种生活方式本身实际上是一种叫实践瑜伽或爱心服务瑜伽的体系。

一位实践瑜伽（Karma Yoga，即无私活动瑜伽）或爱心服务瑜伽（Bhakti Yoga）的修习者并不遁入山林，等等。反之，他留在社会里，并按照实践瑜伽或爱心服务瑜伽的原则去生活与工作。他奉行这样的生活方式的原因，要么是因为他想要处身于智慧和精神之爱的境界中，要么则是因为他已达到这种境界。实践瑜伽或爱心服务瑜伽生活方式的根本原则是：一个人工作的目的不在于自己的劳动成果，即并不只是为了能够享受自己劳动的成果，而是要为整体服务。

通过这样的无私活动，一个人的心就愈来愈解脱了邪欲、愤怒、贪婪等等。他从自己的牺牲中体验到内心的幸福快乐。当然，这样的牺牲不可能是被迫做出来的，它必须是自愿的。如果强迫某人作出"无私的"举动，他就会怀恨在心。

这并不是说，一个人只有内心已经纯洁的时候才从事无私活动。一个人认识到自己是自私的、有邪欲的、贪婪的，等等，但又不喜欢自己这种情况，他就可以从事无私的工作，以求得心地的纯洁。而当人的心变得纯洁起来以后就会自然而然地或自发地为他人谋福利。他的每一个行动都是出于对整体的爱而做出来的。

像中国这样的社会主义国家，那里大多数人已经从事了为整个社会的福利而工作，实行无私的实践瑜伽就很容易了。人们只需要认识到他所做的工作是为了全体人民的福利，而不只是为了自己的工资就行了。

作为一个实践瑜伽的修习者，他尽可能认真而有效率地作自己的工作，并不是因为想获得社会的某种承认或某种"奖赏"，而是因为工作本身就是目的。究竟一个人是个农民、艺术家、工厂工人、学生、士兵、行政人员、医生、作家、科学家或扫街的清洁工人，等等，都是无关重要的，只要一个人以不求名利或无私的精神来做自己的工作，就会体验到内心的满足。换言之，通过以无私精神为全体人民谋福利，人们的心就越来越纯洁了，而随着人心愈加纯洁，人们就在内心里进一步加强从事这种无私工作的动机，这就是实践瑜伽的修炼方法。

当然，在社会主义社会以至在资本主义社会，都有集体的和私人的企业。那些作为集体一分子而工作的个人也可以用舍弃名利的精神来做好自己的工作。他们并不是作为一个集体或作为一些个人来为自身工作的，而是为了全体人民的进步而工作的。他们应该把自己看作是人民的勤务员。

在私营企业中工作的人，也是这样。连自己在经营着有利可图的生意的人也能够成为一个实践瑜伽修习者。例如，一个人可以开一家饭店来满足自己和家人的物质需要，也可以以便宜的价钱向人们提供一顿美好而合乎健康要求的饭餐。在他所赚的钱中，他取足家用，然而，不是出于贪心，他把钱投入生意中来扩展和改进自己为人们所做的服务，并把其余的钱捐献出来，给人们以某种救济援助。例如，他可以帮助某图书馆添购书籍，或举办一家保健诊所或开设瑜伽学校，等等。这样的一个人也是一位无私献身活动的实践瑜伽士。

实践瑜伽（Karma yoga）和爱心服务瑜伽（Bhakti yoga）的基本思想是这么一种认识：人人必须积极。人是活的。他不是一块死的石头。因此，一个人不能每天整日价坐着无所事事。我们大家都有欲望。因此，在无私活动的实践瑜伽和爱心服务瑜伽中，方法不是教人停止其活动（即工作），反之，是教人以舍弃名利亦即无私的精神来工作，而不是为了自己的感官享受来工作。在这实践瑜伽和爱心服务瑜伽中，目的不是消灭或停止欲望，相反，目的是使欲望纯洁化，并把它引导向正途。例如，一个要为私己服务的人有欲望，而一个要为整体服务的人也有欲望。一个的欲望是为自己服务；另一个的欲望则是为整体服务。在这两种情况中，欲望仍存在。

在这个关键之点上，传统的佛教哲学和瑜伽哲学是不同的。传统的佛教哲学认为，人们应该停止或消灭欲望。但是在实践瑜伽和爱心服务瑜伽之中，目的在于把人的欲望从以私己为中心转变为以整体为中心。目的在于把欲望从物质性质转变为精神性质。

人们可能问，既然瑜伽的主要目的之一是消除物质欲望，那么，当人还住在舒适的家里等等的时候，又怎么有可能做到这一点呢？回答是，习瑜伽者从自己的冥想和无私服务中获得的幸福快乐使他从感官享受中体会到的幸福快乐黯然失色。这样一来，他就从物质欲望中解脱出来了。

一名习瑜伽者在社会中与他的家人、朋友等共同生活，就体会到两种幸福：（一）从感官欢乐中获得的幸福（每当人们吃东西、或者感到一阵微风的抚拂，或感到温暖阳光的照耀，等等，都会自动地有这种幸福感）；（二）从他的瑜伽修习（例如，他的瑜伽语音冥想、他的实践瑜伽和爱心服务瑜伽，等等）之中获得的幸福。但习瑜伽者体验到，他从自己的瑜伽修炼中获得的幸福和他从感官享受中获得的幸福有根本与实质的不同。

他从自己的瑜伽修炼中获得的幸福是深刻、令人满足而且持久的，而他在社会生活中通常碰上的瞬息消逝的感官经验给他的幸福是非常浅薄和不能令人感到满足的。习瑜伽者通过自己生活中这两种幸福的体验，即分别是从感官经验中获得的幸福和从瑜伽修习中获得的幸福，就能摆脱对感官对象事物等等的眷恋执着。换言之，他凭着对一种较高尚的幸福和一种较低级的幸福做比较，就真正摆脱了低级形式的幸福。这样获得解脱之后，尽管他可能生活在拥有巨大财富的世界里，他也绝不会成为自己感官和感官对象事物的奴仆。例如，尽管他能够做长夜宴饮之乐，但他也不这样做。反之，他始终坚持着做各种感官的主人。据瑜伽师们的说法，这就是最高级的超脱或克己制欲的行为了。

伟大的瑜伽师们曾断定：一个隐居者的克己制欲行为在质量上并不是很高的，因为他对于感官享受的欲望并没有真正根除——毋宁说，只不过是压抑住罢了。但是，如果这样一名习瑜伽者再次和各种感官对象接触，例如，如果他再次返回社会的话，那么他再次对这些对象事物发生眷恋、执着的可能性则极大。他会再次对感官享受发生眷恋执着。因此，最容易的道路（即在社会中生活和工作的同时从事瑜伽修习的道路）恰恰也就是最好或最高的道路。

有一些愚蠢的新入门习瑜伽者有时候把自己梦想为隐居森林的伟大圣哲，时不时返回俗世上来，从而以他们的"克己制欲的行为"哗众取宠。这些人最好尽快地摒弃这样的梦想，走上真正实用的瑜伽道路。当一名诚心诚意的清道工人总比当一名骗子"冥想家"好得多啊。

全书的结束语

正如我们在这本书的导言中说过的，瑜伽科学是一个内容广泛的题材。我们知道本书内容还未论述完整，但是，我们深信，要让读者对这个题材获得足够的理论与实际认识，从而能够运用实践，那么，本书所收入的资料、方法步骤和练习是颇为充足的。

有些人把瑜伽主要地视为一种体育锻炼方法。无可否认，它确实具有这种功效。但正如我们已说明的：它远远超过这一点。通过瑜伽冥想，一个人的确能达到内在的精神幸福和智慧。人的意识与性格都能够大大地改善。

瑜伽科学由于能够帮助我们大家在物质上和精神上获得发展，所以，对于社会，它有很大的价值。

让我们重申这点：瑜伽科学不是印度的、中国的或者欧洲的，等等，它是全人类的共同财富。因此，让我们大家本着国际兄弟情谊的精神、瑜伽的真义、大同一致与精神之爱来促使这门科学发挥出最大的功用吧。

为了帮助需要更深层了解瑜伽的朋友们，我们在全国各大城市举办学习培训活动。这个活动不仅能给实践过程中遇到疑难的朋友提供正确的指引，请经过两位作者培训的专家老师答疑解惑，还能让您与老师们和其他志趣相投的练习者们交友联谊。活动的详细介绍可在我们的网站 www.huilanyujia.com 查询。除提供学习培训活动讯息外，这个网站还包含大量有教益的文章、歌曲和视频，对您的个人瑜伽学习颇有帮助。此外，我们还有活跃的社交媒体，如新浪微博等，详情也可在我们的网站查询。

关 于 作 者

张蕙兰

张蕙兰（瑜伽名字是外史那瓦·达西）在三十多年前，就已经开始把瑜伽的赠予传递给别人了。当她只有 17 岁时，就开始认真探讨和习练瑜伽。在接受了柏忠言先生的启发与严格专门训练及其他瑜伽前辈们的指点后，蕙兰开始在全国各地免费地传授瑜伽课程，深切渴望能为中国人民服务，她知道把瑜伽带给中国人就是她此生的目的。

在了解到电视传媒对瑜伽推广的重要性后，蕙兰便开始着手一项艰巨的工作——制作世界一流的瑜伽电视系列节目。1985 年通过中央电视台，张蕙兰和瑜伽走入了千家万户，深入成万上亿人的心中，瑜伽就此深受人民的喜爱，蕙兰也就成为中国大陆家喻户晓的传奇人物。15 年来，"蕙兰瑜伽系列"从未间断地播放，并成为中国电视系列史上播放时间最久的节目之一。因此，许多人一提到张蕙兰，就会亲切地称她为当代中国的"瑜伽之母"。

在上世纪 90 年代，张蕙兰开始闻名于西方，因为西方人注意到蕙兰瑜伽那与众不同、独一无二和亲切热忱的传授方式。于是从 1998 年起，通过 PBS 电视网在全美各地播出，使她的瑜伽电视系列成了掀起美国和西方现代瑜伽热潮上的重要推手。今天，蕙兰的 DVD、音乐 CD、得奖的瑜伽节目，还有书籍，都受到成万上亿人的喜爱，进而使她成为当今世上最受尊敬和名气响亮的瑜伽老师之一。

柏忠言

当代造诣深厚正统的瑜伽宗师柏忠言（瑜伽名字是悉达斯瓦鲁普·阿南达）来自于包括了像罗摩奴阇、柴坦尼亚等著名的历史人物的一脉。这个历史悠久的师徒相传是从最初最有权威的薄伽梵史利克尔史那讲授瑜伽最高层次的权威文献《薄伽梵歌》开始的。

柏忠言教授瑜伽超过 40 年。他有许多学生分布在美国、澳大利亚还有其他许多国家。

柏忠言同时还是一位艺术家，他写曲作词、灌唱 CD，声韵悦耳并触人心弦、感人肺腑，同时歌词含义都是鼓励人心向善、向上，因而获得了极高的赞评。

虽然柏忠言也曾是一位将生命之气提升至头顶并由此逸出的专家（即昆达利尼瑜伽）。但在四十多年前他就不再宣扬这一体系了。他遵从本宗历传师尊的先例，着重在瑜伽语音冥想、业瑜伽（即实践的、无私活动的瑜伽）和巴克悌瑜伽（爱心服务瑜伽）等方面的教导和传授。

附　录

保健效益及对人体各部分
锻炼作用的索引

　　下表向读者推荐适宜于治疗某些轻微病痛的瑜伽功法，是作者参照瑜伽传统和自己向西方学生教授这些功法的心得经验编纂而成的。本表并非绝对齐备无缺了，也就是说，适宜于治疗某种病痛的若干功法可能尚未收入。相反，可能收录于某种健康问题之下的技法练习不一定适合您的实际情况。

　　患有某种严重病痛的人，应先征询医生意见，才好练习表中开列的任何一项瑜伽姿势、收束、契合或调息等功法。而且，身上若有严重疾病或损伤，也决不应掉以轻心，不去认真求医施治。必须认识到，我们没有必要把瑜伽功法看成是完全取代（传统或现代）医疗的措施，而要把它看作与医疗措施相辅而行的手段。

腹部——伸展与强壮功
(Abdomen–Stretching
& Toning)
蹬自行车式（第 68 页）
腿旋转式（第 70 页）
放气式（第 93 页）
罐头开启器和炮弹式（第
　97 页）
下半身摇动式（第 100 页）
船式（第 102 页）

上伸腿式（第 105 页）
摇摆式（第 112 页）
半舰式（第 114 页）
向太阳致敬式（第 116 页）
腹部按摩功（第 112 页）
转躯触趾式（第 118 页）
半脊柱扭动式（第 130 页）
脊柱扭动式（第 132 页）
扭背双腿伸展式（第 135页）
山式（第 169 页）

拱背升腿式（第 204 页）

全蝗虫式（第 219 页）

鱼式（第 227 页）

侧角转动式（第 241 页）

门闩式（第 248 页）

战士第二式（第 256 页）

战士第三式（第 258 页）

幻椅式（第 261 页）

摩天式（第 263 页）

犁式（第 277 页）

侧犁式（第 281 页）

卧角式（第 283 页）

肩倒立式（第 288 页）

单腿肩倒立式（第 295 页）

卧英雄式（第 325 页）

所有向前弯身的姿势

所有向后弯身的姿势

胃酸过多（ Acidity）

上伸腿式（第 105 页）

半舰式（第 114 页）

半脊柱扭动式（第 130 页）

全蝗虫式（第 219 页）

三角转动式（第 236 页）

侧角伸展式（第 238 页）

战士第一式（第 254 页）

战士第二式（第 256 页）

战士第三式（第 258 页）

半月式（第 266 页）

"商卡·普拉刹拉那"洁肠法（第 335 页）

雷电坐（饭后做）（第 466 页）

生活方式（素食）（第 570 页）

（请参阅"腹部——伸展与强壮作用"部分。"焦虑与抑郁"及"压力与紧张"部分也可参阅，因为这些也会引起胃酸过多）

产后调理（After Birth）

罐头开启器和炮弹式（第 97 页）

猫伸展式（第 108 页）

虎式（第 110 页）

腰转动式（第 126 页）

腰躯转动式（第 138 页）

眼镜蛇扭动式（第 140 页）

单腿交换伸展式（第 145 页）

双腿背部伸展式（第 148 页）

眼镜蛇式（第 194 页）

蛇击式（第 198 页）

骆驼式（第 202 页）

半蝗虫式（第 217 页）

全蝗虫式（第 219 页）

低血压

备注：低血压患者在练习瑜伽姿势时，可能会出现头晕或恶心。在练习之前，请先咨询医生，确定低血压与心脏病无关，并且确定所练姿势合适自己的身体状况。

所有瑜伽姿势，特别是：

英雄式（第 72 页）

向太阳致敬式（第 116 页）

双腿背部伸展式（第 148 页）

束角式（第 153 页）

犁式（第 277 页）

身腿结合式（第 285 页）

肩倒立式（第 288 页）

所有调息功法，特别是：

瑜伽呼吸（第 478 页）

清理经络调息功（第 489 页）

喉呼吸调息（第 496 页）

所有的收束法，特别是：

收腹收束法（第 502 页）

脑子(Brain)

双腿背部伸展式（第 148 页）

叩首式（第 156 页）

增延脊柱伸展式（第 185 页）

上轮式（第 222 页）

手臂伸展式（第 250 页）

肩倒立式（第 288 页）

仰卧放松功（第 318 页）

瑜伽休息术（第 350 页）

瑜伽冥想姿势（第 450 页）

风箱式调息（第 480 页）

圣光调息（第 484 页）

清凉调息（第 487 页）

清理经络调息功（第 489 页）

瑜伽语音冥想（第 401 页）

生活方式（不用致醉物，素食二节）（第 572 页）

呼吸不顺(Breathless-ness) （非因心脏或循环问题所引起的）

双腿背部伸展式（第 148 页）

山式（第 169 页）

增延脊柱伸展式（第 185 页）

上轮式（第 222 页）

犁式（第 277 页）

肩倒立式（第 288 页）

仰卧放松功（第 318 页）

清理经络调息功（第 489 页）

喉呼吸调息（第 496 页）

收腹收束法（第 502 页）

支气管炎(Bronchitis)

英雄式（第 72 页）

糖尿病（Diabetes）

神猴哈努曼式（第 81 页）

半脊柱扭动式（第 130 页）

双腿背部伸展式（第 148 页）

坐角式（第 163 页）

直角式（第 171 页）

铲斗式（第 173 页）

叭喇狗式（第 177 页）

前伸展式（第 192 页）

骆驼式（第 202 页）

弓式（第 211 页）

全蝗虫式（第 219 页）

上轮式（第 222 页）

三角转动式（第 236 页）

枯草热（Hay Fever)

狮子第一式（第 307 页）

狮子第二式（第 310 页）

"涅悌"净鼻法（第 331 页）

风箱式调息（第 480 页）

圣光调息（第 484 页）

紧张性头痛（Headache due to tension)

双腿背部伸展式（第 148 页）

增延脊柱扭动式（第 185 页）

犁式（第 277 页）

肩倒立式（第 288 页）

颈部练习（第 304 页）

仰卧放松功（第 318 页）

"涅悌"净鼻法（第 331 页）

瑜伽休息术（第 350 页）

清理经络调息功（第一、二阶段）（第 489 页）

瑜伽语音冥想（第 401 页）

注意：头痛往往和背痛有关系。属于这种情况请再参阅"背痛"一条。

听力毛病(Hearing Defects)

"涅悌"净鼻法（第 331 页）

母胎契合法（第 526 页）

心脏疾病(Heart Problems)

双腿背部伸展式（第 148 页）

仰卧放松功（第 318 页）

瑜伽休息术（第 350 页）

清理经络调息功（只做第一和第二阶段）（第 489页）

喉呼吸调息（不兼做悬息）（第 496 页）

瑜伽语音冥想（第 401 页）

生活方式（全篇）（第 570页）

疝气（Hernia)

韦史努式（第 77 页）

束角式（第 153 页）

肩倒立式（第 288 页）

卧英雄式（第 325 页）

鳄鱼式（第 328 页）

莲花坐（第 456 页）

所有调息功法（兼做内悬患）特别是：

　　瑜伽呼吸（第 478 页）

　　风箱式调息（第 480 页）

　　圣光调息（第 484 页）

生活方式（不用致醉剂）

　　（还请参阅"哮喘"一项）

　　（第 615 页）

记忆衰退（Memory Loss）

双腿背部伸展式（第 148 页）

增延脊柱伸展式（第 185 页）

肩倒立式（第 288 页）

风箱式调息（第 480 页）

圣光调息（第 484 页）

清理经络调息功（第三阶段）（第 489 页）

喉呼吸调息（第 496 页）

所有契合法，特别是：凝视第三眼契合法（第 522 页）

一点凝视法（第 531 页）

生活方式（不用致醉物）（第 570 页）

月经失调（Menstrual Disorders）

英雄式（第 72 页）

神猴哈努曼式（第 81 页）

花环式（第 95 页）

猫伸展式（第 108 页）

向太阳致敬式（第 116 页）

半脊柱扭动式（第 130 页）

双腿背部伸展式（第 148 页）

束角式（第 153 页）

坐角式（第 163 页）

山式（第 169 页）

增延脊柱伸展式（第 185 页）

榻式（第 189 页）

眼镜蛇式（第 194 页）

蛇击式（第 198 页）

骆驼式（第 202 页）

轮式（第 208 页）

上轮式（第 222 页）

鱼式（第 227 页）

犁式（第 277 页）

肩倒立式（第 288 页）

仰卧放松功（第 321 页）

卧英雄式（第 325 页）

清理经络调息功（第二、三阶段）（第 489 页）

收腹收束法（第 502 页）

腿旋转式（第 70 页）

罐头开启器和炮弹式（第
97 页）

船式（第 102 页）

摇摆式（第 112 页）

双腿背部伸展式（第 148 页）

蛇击式（第 198 页）

骆驼式（第 202 页）

弓式（第 211 页）

全蝗虫式（第 219 页）

上轮式（第 222 页）

鱼第一式（第 225 页）

鱼式（第 227 页）

犁式（第 277 页）

肩倒立式（第 288 页）

狮子第二式（第 310 页）

仰卧放松功（第 318 页）

瑜伽冥想姿势，特别是悉达
斯瓦鲁普坐（第 401 页）

清理经络调息功（第三和第
四阶段）（第 489 页）

喉呼吸调息（第 496 页）

提肛契合法（第 508 页）

会阴收束法（第 509 页）

大契合法（第 527 页）

"热蜜露流"契合法（第 539
页）

注意：有一个有效的方法，
就是一面做像犁式、肩倒
立这样的倒转身子的姿势
时，一面做提肛契合法。

**肺炎和胸膜炎（Pneumo-
nia & Pleurisy）**

英雄式（第 72 页）

双腿背部伸展式（第 148 页）

山式（第 169 页）

增延脊柱伸展式（第 185 页）

鱼式（第 227 页）

犁式（第 277 页）

肩倒立式（第 288 页）

仰卧放松功（第 318 页）

瑜伽呼吸（第 478 页）

风箱式调息（第 480 页）

圣光调息（第 484 页）

清理经络调息功（第一和第
二阶段）（第 489 页）

喉呼吸调息（第 496 页）

姿势不良（Poor Posture）

牛面式（第 84 页）

向太阳致敬式（第 116 页）

腰躯转动式（第 138 页）

半莲花坐单腿背部伸展式
（第 166 页）

直角式（第 171 页）

眼镜蛇式（第 194 页）

骆驼式（第 202 页）

弓式（第 211 页）

三角伸展式（第 233 页）

加强侧伸展式（第 243 页）

手臂伸展式（第 250 页）

树式（第 252 页）

战士第一式（第 254 页）

战士第二式（第 256 页）

战士第三式（第 258 页）

幻椅式（第 261 页）

摩天式（第 263 页）

俯卧放松功（第 321 页）

瑜伽冥想姿势（第十二章）
（第 450 页）

孕妇（适宜于在产前做的练习）（Pregnant women，good prenatal exercis‑es）

半莲花膝部练习（第 64 页）

蹬自行车式（第 68 页）

腿旋转式（第 70 页）

英雄式（第 72 页）

蹲式（第 87 页）

敬礼式（第 89 页）

鸭行式（第 91 页）

罐头开启器和炮弹式（第 97 页）

猫伸展式（第 108 页）

圣哲玛里琪第一式（只做图 1 至图 5 的动作）（第 142 页）

单腿交换伸展式（第 145 页）

蝴蝶式练习（第 151 页）

束角式（第 153 页）

蛇击式（只可在怀孕早期做）（第 198 页）

摩天式（第 263 页）

仰卧放松功（第 318 页）

瑜伽休息术（第 350 页）

瑜伽冥想姿势（第 450 页）

提肛契合法（第 508 页）

大契合法（第 527 页）

瑜伽语音冥想（第 401 页）

注意：怀孕期最初两个月，如果医生允许，所有的瑜伽姿势都可以小心地做。在怀孕期最后两三个月，则应该只做很简单的姿势。

前列腺（一般强壮功）(Prostate，general toning)

英雄式（第 72 页）

喉呼吸调息（第 496 页）
收颌收束法（第 499 页）
收腹收束法（第 502 页）
腹部滚动按摩法（第 505 页）
“舌抵后腭”契合法（第 518 页）
凝视第三眼契合法（第 522 页）
母胎契合法（第 526 页）
瑜伽语音冥想（第 401 页）
生活方式（全篇）（第 570 页）

喉部不适（这些功法也适宜于培养、发展声乐能力）(Throat Irritations)

叩首式（第 156 页）
拱背升腿式（第 204 页）
鱼式（第 227 页）
鱼第一式（第 225 页）
肩倒立式（第 288 页）
无支撑肩倒立式（第 293 页）
颈部练习（第 304 页）
狮子第一式（第 307 页）
狮子第二式（第 310 页）
“涅悌”净鼻法（第 331 页）
风箱式调息（第 480 页）
圣光调息（第 484 页）
清凉调息（第 487 页）
喉呼吸调息（第 496 页）
注意：一边做鱼式，一边做清凉调息或喉呼吸调息是很有效的。

甲状腺（一般强壮功）(Thyroid，general toning)

向太阳致敬式（第 116 页）
人面狮身式（第 187 页）
榻式（第 189 页）
眼镜蛇式（第 194 页）
蛇击式（第 198 页）
骆驼式（第 202 页）
拱背升腿式（第 204 页）
狗伸展式（第 206 页）
轮式（第 208 页）
鱼第一式（第 225 页）
鱼式（第 227 页）
犁式（第 277 页）
身腿结合式（第 285 页）
肩倒立式（第 288 页）
颈部练习（第 304 页）
所有向后弯身的姿势调息（所有功法）

收颔收束法（第 499 页）

向天契合法（第 525 页）

"热蜜露流"契合法（第 539 页）

扁桃体炎（Tonsilitis）

英雄式（第 72 页）

半脊柱扭动式（第 130 页）

双腿背部伸展式（第 148 页）

榻式（第 189 页）

骆驼式（第 202 页）

狗伸展式（第 206 页）

弓式（第 211 页）

上轮式（第 222 页）

肩倒立式（第 288 页）

莲花坐（第 456 页）

风箱式调息（第 480 页）

圣光调息（第 484 页）

清理经络调息功（第 489 页）

喉呼吸调息（第 496 页）

收腹收束法（第 502 页）

（请参阅"喉部不适"）

肺结核(Tuberculosis)

要有医生指导才能练，见 "肺部（一般强壮功）"。

（十二指肠）溃疡（Ulcer, duodenal）

向太阳致敬式（第 116 页）

半脊柱扭动式（第 130 页）

单腿交换伸展式（第 145 页）

双腿背部伸展式（第 148 页）

肩倒立式（第 288 页）

卧英雄式（第 325 页）

瑜伽休息术（第 350 页）

清凉调息（第 487 页）

清理经络调息功（第一、二 和三阶段）（第 489 页）

喉呼吸调息（兼做内悬息） （第 496 页）

向天契合法（第 525 页）

母胎契合法（第 526 页）

大契合法（第 527 页）

一点凝视法（第 531 页）

瑜伽语音冥想（第 401 页）

生活方式（不用致醉物、素 食二节）（第 572 页）

（也请参看"焦虑与抑郁" 和"压力与紧张"，这些 问题也会导致溃疡）

注意：最好坚持食用包括柔 软的米饭、鲜嫩的水果、 蔬菜的膳食。不可饮用酒 精、茶或咖啡。

每一本书都配有蕙兰瑜伽详尽的指导光盘。

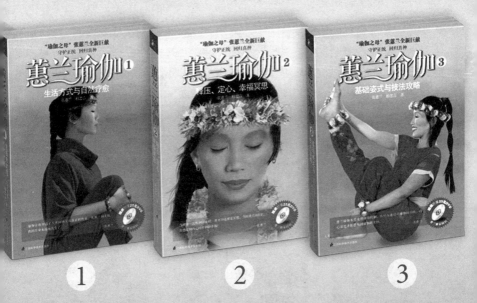

①　　　　②　　　　③

《蕙兰瑜伽1：生活方式与自然疗愈》公开独树一帜的蕙兰瑜伽饮食秘诀及瑜伽入睡法、盐洗鼻腔法、易行断食法、瑜伽调息术、瑜伽放松术等瑜伽养生法，针对常见身心疾病，提出了许多易行有效的瑜伽调理方案，为您全面讲解常葆健康的瑜伽秘密。

《蕙兰瑜伽2：释压、定心、幸福冥思》中，蕙兰老师和柏忠言宗师生动讲述了曾身陷压力和痛苦之中的人们如何通过习练蕙兰独创的"释压与定心课程"重获身心自由，并寻获真正的幸福。

《蕙兰瑜伽3：基础姿式与技法攻略》中，蕙兰女儿莎媞雅等示范了70余个传统经典瑜伽体式及15个呼吸法、收束法和契合法，易于上手的暖身法、降低难度法和增加挑战法，以适合各类人群更安全有效地练习瑜伽。

欲了解这套系列书的详细介绍，请登录
www.huilanyujia.com/yls

在您自在舒适的小窝里，享受张蕙兰的亲身教学

张蕙兰的系列光盘使您不必离开您那自在舒适的小窝，就能随时享受受益匪浅的私人瑜伽课。详细专业的指导、启迪人心的原创音乐、壮丽优美的自然风光，使您完美地体验瑜伽的美妙和益处。在每次练习的末尾，令人振作的瑜伽语音冥想™消除您的压力和烦恼，在您心中播种下真正的快乐喜悦。

蕙兰瑜伽™简易系列　　　蕙兰瑜伽™中级系列　　　蕙兰瑜伽™国际电视系列

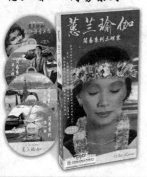
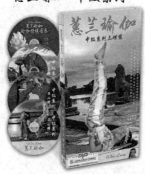
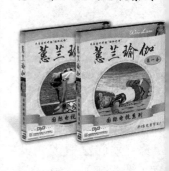

美妙的音像体验

"蕙兰瑜伽系列光盘在世界各地风景如画的自然风光中拍摄，制作精美，令人激赏。有一集光盘中，张蕙兰站在一处悬崖上眺望太平洋，在她身边是葱绿茂盛的雨林中流出的一挂瀑布，充分展现了大自然的美妙。每集节目的背景有白雪皑皑的山脉，有西南部一望无际的沙漠，也有令人叹为观止的海岸线，观众可听闻鸟鸣啁啾、清风低语，甚至几乎能感受到飞溅的水花。"赏心悦目的美景和悠扬舒心的乐曲为您舒展筋骨，强身健体的同时，还舒缓您的情绪，在大自然的壮美中展现出瑜伽的独特魅力。

美国《Magical Blend》杂志

瑜伽电视系列练习感受

"自从跟着您的蕙兰瑜伽电视系列练瑜伽后，每日繁琐杂乱的生活开始有了很大的改变。清晨的练习能让我迅即精神焕发，调整好心情来迎接新的一天；黄昏的练习帮我驱赶了一整天的劳乏。您那抚慰人心的语调和优美的音乐背景，以及每节课程末尾的冥想，都让我感受到了无比的平和谧静。我每天都期盼着在这个时刻与您一块儿练习瑜伽。"

天津窦小姐

请就近前往音像店或者书店，求购蕙兰瑜伽各项产品。
请登录 www.huilanyujia.com，了解蕙兰瑜伽系列光盘详情。

充实和拓展您的瑜伽练习

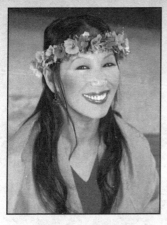

亲爱的朋友们：

让人人都拥有健康快乐的人生，是我们一贯努力的方向，瑜伽生活方式能帮您逐步提升生活品质，让您拥有健康快乐的人生。瑜伽生活方式涉及一系列系统的方法，包括安全有效的身体锻炼，健康营养的瑜伽饮食，放松与释压练习，瑜伽智慧的修习以及经由古老的瑜伽语音冥想技法达到内在的安宁祥和等。

欢迎登陆我们的网站www.huilanyujia.com，有以下丰富的内容等着您：

- 独特的瑜伽放松术和冥想技法，让您体验减压、内在的安宁与幸福
- 寻味亘古长存的瑜伽智慧珍宝之深意
- 学习如何以最安全有效的方式练习瑜伽姿势
- 让您便捷练习各种瑜伽姿势的在线视频，包括：
  - 减肥瑜伽姿势
  - 有效迷你组合
  - 缓解常见疾病的各种姿势
  - 国际电视系列练习
  - 原在央视播放的蕙兰瑜伽系列片
- 瑜伽生活方式提示和建议
- 助您深化瑜伽练习和理解的蕙兰瑜伽书籍、DVD光盘，音乐CD光盘、瑜伽冥想套装、学习休闲活动、培训课程、在线资讯以及其他活动和辅助练习工具等

希望大家借助我们提供的这些资源，让自己的整个瑜伽旅途一帆风顺，尽享更健康、快乐、精彩、成功的人生。

真挚献上最美好的祝福！

蕙兰 敬上

www.huilanyujia.com

蕙兰瑜伽冥想与放松音乐CD合集
让您轻松愉悦、趣味盎然地体验瑜伽冥想的最高境界

"我每天都会练习这种非常简单的瑜伽语音冥想，下班回家沐浴之后，我会放松地躺在床上，聆听瑜伽语音CD，让自己沐浴在语音之中，让语音涤净内在的精神世界，如同用水洗净身体一样。这不仅减轻了身心的压力，还让我体验到从未有过的更高境界的内在快乐。"

~ 北京朱先生

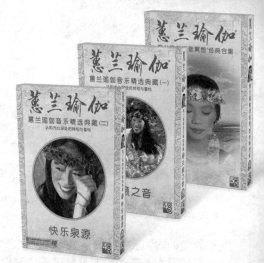

活在现今摩登的世界里，我们都需要一个避风港来舒缓压力、焦虑以及个人的种种问题。而藉着练习瑜伽冥想就能体验到这种庇护，不但能得到歇憩，也能体会不易达到的内在安宁。这些CD合集中，卓越超然的冥想乐曲使人非常容易体验到瑜伽冥想的最高境界。仅藉着聆听即可消除烦恼和忧虑，进入没有压力、恐惧和焦虑的世界。

新发行的蕙兰瑜伽音乐合集中，除了重新混音制作的张蕙兰和柏忠言的经典曲目之外，还新增了其他动听的乐曲。包装内附有精美的全彩手册，内含歌词介绍、语段摘引、心得述评，绝对是一套值得收藏的音乐精品。

"无论在哪里，只要聆听天籁般动听的蕙兰瑜伽音乐，就能使我放松，有如阳光般照亮我的内心。每当聆听这些音乐CD时，我就会感受到安慰和启迪。无论走到哪儿，都与之相伴随，越听越觉甜美。"

~ 天津窦小姐

"聆听这些乐曲，使我懂得了人生最重要的意义，并为我带来了极大的安宁与祥和。"

~ 武汉何先生

"这些音乐CD成了我的密友，无论在公车上、做家务时我都会播放聆听，让我感受到欢乐无处不在！"

~ 广州华女士

上述蕙兰瑜伽经典冥想音乐CD在各大商店的音像区均有出售。请务必按照上述名称购买。欲知有关蕙兰瑜伽冥想与放松音乐CD的详情，请登录www.huilanyujia.com探访我们。

蕙兰瑜伽

冥想悠韵形神健

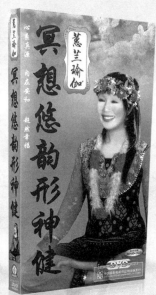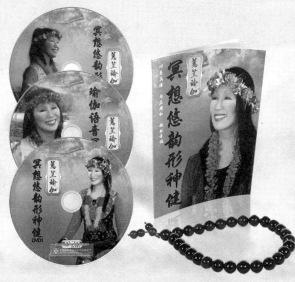

我们都需要一处心灵庇护所，去疏离现实生活中如影随形的孤独、压力、焦躁、空虚、恐惧。为此，"当代中国瑜伽之母"张蕙兰和瑜伽冥想宗师柏忠言设计了这个冥想套装。只要你有规律地做这些冥想练习，就能很容易体验到：

- 减压并获得内心安宁和深度的幸福
- 促进身体健康并提升精力
- 拥获敏锐的洞察力和清晰的思维

- 和谐人际关系
- 增强工作表现等

"就像在海中溺水，一片漆黑不知身在何处，此时有人抛来一根救命之绳，那种感受刻骨铭心永难忘怀，这就是第一次听到柏忠言宗师诵念冥想语音的感受！"

—— 张蕙兰

循序渐进、易于跟练的DVD教学光盘，振奋人心的自然风光冥想光盘，曼妙动听的瑜伽语音冥想CD光盘，让人宁心静意的手链，和最具实用指导价值的48页精美手册，使你在家中也能舒适自在地习练瑜伽冥想。

请上网探访www.huilanyujia.com/mkit
了解更多详情或购买